I0067577

Guida completa alla
Chirurgia della scoliosi
per il paziente

Una panoramica approfondita e imparziale di ciò che ci si deve
aspettare quando si affronta un intervento per la scoliosi

Dott. Kevin Lau, Chiropratico
Prefazione del dott. Siddhant Kapoor

LA SALUTE
NELLE TUE MANI

/\C/\ Associazione Americana di Chiropratica

L'ASSOCIAZIONE AMERICANA DI CHIROPRATICA É LIETA DI RICONOSCERE IL PRESENTE CERTIFICATO DI ISCRIZIONE AL

Kevin Lau, D.C.

IO SOTTOSCRITTO CON IL PRESENTE CERTIFICO CHE IL SOPRACITATO DOTTORE IN CHIROPRATICA È MEMBRO DELL'ASSOCIAZIONE AMERICANA DI CHIROPRATICA, CHE SOSTIENE I DIRITTI DEL PAZIENTE E IL RIMBORSO DELLE CURE AL PAZIENTE, E SI È IMPEGNATO A RISPETTARE IL CODICE ETICO DELL'ACA, CHE È BASATO SUL PRINCIPIO FONDAMENTALE CHE LO SCOPO PRIMARIO DEI SERVIZI PROFESSIONALI DEL CHIROPRATICO SIA DI PORTARE BENEFICIO AL PAZIENTE.

Keith S. Overland, DC
President

April 17, 2012
Date

LE FINALITÀ DELL'ACA
Fornire la capacità di direzione e una visione positiva per la professione chiropratica e il suo approccio naturale alla salute e al benessere
LA MISSION DELL'ACA
Conservare, proteggere, migliorare e promuovere la professione chiropratica e i servizi dei Dottori in Chiropratica a beneficio dei pazienti che curano
LA MISSION DELL'ACA
Trasformare la cura della salute sostituendo la focalizzazione sulla malattia con la focalizzazione sul benessere

---

⟩ SOSORT

SOCIETÀ INTERNAZIONALE PER IL TRATTAMENTO ORTOPEDICO E RIABILITATIVO DELLA SCOLIOSI

In riconoscimento del suo contributo nella cura
e nel trattamento conservativo della scoliosi.

Kevin LAU, Chiropratico
Singapore

Si dichiara con la presente
Membro associato della SOSORT per il 2012

Stefano Negrini, Dottore in Medicina,
Presidente

Patrick Knott, Dottore di Ricerca,
Assistente Medico, Segretario generale

Guida completa alla
Chirurgia della scoliosi
per il paziente

Chi è l'autore

Chiropratico laureato presso l'Università RMIT di Melbourne (Australia) e presso il Clayton College in Alabama (USA), il dott. Kevin Lau unisce alla sua preparazione universitaria l'esperienza di una vita nella pratica della medicina naturale e preventiva. Il suo approccio olistico si è dimostrato di enorme successo nel trattamento della scoliosi, liberando la mente e il corpo dagli effetti di questa patologia.

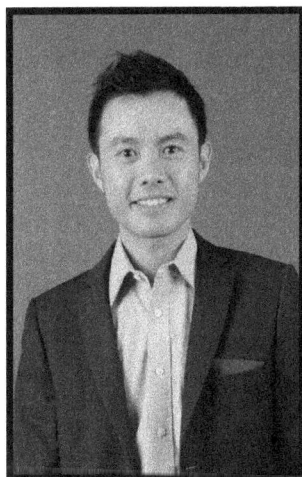

Non perderti la più eccezionale serie di libri, pubblicazioni, strumenti e dispositivi per aiutarti nel difficile cammino della riabilitazione della scoliosi. Il dott. Kevin Lau propone volumi aggiornati e pieni di informazioni inedite sul tema della scoliosi, presentate in modo estremamente chiaro per il lettore. Scopri alcune fra le forme di trattamento naturale più efficaci all'interno del best-seller di Amazon "Il tuo piano per la prevenzione e il trattamento naturale della scoliosi". Accanto a questo volume, "Il tuo diario del trattamento naturale della scoliosi" è il perfetto complemento che ti accompagnerà nel percorso di cura. Come guida per affrontare la maternità, il dott. Lau propone la "Guida essenziale per affrontare una gravidanza sana con la scoliosi": una raccolta innovativa delle tecniche e delle conoscenze pratiche necessarie per gestire il concepimento e la gravidanza quando si è affette da scoliosi.

Perfettamente a suo agio nella modernità, il dott. Kevin Lau mette le tecnologie più recenti al servizio delle pratiche terapeutiche. Il suo DVD degli esercizi per la scoliosi costituisce la raccolta più completa di esercizi correttivi disponibile. L'innovativa app ScolioTrack, l'app scoliometro più venduta fra le applicazioni mediche su iTunes, ti permetterà di misurare la curva e di monitorarne l'evoluzione.

Dopo aver assistito centinaia di pazienti affetti da scoliosi e da diverse altre patologie, il dott. Lau ha raggiunto risultati innovativi nella ricerca, che hanno dimostrato, al di sopra di ogni dubbio, gli evidenti meriti del trattamento non chirurgico della scoliosi.

Fermamente convinto dell'idea che salute e malattia dipendano in larga parte da noi stessi, il dott. Lau ha sviluppato queste convinzioni a partire dalle proprie esperienze dirette. I suoi pazienti provengono da ogni tipo di percorso di vita, in un intervallo di età che va dai bambini di pochi anni agli anziani novantenni. Il dott. Lau è stato insignito del "Premio per il Miglior Professionista della Salute" dal principale quotidiano di Singapore, lo Straits Time.

Nel corso della sua carriera e sulla base della propria esperienza, il dott. Lau ha maturato una profonda conoscenza del trattamento di pazienti affetti da scoliosi, diabete, depressione, osteoartrite, ipertensione, patologie cardiache, dolori cervicali e lombari, stanchezza cronica, nonché da molte altre malattie che caratterizzano il nostro tempo.

Il dott. Lau sa che le migliori cure al mondo provengono dalla natura e non possono essere prodotte e commercializzate da laboratori a livello industriale.

L'impegno del dott. Kevin Lau

La vera cura della scoliosi risiede nell'eliminazione delle sue cause originarie. Io confermo il mio impegno nella ricerca per chiarire i fattori che provocano la scoliosi. Le attuali ricerche sono limitate all'analisi delle tecniche chirurgiche e di costruzione dei corsetti, che curano solo i sintomi e gli effetti della patologia. L'identificazione e la cura delle cause che provocano la scoliosi offre tuttora un ampio potenziale di ricerca.

A questo scopo, mi impegno a dedicare una parte dei proventi dei miei libri alle ricerche finalizzate alla comprensione delle cause originarie della scoliosi, che contribuiranno a proteggere le generazioni future da questa diffusa deformità spinale.

Introduzione

La specie umana si trova oggi al suo sconcertante e inquietante apice. La lotta per il progresso non è mai stata così intensa come adesso. Grazie al meraviglioso meccanismo di cui Dio ci ha fatto dono, la medicina e la scienza moderna continuano il proprio cammino di scoperta nel mondo della ricerca e delle nuove invenzioni tecnologiche. Per essere all'altezza di questo scenario, contribuendovi efficacemente e cogliendone i benefici che si desiderano, è necessario che il corpo e la mente siano in perfetta forma. Disturbi e malattie sono una parte integrante del nostro stile di vita, un risultato che dobbiamo soprattutto alle caratteristiche e alle comodità involontariamente insalubri della vita moderna.

È il nostro organismo, con i suoi meccanismi fisici e biologici creati da Dio, che spesso deve sopportare il maggiore impatto dei rischi collegati al nostro lavoro e al nostro stile di vita.

Da questo deriva il terribile pedaggio che deve pagare l'elemento che, letteralmente, sostiene il nostro corpo. Ricerche recenti hanno dimostrato che i disturbi della schiena, compresa la scoliosi, stanno rapidamente diventando la causa più frequente di patologie mortali negli Stati Uniti.

Questa Guida completa alla Chirurgia della scoliosi per il paziente costituisce uno sforzo per comprendere il meccanismo della colonna vertebrale in modo trasparente. È un libro completo sulla scoliosi, una delle più comuni deformità della spina dorsale. Le alterazioni e i disturbi provocati da questa deformità vengono discussi approfonditamente, accanto ad altre dimensioni associate alla patologia. L'autore espone tutti gli aspetti essenziali di questo disturbo in modo logico e graduale, aiutando il lettore a comprendere le sue relazioni con la propria vita quotidiana. A partire dai motivi che determinano la curva scoliotica, alla valutazione della sua gravità, analizzando le modalità di trattamento, fino alle caratteristiche degli interventi chirurgici correttivi, questa pubblicazione affronta tutti gli aspetti di rilievo del problema.

Dott. Siddhant Kapoor
Chirurgo ortopedico

Prima edizione
Copyright © 2013 Health in Your Hands Pte Ltd

Prima edizione stampata 2013

Grafica di copertina: Nemanja Stankovic
Impaginazione: Adriana Nicoleta Zamfir

Tutti i diritti riservati.

Nessuna parte di questo libro può essere riprodotta in qualsiasi forma o con qualsiasi mezzo
elettronico o meccanico, inclusi dispositivi di memorizzazione e gestione delle informazioni,
senza il consenso scritto dell'autore. L'unica eccezione può riguardare la citazione di brevi
estratti nel contesto di una recensione.

Dr. Kevin Lau
302 Orchard Road #06-03,
Tong Building (Rolex Centre),
Singapore 238862.

Per maggiori informazioni sul DVD degli Esercizi complementari,
sull'audiolibro e sull'app ScolioTrack per iPhone, Android o iPad, visitare:

www.HIYH.info
www.ScolioTrack.com

Printed in the United States of America

ISBN: 978-981-09-0105-9

Dichiarazione di limitazione di responsabilità

*Le informazioni contenute in questo libro hanno finalità esclusivamente
didattiche. Non sono intese per la diagnosi o la cura di eventuali patologie
e non costituiscono un'alternativa o una prescrizione che sostituisca un
corretto parere, intervento o trattamento medico. Qualsiasi conseguenza
derivante dall'applicazione di queste informazioni è responsabilità
esclusiva del lettore. Né gli autori né gli editori potranno essere ritenuti
responsabili di qualsiasi danno causato, o che si supponga causato,
dall'applicazione delle informazioni contenute in questo libro. I soggetti
con una patologia nota o presunta sono vivamente consigliati di rivolgersi
a un medico o a uno specialista sanitario qualificato prima di mettere in
pratica qualunque protocollo illustrato in questo libro.*

Ringraziamenti

Un sentito grazie a tutti i miei cari, ai mei amici e, soprattutto, a tutti i miei meravigliosi pazienti, per il loro instancabile supporto e la fiducia nel mio lavoro, per i loro consigli e suggerimenti.

Il libro "Guida completa alla Chirurgia della scoliosi per il paziente" è dedicato a tutti i miei collaboratori, che mi hanno aiutato nello sviluppo della mia teoria originale dei meccanismi della colonna vertebrale umana, delle sue deformità e del loro trattamento.

Altri ringraziamenti e riconoscimenti

Isabella Cecchi (traduttrice, Italia) - Per la sua attenzione per i particolari e la traduzione professionale di questo libro per il pubblico dei lettori italiani.

Nemanja Stankovic (designer grafica, Regno Unito) – Per il suo eccellente lavoro creativo e professionale per la realizzazione della grafica di copertina del libro, che gli ha conferito un carattere esclusivo.

Adriana Nicoleta Zamfir (designer grafica, Romania) – Per aver dato alle pagine del libro il suo aspetto gradevole per il lettore, rendendolo utile e interessante per quest'ultimo e creando la fusione grafica ideale degli elementi dell'intero volume.

Jasmin Pannu (pubblicista, India) – Per avermi aiutato ad analizzare e reperire le più aggiornate e significative ricerche. Le sue capacità di cesellatrice di parole mi hanno permesso di trasmettere concetti complessi in modo comprensibile.

Jennifer Carter (consulente, fisioterapista, USA) – Per i suoi scrupolosi e instancabili sforzi nel reperire fonti di informazioni genuine e di grande qualità per il lettore e per la sua costante attenzione per i dettagli.

Dott. James Carter (consulente, medico, USA) – Per avermi aiutato a esporre e a fornire le informazioni più preziose che ogni paziente deve conoscere.

Dott. Siddhant Kapoor (consulente, chirurgo ortopedico, Singapore) – Per la consulenza scientifica relativa alle informazioni contenute in questo libro e per aver condiviso parte della sua inestimabile preparazione chirurgica.

Jee Choi (modella, Corea) – Per la chiara dimostrazione degli esercizi contenuti in questo libro.

Jericho Soh Chee Loon (fotografo, Singapore) – Per tutti gli scatti professionali che illustrano il libro.

Ritwij Sasmal (illustratore, India) – Per la sua esperienza creativa, capace di trasmettere efficacemente i concetti per mezzo di ben realizzate immagini descrittive.

Indice

PARTE PRIMA

Una panoramica della patologia

CAPITOLO 1
Cos'è la scoliosi?

Adesso che sei arrivato sin qui e hai compreso lo scopo fondamentale di questo volume, è venuto il momento di prenderti per mano e spiegarti di cosa parla esattamente il libro. In questo capitolo, ti parleremo della tua colonna vertebrale, della sua struttura fondamentale e, cosa più importante, delle varie patologie e disturbi che possono affliggerla. Ti forniremo inoltre un'introduzione particolareggiata alla scoliosi, una delle più comuni deformità spinali. Capirai per quale motivo si ritiene che questo tipo di deformità richieda un approccio molteplice, che comprende discipline quali l'ortopedia, la fisioterapia, i trattamenti chirurgici, le cure chiropratiche e via dicendo, oltre ad alcuni principi essenziali di nutrizione, esercizio fisico e modifica dello stile di vita.

La situazione attuale

Chiunque, in qualche momento della propria vita, è stato vittima dello stress dovuto alle proprie attività quotidiane. Come a tutti gli altri, ti sarà accaduto di voler fare troppe cose e raggiungere più obiettivi di quanti il tuo corpo potesse sopportarne ogni giorno. Nel tentativo di migliorare la nostra posizione, di raggiungere il successo e di guadagnare di più, tutti noi tendiamo a sovraccaricare la nostra mente e il nostro organismo al di là dei limiti oggettivi.

Anche se è vero che essere attivi è fondamentale nella vita, spingere il proprio corpo oltre un certo limite in realtà non è naturale. Il risultato è l'esaurimento delle energie fisiche, la perdita di vigore intellettuale e, soprattutto, la reazione negativa dei propri sistemi fisiologici.

All'interno del corpo umano, è la colonna vertebrale che deve sostenere l'impatto del modo in cui vivi. Composta da strutture complesse, la colonna vertebrale tiene insieme il corpo, sopportando tutti gli sforzi delle diverse attività di ogni giorno.

All'inizio di questa sezione, parleremo di una delle parti del corpo più importanti, la colonna vertebrale umana. Descriveremo in dettaglio il suo aspetto, le sue componenti e, soprattutto, i problemi che possono affliggerla.

1) La nostra colonna vertebrale

Cominciamo con uno sguardo a come è fatta la nostra colonna vertebrale. La spina dorsale umana è composta da un gruppo di ossa chiamate vertebre, disposte a formare una colonna. Essa parte immediatamente sotto al cranio e continua fino all'osso sacro, racchiudendo e proteggendo al suo interno il midollo spinale. Fornisce inoltre un supporto al torace, all'addome e al bacino.

È la colonna vertebrale che facilita la mobilità fisica e la flessibilità del corpo, permettendoti di stare in piedi, sederti, piegarti in avanti e all'indietro, ruotare di lato, ogni volta che lo desideri. In effetti, è interessante sapere che la colonna vertebrale in realtà sostiene quasi la metà del peso del corpo.

Analizziamo ora la struttura fondamentale della colonna vertebrale; quindi, vedremo insieme i problemi che essa può darti, a seguito di una patologia, una disfunzione o di altri problemi.

Le principali componenti della colonna vertebrale

La colonna vertebrale umana è composta da cinque sezioni o parti principali. Partendo dalla base del cranio, tali parti sono composte rispettivamente dalle vertebre cervicali, toraciche e lombari, seguite dall'osso sacro e dal coccige, all'estremità inferiore. Visualizzandola in questo modo, la colonna vertebrale appare come una serie di 33 ossa, o vertebre, impilate una sopra l'altra. Partendo dal collo e scendendo verso il basso, incontriamo dapprima le 7 vertebre cervicali o del collo, che in gergo medico vengono indicate con le sigle C1-C7. Scendendo più in basso, troviamo le 12 vertebre toraciche, o della parte superiore della schiena, contrassegnate dalle sigle T1-T12. Infine, ci sono le 5 vertebre lombari, indicate con L1-L5. Scendendo ancora, troviamo l'osso sacro e il coccige, che sono in pratica le ossa saldate fra loro alla base della colonna.

La tabella seguente ti fornisce uno schema chiaro della collocazione di ciascuna di tali parti e del suo ruolo all'interno del corpo.

Nome	Collocazione	Numero di ossa/ vertebre	Riferimento clinico	Ruolo principale
Vertebre cervicali	Collo	7	C1-C7	Sostengono la testa e permettono di scuoterla, annuire, piegarla, girarla e allungarla in avanti
Vertebre toraciche	Torace	12	T1-T12	Sono attaccate alle costole, cui forniscono la struttura di base
Vertebre lombari	Parte inferiore della schiena	5	L1-L5	Sopportano la maggior parte del peso della parte superiore del corpo
Osso sacro	Bacino	5 vertebre, fuse assieme	S1-S5	Costituiscono la parte posteriore del bacino
Coccige	Base della colonna vertebrale	4 vertebre, fuse assieme	NA	Relitto evolutivo della coda di altri vertebrati

La vertebra

Come abbiamo appena appreso, le vertebre sono le componenti più critiche della nostra spina dorsale, dato che il corpo della vertebra è la zona che deve sopportare il carico maggiore. Scopriamo ora di cosa sono fatte e come la normale usura o le lesioni possono provocare loro dei problemi.

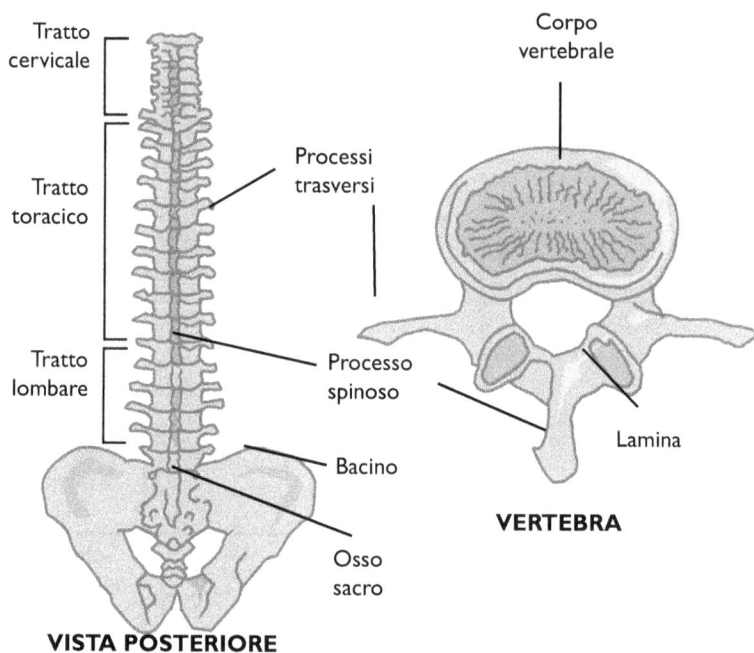

Tratto cervicale

Tratto toracico

Tratto lombare

Processi trasversi

Processo spinoso

Bacino

Osso sacro

VISTA POSTERIORE

Corpo vertebrale

Lamina

VERTEBRA

Ogni vertebra è composta e circondata da una serie di parti e componenti diverse. Vediamole insieme, prima di procedere:

- Corpo vertebrale – La parte più grande e più solida delle vertebre, che sostiene la maggior parte del peso della colonna.

- Forame vertebrale – Un ampio spazio situato al centro della colonna vertebrale, che permette il passaggio del midollo spinale.

- Lamina – Ricopre il canale spinale, formando un anello a partire dal corpo vertebrale, per contenere il midollo spinale e proteggerlo dal lato posteriore.

- Processo spinoso – È una parte della lamina che si allunga verso la schiena con una specie di punta. È possibile sentirlo, passando una mano lungo la colonna vertebrale.

- Processo trasverso – È una struttura orientata perpendicolarmente al processo spinoso, che offre un supporto per il collegamento dei muscoli della schiena.

- Peduncolo (o radice) – Collega la lamina al corpo vertebrale.

- Faccette articolari – Analogamente a tutte le altre articolazioni del corpo, le faccette articolari costituiscono le articolazioni della colonna vertebrale. Ogni vertebra è dotata di quattro faccette articolari: due rivolte verso l'alto e due verso il basso. Ciascuna faccetta articolare si incastra nella vertebra adiacente, conferendo maggiore stabilità alla spina dorsale.

- Dischi intervertebrali – Si tratta di piccole strutture che separano le vertebre, funzionando in pratica come cuscinetti morbidi ed elastici. I dischi intervertebrali sono piatti e circolari, saldamente attaccati alle vertebre che si trovano sopra e sotto a ciascuno di essi. I dischi assorbono la pressione ed evitano lo sfregamento delle ossa fra loro. Ciascun disco è composto di due parti, l'anello fibroso e il nucleo polposo. L'anello costituisce lo strato esterno duro e robusto, al cui interno si trova il nucleo. I dischi intervertebrali sono forse gli ammortizzatori più importanti del nostro corpo. Sostengono tutto lo sforzo e la pressione dei nostri gesti quotidiani, compreso lo sport e altre attività fisiche. In un adulto sano normale, i dischi intervertebrali sono ben idratati e il nucleo contiene l'80-85% di acqua, mentre l'anello è composto da acqua per l'80%. Con il normale processo di invecchiamento e i cambiamenti biochimici dell'organismo a esso associati, il contenuto complessivo di acqua diminuisce di norma fino a raggiungere il 70%. Anche se questa diminuzione di liquidi è considerata una componente normale dell'invecchiamento, una degenerazione al di là di questo limite costituisce la base della malattia degenerativa del disco.

Qualche cenno sul midollo spinale

Il midollo spinale è un grande fascio di nervi che percorre la cavità che si trova al centro della colonna vertebrale, collegandosi al cervello; fa parte del Sistema Nervoso Centrale (SNC). Sono questi nervi che svolgono la fondamentale funzione di trasmettere i messaggi tra il cervello e tutto il resto del corpo. Lungo circa 45 cm, il midollo si estende dalla base del cervello fino quasi alla vita. Le sue fibre nervose, nel loro complesso, contengono due tipi di neuroni motori, ovvero:

Neuroni motori superiori: sono i principali componenti delle fibre nervose del midollo spinale.

Neuroni motori inferiori: sono presenti nei nervi spinali che si irradiano dal midollo a intervalli regolari lungo il collo e la schiena.

2) Problemi della colonna vertebrale

Adesso, sappiamo che la nostra colonna vertebrale è responsabile di un'enorme quantità di funzioni che svolgiamo ogni giorno. In effetti, possiamo tranquillamente affermare che una colonna vertebrale sana è il fondamento di una vita sana. Quindi, è inevitabile che un problema in uno qualsiasi dei molti elementi che compongono la spina dorsale, fra cui i dischi, le vertebre o le articolazioni, possa produrre una serie di complicazioni e disturbi, che possono includere difetti congeniti, lesioni, infezioni, tumori, nonché altre patologie quali la spondilite anchilosante e la scoliosi.

Sindrome dolorosa discale

Gli esperti suddividono tutte le forme di dolore e disturbi discali in due grandi categorie, ovvero:

Dolore assiale: si tratta del dolore che si prova quando la fonte del dolore è il disco intervertebrale stesso. Si manifesta quando si è affetti da malattia degenerativa del disco, una patologia sostanzialmente associata con l'usura dei dischi intervertebrali dovuta all'invecchiamento. Il cuscinetto e lo spazio tra le vertebre si riducono, provocando ulteriori piccoli danni nella parte esterna del disco e causando dolore vertebrale.

Dolore radicolare: è un dolore delle radici dei nervi, che si irradia lungo i nervi che escono dalla colonna vertebrale. Si ha dolore radicolare se il nucleo morbido interno fuoriesce dal disco, a seguito di danni dell'anello fibroso, venendo così in contatto con la radice del nervo. Questo fenomeno è chiamato anche ernia del disco. Il nucleo può fuoriuscire da entrambi i lati del disco e quindi comprimere la radice del nervo, provocando il dolore radicolare. In alcuni casi, il dolore può non essere il risultato diretto della compressione di un nervo. Piccoli frammenti del nucleo all'interno dello spazio epidurale possono innescare una reazione infiammatoria che può trasmettersi anche alla radice del nervo vicina, come dimostrato da Jinkins nel suo studio, nel quale un ispessimento delle radici dei nervi è stato osservato nel 5% dei pazienti che lamentavano dolore alla schiena o alle gambe. In parole povere, il risultato di questa ricerca implica che un nervo compresso, come spiegato sopra, può effettivamente provocare dolore alla schiena o anche alle gambe, anche se il collegamento potrebbe non apparire evidente.

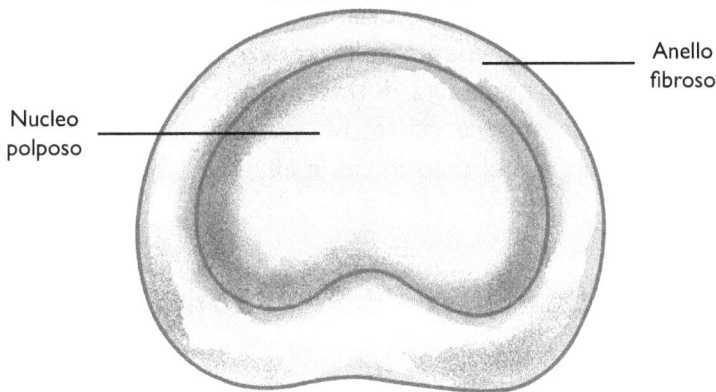

Vista assiale (dall'alto) del disco intervertebrale

Anello fibroso

Nucleo polposo

Il nucleo fuoriesce nell'anello, toccando/comprimendo la radice di un nervo = Dolore radicolare

Tipi di malattie spinali					
Disturbi spinali degenerativi	Fratture vertebrali	Deformità del piano coronale, deformità sagittali	Disturbi infiammatori	Lesioni del midollo spinale	Altri
Ernia del disco (cervicale, toracica e lombare)	Fratture da compressione	Lordosi	Spondilite	Tetraplegia	Spina bifida e disrafismo spinale
Stenosi spinale (cervicale, lombare, foraminale)	Fratture da scoppio	Cifosi	Spondilite anchilosante	Paraplegia	Tumori spinali (benigni e maligni)
Instabilità vertebrale	Frattura da flessione-distrazione	Scoliosi			Spondilolisi
Spondilosi	Frattura + dislocazione	Iperlordosi			Spondilolistesi
	Fratture stabili/instabili				

La tabella qui sopra fornisce una panoramica dettagliata di tutte le patologie e i disturbi comuni della colonna vertebrale.

Da qui avanti, ci concentreremo esclusivamente sul tema della scoliosi. Forniremo informazioni dettagliate sui vari aspetti di questa patologia, a partire dalla sua storia, alle categorie di persone e ai fattori che sono maggiormente collegati alla sua insorgenza. Infine, illustreremo diverse possibilità di trattamento, fra cui l'importanza di mettere in atto misure correttive precoci, nonché l'eventuale ricorso alla chirurgia, nel caso in cui le altre possibilità di cura non risultino efficaci.

3) Scoliosi – La malattia della deformità

Comprendere la scoliosi

La scoliosi si definisce come una patologia muscoloscheletrica che presenta come principale caratteristica una curva laterale abnorme della colonna vertebrale. La colonna vertebrale di un soggetto affetto da scoliosi si piega lateralmente, formando una curva che può ricordare la lettera "S" o la "C".

In generale, la scoliosi può svilupparsi sia nel tratto toracico (a metà della schiena) che in quello lombare (nella parte inferiore) della colonna vertebrale, in base alla zona in cui si osserva la relativa curva.

La patologia può essere ulteriormente peggiorata da altre deformazioni collegate, quali la lordosi, cioè la curvatura a convessità anteriore della spina dorsale, o la cifosi, ovvero la curvatura a convessità posteriore della colonna

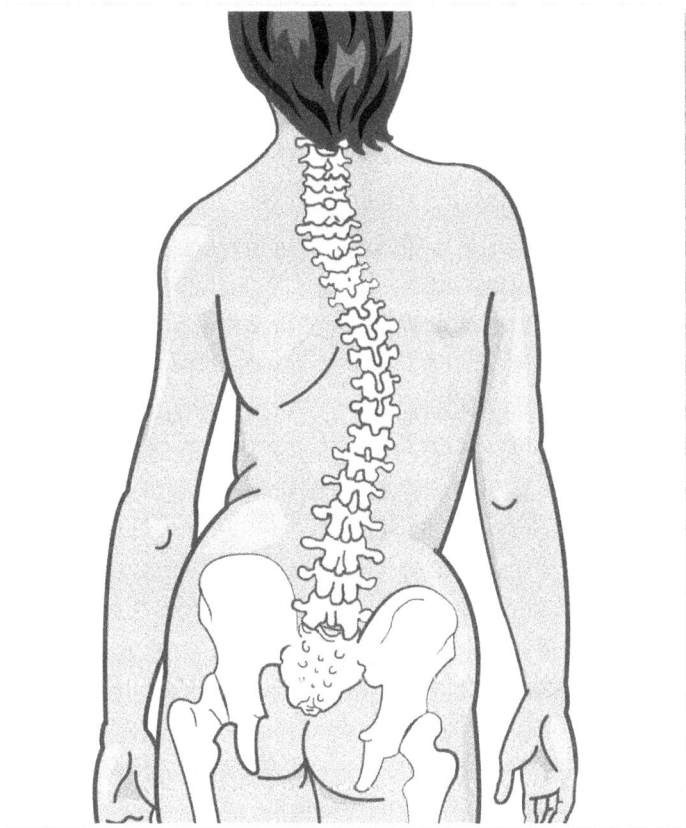

Semplificando i termini, la scoliosi è una forma di deformazione spinale, cioè è una patologia in cui la colonna vertebrale è deviata rispetto alla sua forma normale, che è una linea retta. Il nome di questa patologia deriva del greco "skoliosis", che significa "tortuosità". Anche se in passato veniva trattata in modo diverso, questa malattia è conosciuta da moltissimo tempo e compare nei testi di medicina più antichi.

La scoliosi è un disturbo muscoloscheletrico abbastanza diffuso e si manifesta principalmente nella fascia di età da 10 a 15 anni, ma può colpire anche adulti e bambini più piccoli. Le statistiche mostrano che almeno il 2-3% della popolazione degli Stati Uniti soffre di scoliosi, che corrisponde all'enorme numero di 6 milioni di persone, solo in questo paese. In base alle stime della International Scoliosis Society, una donna su nove è affetta da scoliosi, mentre il numero di uomini colpiti risulta inferiore. Nel prossimo capitolo, vedremo in dettaglio quali sono le cause della scoliosi e parleremo inoltre dei fattori che rendono alcuni gruppi di adulti e ragazzi maggiormente predisposti alla scoliosi.

In alcuni casi, la curvatura della colonna vertebrale può svilupparsi come reazione ad altre disfunzioni dell'organismo. Esempi comuni possono essere spasmi muscolari della schiena, diversa lunghezza delle gambe o posture scorrette mantenute per periodi di tempo molto prolungati.

Tuttavia, gli esperti discutono ancora sul fatto che la scoliosi sia in primo luogo una patologia vertebrale, almeno nelle sue fasi iniziali. Anche se il meccanismo che provoca la scoliosi non è ancora stato definito in dettaglio, le ricerche hanno evidenziato una possibile carenza del corretto sviluppo del controllo posturale automatico centrale del rombencefalo o del tronco encefalico. A seguito di questo eventuale deficit dello sviluppo neurologico, l'organismo umano non è in grado di coordinare la rapida crescita del corpo che si verifica durante l'adolescenza. Maggiori informazioni sul possibile ruolo delle cause genetiche della scoliosi sono fornite nel capitolo 2.

Per una panoramica generale dell'evoluzione della scoliosi e delle possibilità di trattamento disponibili nelle varie fasi, consulta lo schema più avanti.

Quali sono gli effetti della scoliosi?

Quando si è affetti da scoliosi, l'aspetto fisico può fornire alcuni segni rivelatori della patologia, soprattutto se osservati da vicino. Dato che la scoliosi riguarda l'asimmetria e lo squilibrio fisici, si manifesta sotto forma di attributi corporei.

Cosa caratterizza, quindi, l'aspetto fisico di chi è affetto da scoliosi? Di seguito, elenchiamo alcuni dei principali cambiamenti e differenze della simmetria del corpo, che il soggetto o chi lo osserva possono notare:

- Differenza di lunghezza delle gambe
- Differenza nell'altezza delle spalle o delle anche
- La testa potrebbe non apparire esattamente al centro del corpo
- Sporgenza della gabbia toracica o di una scapola, soprattutto quando ci si china in avanti
- Curvatura evidente della colonna vertebrale
- Pantaloni o orli degli abiti che pendono in modo inclinato

Gli esperti sono fermamente convinti che, alla fine, la scoliosi diventi una patologia che affligge l'intero organismo. Colpisce tutti i sistemi fisiologici e ha un effetto su molte funzioni corporee. In effetti, la scoliosi idiopatica viene spesso considerata un disturbo poliedrico, che può colpire i 5 apparati fisiologici vitali: digestivo, muscolare, ormonale, scheletrico e neurologico.

Tra le specifiche aree colpite possono esserci:

- Qualsiasi parte dell'apparato scheletrico, quali costole (deformità costale), colonna vertebrale e bacino
- Cervello e sistema nervoso centrale (SNC)
- Apparato ormonale e digestivo
- Cuore e polmoni (mancanza di fiato)
- Dolore cronico

L'immagine alla pagina seguente illustra chiaramente la curvatura della colonna vertebrale.

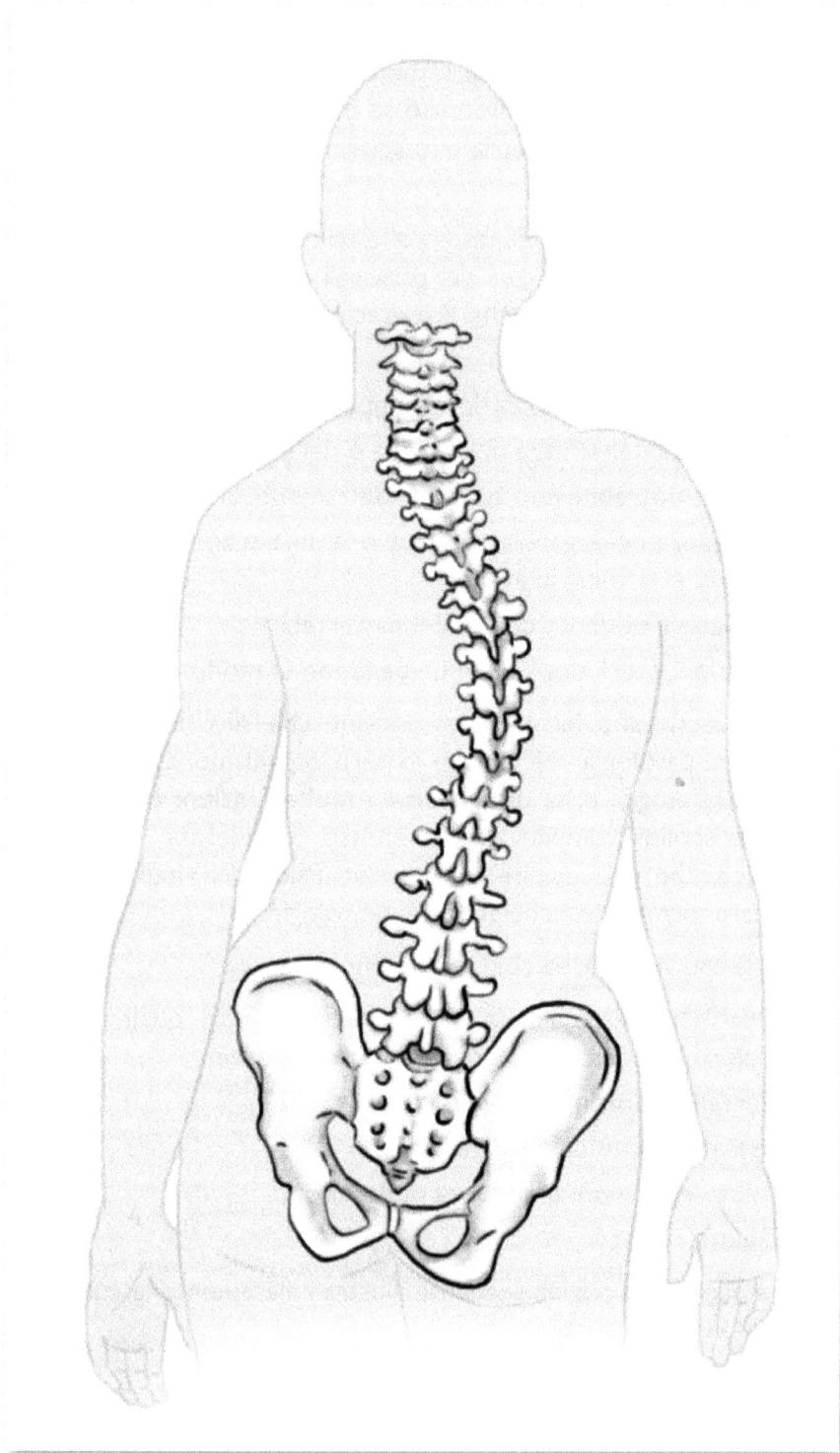

Storia dei trattamenti

Il più antico riferimento a una patologia simile alla scoliosi negli annali della storia si deve a Ippocrate, attorno al 400 a.C. La curvatura della colonna vertebrale veniva osservata più frequentemente nelle ragazze giovani, in particolare in quelle con menarca tardivo.

Storicamente, la scoliosi è stata spesso oggetto del tradizionale approccio dell'osservazione, nel quale si aspettava che la curva in lenta evoluzione si fermasse, o ancora meglio si invertisse, da sola. Purtroppo, la scoliosi nella prima adolescenza viene spesso ignorata, come un normale aspetto della crescita, e presa in considerazione solo quando cominciano a manifestarsi dolore acuto, sofferenza e inabilità. Sino a pochi anni fa, i corsetti erano spesso la prima scelta adottata per il trattamento in questa fase, per ridurre la curva. Per essere efficaci, i corsetti devono essere indossati per lunghi periodi di tempo e possono spesso limitare l'attività del soggetto in questione.

Perché la prevenzione precoce è importante?

Facendo seguito a quanto appena detto, la scienza ci fornisce ampie evidenze del fatto che, fino a quando non supera un determinato livello, la scoliosi ricade nel campo della prevenzione e può essere invertita. Dato che le fasi successive dello sviluppo della scoliosi sono fortemente collegate a fattori ambientali, potrebbe essere possibile inibire e persino invertire il progredire della curva nelle sue fasi iniziali.

Al momento della nascita, la spina dorsale del bambino ha l'aspetto di una linea diritta. Invece, quando questa particolare deformazione spinale comincia a manifestarsi, la linea retta comincia lentamente a trasformarsi in una "S" o una "C". Quindi, cosa è più facile? Evitare che la linea retta si trasformi in una curva a "S" o a "C" durante questa lenta evoluzione? Oppure modificare la forma della "S" o della "C" una volta che si sono sviluppate, come di norma si cerca di fare per mezzo dei corsetti e, infine, della chirurgia? Per questa ovvia ragione, la scienza moderna tenta di porre maggiore attenzione a fattori quali la diagnosi precoce, la manipolazione fisica, la modifica dell'alimentazione, un adeguato regime di attività fisica e, naturalmente, il cambiamento dello stile di vita.

Diamo un'occhiata ai 5 motivi per cui un approccio olistico che comprenda misure correttive può essere molto più utile per questa patologia rispetto ai corsetti o agli interventi chirurgici.

1. I corsetti possono essere molto scomodi.
2. I corsetti non assicurano una completa remissione della patologia.
3. L'intervento chirurgico può causare complicazioni e comporta impliciti rischi.
4. Negli adolescenti, il corsetto può influire sulla fiducia in se stessi e può condurre a sviluppare un complesso di inferiorità.
5. La completa remissione può non essere possibile con il corsetto e, talvolta, anche con la chirurgia.

Esiste un altro motivo importante a favore di un approccio di cura precoce e olistico. Dato che la scoliosi è una patologia progressiva, la curva può continuare ad aumentare anche dopo che è stata raggiunta la piena maturità scheletrica.

La ricerca dimostra che, a qualsiasi età, con qualsiasi livello di curvatura o storia genetica, la diagnosi precoce e le misure correttive iniziali migliorano molto le speranze di successo del trattamento, purché applicate in modo sistematico.

Nella seconda parte di questo libro, verranno descritte le diverse possibilità di trattamento esistenti, con i loro pro e contro, per aiutarti a scegliere quella più adatta al tuo caso.

Cose importanti da sapere!

Alcuni ritengono ancora che la scoliosi possa essere provocata da fattori quali trasportare grandi pesi, attività sportive, posture scorrette o piccole differenze nella lunghezza degli arti inferiori. Anche se ciò può non essere del tutto corretto, tuttavia la ricerca dimostra che questi fattori possono aumentare il disallineamento della colonna vertebrale, aggravando di conseguenza la patologia.

→ Le ragazze giovani hanno una maggiore probabilità di essere colpite da scoliosi rispetto ai coetanei maschi.

→ La scoliosi esiste ed è nota sin dai tempi di Ippocrate.

→ Ha colpito una giocatrice di golf!

Casi reali di scoliosi: Intervento chirurgico

La scoliosi è una patologia piuttosto comune e può colpire soggetti appartenenti a vari gruppi di età e con diverso stato di salute.

Tracy (il nome è di fantasia), un'appassionata giocatrice di golf, aveva solo 11 anni quando le fu diagnosticata la scoliosi, durante uno screening scolastico. È decisamente straordinario scoprire che Tracy, che è ora una golfista professionista e una protagonista del campionato femminile statunitense di questo sport, ha raggiunto l'apice della sua carriera dopo aver sviluppato una grave scoliosi progressiva e aver subito un difficile intervento chirurgico.

Dopo la prima diagnosi, Tracy ha portato un busto per un periodo di ben sette anni e mezzo, per raddrizzare la sua curva. Anche se indossava quotidianamente il corsetto per circa 18 ore al giorno, quando lo ha tolto a 18 anni, la sua curva ha continuato a progredire rapidamente, lasciandole la sola possibilità dell'intervento chirurgico. Fu quindi sottoposta a un intervento correttivo con l'inserimento di una sola barra e 5 viti nella colonna vertebrale. Ha usato un busto per i 3 mesi successivi all'operazione e, in seguito, ha investito altri 6 mesi del suo tempo nella riabilitazione golfistica.

Grazie a una colonna vertebrale equilibrata e a un corpo più sano, Tracy oggi continua a giocare e a eccellere nel suo sport preferito, a dispetto delle probabilità che erano originariamente contro di lei.

CAPITOLO 2
Quali sono le cause della scoliosi?

Una volta capito cos'è la scoliosi, è il momento di scoprire perché si manifesta. In questo capitolo parleremo delle cause della scoliosi e delle tue probabilità di esserne colpito. Imparerai anche quali gruppi di persone sono più vulnerabili alla scoliosi e per quali motivi.

Sapevi che, negli Stati Uniti, circa 1,5 persone su 1000 soffrono di scoliosi o di una curva della colonna vertebrale superiore ai 25 gradi?

A questo punto, sai che scoliosi è il termine usato per definire una deformazione della forma della colonna vertebrale. Se sei affetto da scoliosi, la tua colonna vertebrale comincerà lentamente ad assumere una forma curva simile a una "S" o a una "C", invece della "linea retta" a cui dovrebbe assomigliare. Ecco alcune domande che potrebbero passarti per la mente. È una malattia congenita? È provocata dallo stile di vita? La si eredita dai genitori o dai nonni? I nervi vi sono coinvolti in qualche modo?

Se domande a proposito della scoliosi come queste ti assillano, continua a leggere e troverai tutte le risposte che cerchi.

Per cominciare, proviamo a capire come è stata considerata la scoliosi nella storia. Nei secoli XVIII e XIX, si riteneva che la scoliosi fosse provocata da una postura scorretta o da deformità posturali.

Il modo migliore per comprendere perché la scoliosi si manifesta è considerarne le cause sotto tre diversi aspetti:

1. Cause fisiologiche e degenerative, quali età, patologie, traumi e simili
2. Cause neurologiche, presenti alla nascita (congenite) o sviluppate nel corso della vita
3. Cause sconosciute e non identificabili (idiopatiche)

Prima di procedere alla scoperta delle cause della scoliosi, è importante sapere che almeno l'80% dei casi di scoliosi sono di natura idiopatica, che significa che non hanno una causa identificabile. L'incidenza della scoliosi idiopatica è così ampia, che è possibile suddividerla in alcune sottocategorie, ovvero:

- Idiopatica infantile
- Idiopatica giovanile
- Idiopatica dell'adolescente
- Idiopatica dell'adulto

È interessante sottolineare che la scoliosi idiopatica si manifesta soprattutto nelle ragazze giovani, in particolare all'inizio della pubertà. Troverai maggiori informazioni su ciascuna di queste sottocategorie nei successivi capitoli di questo libro.

Nelle sezioni che seguono, illustreremo in dettaglio ogni possibile causa della scoliosi, sulla base delle evidenze raccolte nei pazienti affetti da scoliosi, della storia clinica dei loro familiari, dei fattori di predisposizione ambientali, ecc.

Cause degenerative e fisiologiche

Il tuo organismo, nel tempo, subisce dei cambiamenti. Fattori quali l'età, i traumi, lo stile di vita e le patologie ne alterano continuamente lo stato di salute. In questa sottosezione, parleremo delle diverse cause fisiologiche e delle patologie che possono provocare l'esordio della scoliosi.

I processi degenerativi e l'invecchiamento costituiscono uno dei principali esempi di variazioni fisiche che possono provocare la scoliosi. La patologia che si sviluppa principalmente dopo i 50 anni è caratterizzata dalla degenerazione dei dischi e può essere associata con altre deformazioni della colonna vertebrale.

Gli specifici eventi, patologie e anomalie fisiche che possono essere associati alla scoliosi comprendono:

→ Fratture e lesioni vertebrali
→ Osteoporosi
→ Crescita anormale o tumori della colonna vertebrale
→ Siringomielia, una patologia nella quale una ciste si sviluppa lungo la spina dorsale e che costituisce un esempio di come una crescita anormale possa provocare la scoliosi
→ Una crescita o un funzionamento anormale dei muscoli, come nel caso dei disturbi della crescita della muscolatura paravertebrale, può essere una possibile causa di scoliosi idiopatica
→ Paralisi muscolare e fratture da stress
→ In alcuni casi, anomalie del midollo spinale e del tronco encefalico possono svolgere un ruolo significativo nella progressione della curva.

Alcune ricerche suggeriscono anche la possibilità di uno squilibrio dei muscoli attorno alle vertebre. A seguito di tale squilibrio, qualsiasi deformazione preesistente della colonna vertebrale potrebbe progredire significativamente con l'età.

Allo stesso tempo, esistono altre cause fisiologiche che potrebbero provocare una scoliosi temporanea o non strutturale. In questi tipi di scoliosi, la colonna vertebrale è normale e la curvatura è dovuta ad altri motivi, quali diversa lunghezza delle gambe, spasmi muscolari, appendicite e altre patologie. Troverai maggiori informazioni su questo tipo di scoliosi nei prossimi paragrafi.

Importante da sapere

Il confine tra le cause di natura muscolare e neuromuscolare della scoliosi è sottile. Mentre le cause muscolari sono collegate solo a origini fisiologiche, quelle neuromuscolari possono essere collegate a un'azione combinata o a un'anomalia nervosa che ha un effetto sul meccanismo dei muscoli o viceversa.

Cause neurologiche

Esistono ampie ricerche che dimostrano che qualsiasi forma di disordine del sistema del riflesso posturale può provocare la scoliosi[1], [2]. Prima di procedere oltre, cerchiamo di approfondire il concetto di equilibrio posturale. Si ritiene che la scoliosi sia strettamente correlata all'allineamento e allo schema posturale naturale del corpo. Qualsiasi anomalia, come pure una piccola deviazione dallo schema posturale normale ed equilibrato, può essere associata alla scoliosi a due diversi livelli:

→ Un iniziale squilibrio posturale può condurre all'esordio della scoliosi.

→ Il livello di squilibrio posturale può determinare il grado della curva.

Spesso identificate come la terza causa di scoliosi, dopo quelle fisiologiche e idiopatiche, le cause neurologiche possono provocare quella che viene definita scoliosi neuromuscolare. Una quantità di disordini e patologie neurologiche possono provocare lo sviluppo di questo tipo di scoliosi. Più precisamente, le patologie che potrebbero renderti più soggetto allo sviluppo della scoliosi, comprendono:

• Paralisi cerebrale
• Distrofia muscolare
• Poliomielite (polio)
• Mielomeningocele
• Miopatie
• Spina bifida

La scoliosi si può manifestare anche a seguito di varie cause degenerative, fra cui la spondilosi. Altri fattori, quali lesioni del midollo spinale o danni cerebrali a seguito di traumi, possono inoltre essere cause correlate.

Nella maggior parte di tali patologie, i bambini presentano in realtà un tronco debole, che non riesce a sostenere il peso del loro corpo, per cui la loro colonna vertebrale comincia a piegarsi seguendo una lunga curva a "C". Nei bambini nati con queste malattie congenite, i primi segni di scoliosi possono richiedere tempo per manifestarsi, ma immancabilmente compaiono prima dell'adolescenza. Per esempio, l'80% dei bambini nati con mielodisplasia, cominceranno a mostrare i primi sintomi di scoliosi prima dei 10 anni[3]. Questo termine si riferisce essenzialmente a un gruppo di patologie in cui il midollo osseo non funziona correttamente. Per questo motivo, non produce un numero sufficiente di cellule ematiche nell'organismo, provocando quindi ulteriori complicazioni.

Inoltre, anche le lesioni cerebrali possono essere causa dello sviluppo di una curva della spina dorsale. Un tipico esempio è lo squilibrio cinematico dovuto alla sollecitazione suboccipitale (KISS)[4]. Si tratta di una lesione della parte del cervello responsabile della coordinazione del movimento e delle percezioni sensoriali. Questo difetto si manifesta spesso nei neonati che hanno sofferto di traumi alla nascita, per cause quali parto gemellare, travaglio difficile o prolungato, parto assistito, taglio cesareo e simili.

L'eredità e i geni svolgono un ruolo?

La ricerca moderna ha sottolineato il ruolo della genetica nello sviluppo della scoliosi. La scienza dell'epigenetica suggerisce che un individuo maggiormente soggetto al rischio di scoliosi possa compensare il proprio codice genetico per mezzo di un diverso stile di vita, della dieta e di un programma di esercizio fisico.

La ricerca indica concrete evidenze del fatto che i geni svolgano un ruolo importante nello sviluppo della scoliosi. Uno studio pubblicato dalla rivista Nature Genetics va nella direzione della possibilità di una correlazione diretta tra il gene GPR126 e il manifestarsi della scoliosi idiopatica adolescenziale[5]. In effetti, gli scienziati hanno suggerito che un soggetto abbia una forte possibilità di sviluppare la scoliosi se altri membri della sua famiglia ne sono affetti, ciò che clinicamente viene definito un fattore familiare.

Gli studiosi hanno scoperto anche un particolare difetto ereditario che colpisce la percezione o la coordinazione. Nei bambini affetti da scoliosi, è probabile che questo difetto possa contribuire a una crescita della colonna vertebrale anormale. Per esempio, la sindrome di Turner, che è una patologia genetica che si manifesta nelle donne colpendo lo sviluppo fisico e riproduttivo, è probabilmente correlata alla scoliosi.

Esistono significative evidenze fornite da vari studi che suggeriscono il possibile ruolo dei fattori ereditari fra le cause della scoliosi. I risultati di Wynne-Davies indicano un forte schema di ereditarietà, che potrebbe implicare sia un singolo gene dominante o più geni che, collettivamente, contribuirebbero allo sviluppo della patologia[6]. D'altra parte, Cowell et al. suggeriscono che il disturbo sia principalmente legato all'eredità genetica, forse collegata a un gene dipendente dal sesso[7].

Tuttavia, è ugualmente fonte di perplessità l'osservazione che, nel caso di gemelli identici, uno dei fratelli possa essere affetto dalla malattia, mentre l'altro ne sia immune[8].

Marcatori genetici

Ricerche recenti suggeriscono un probabile ruolo di una variazione nel gene CHD7, che potrebbe rendere i soggetti più suscettibili alla scoliosi idiopatica[9]. Inoltre, i ricercatori del Texas Scottish Rite Hospital for Children parlano dei geni CHLI e DSCAM come probabili marcatori della scoliosi idiopatica[10]. In base a quanto affermato dagli esperti di questo ospedale, entrambi questi geni partecipano al processo di crescita dei nervi, determinando la direzione di crescita del midollo spinale. Un disturbo di tali meccanismi, dovuto al malfunzionamento dei percorsi neuronali, potrebbe essere ritenuto responsabile dell'insorgenza della scoliosi.

I ricercatori sottolineano che, sino a poco tempo fa, la scoliosi era considerata esclusivamente come una malattia delle ossa. Ma questo punto di vista sta ora rapidamente cambiando, grazie alle ricerche attuali che indicano la presenza di possibili percorsi neurologici, responsabili di questa deformazione della colonna vertebrale.

I disturbi genetici che possono indurre anomalie fisiche associate con la scoliosi comprendono:

- Sindrome di Marfan
- Sindrome di Ehler-Danlos
- Neurofibromatosi
- Sindrome di Albers-Schonberg
- Atassia di Friedreich
- Artrite reumatoide
- Osteogenesi imperfetta
- Sindrome di Cushing

Sul totale della popolazione colpita da scoliosi, c'è un'incidenza piuttosto elevata di neonati nati con deformazioni spinali congenite. Tale patologia è chiamata scoliosi congenita e può provocare lo sviluppo di una colonna vertebrale deforme o malformata. Esempi comuni sono l'emivertebra o la vertebra a cuneo. Inoltre, è possibile anche che le vertebre non siano correttamente collegate fra loro o che siano fuse tra loro a blocchi. Troverai maggiori informazioni sulla scoliosi congenita nei capitoli seguenti.

Ormoni, Enzimi e Processi fisici

Anche se il sistema endocrino forma un'entità a parte all'interno dell'organismo umano, specifiche ricerche hanno indicato che alcune anomalie ormonali possano essere una possibile causa di scoliosi. Pensiamo al caso della melatonina, un ormone secreto dal cervello, collegato agli schemi del sonno e alla crescita. A seguito di uno specifico insieme di fattori genetici, i livelli di melatonina nel sangue possono scendere, con un effetto negativo sul tono e sulla crescita muscolare durante il sonno. Nel tempo, è pensabile che si possa manifestare un aggravamento della curva della colonna. In un significativo studio condotto sui polli, è stato osservato che iniezioni di melatonina somministrate all'interno della cavità corporea a polli con deficit della ghiandola pineale possono efficacemente evitare lo sviluppo della scoliosi in questa specie[11].

Inoltre, è stato osservato che una deficienza di melatonina può avere un effetto negativo sull'attività vestibolo-spinale. Oltretutto, tale compromissione della trasmissione dal cervello ai centri di controllo della postura può eventualmente provocare un'alterazione nella normale funzione dei muscoli della schiena. D'altra parte, gli studi indicano una correlazione degli aumentati livelli dell'enzima noto come metalloproteinasi della matrice sia con la malattia degenerativa del disco che con la scoliosi.

Di seguito, sono descritte altre carenze che possono essere associate con la scoliosi:

→ Magnesio. La carenza di nutrienti vitali quali il magnesio è stata posta in relazione con il prolasso della valvola mitrale (PVM) e, quindi, con l'esordio e la progressione della scoliosi.

→ Vitamina K. La carenza di vitamina K può essere collegata con tempi di sanguinamento eccessivamente lunghi, nonché con l'osteoporosi e, quindi, con la scoliosi.

→ Vitamina D. La deficienza di vitamina D può provocare rachitismo, che può quindi a sua volta causare il cosiddetto pectus excavatum, il termine medico usato per descrivere la tipica forma del petto scavato o a imbuto che può essere associato con la scoliosi.

→ Bassi livelli di ormone estrogeno sono spesso stati posti in relazione con osteoporosi e osteopenia, entrambe associate con la scoliosi.

Pertanto, abbiamo visto che le anomalie ormonali, almeno in una certa misura, possono indurre la scoliosi in vari pazienti.

Domande da porre a te stesso

– Hai un costante mal di schiena o un problema alla schiena non diagnosticato?

– Soffri di qualcuna delle patologie fisiologiche o neurologiche indicate sopra?

– Qualcuno nella tua famiglia soffre di qualcuna delle patologie di cui abbiamo parlato?

- Hai subito un incidente o una caduta recentemente e il dolore non è passato?
- Il tuo aspetto fisico presenta segni rivelatori della scoliosi (illustrati più avanti nel capitolo 4)?

Nei prossimi capitoli, potrai leggere altre informazioni su questi possibili segnali di scoliosi e su come identificarli su te stesso o sui tuoi familiari.

Punti su cui riflettere

Lo studio delle cause della scoliosi è decisamente multidimensionale. Forse una delle principali ragioni di questo è il fatto che, ancora oggi, la scoliosi idiopatica rimane la forma prevalente di questa patologia. In effetti, è questa mancanza di chiarezza sull'eziologia della malattia che fa sì che il trattamento resti ampiamente focalizzato su misure quali i corsetti o la chirurgia, mentre le misure preventive hanno meno sostenitori.

È importante anche comprendere che, a causa dei complessi meccanismi del corpo umano, può essere un compito difficile tracciare una chiara linea di demarcazione tra le diverse cause della scoliosi. Una sovrapposizione dell'eziologia fisiologica e neurologica, e persino genetica, può essere possibile e quindi deve essere ben compresa dal lettore.

Ecco alcune cose interessanti da sapere.

→ La scoliosi non può essere prevenuta, ma è possibile agire sulla progressione della curva.

→ Se sei stato colpito da poliomielite in età infantile, è più probabile che sviluppi una scoliosi o altre deformità con il progredire dell'età.

→ Le atlete professioniste e le ballerine classiche sono più frequentemente colpite da scoliosi.

CAPITOLO 3

Tipi di scoliosi

apere è potere. Nel procurarsi le armi per combattere la scoliosi, una comprensione approfondita della propria patologia è veramente essenziale. Ancora prima di definire il proprio piano di trattamento, il primo passo è sapere da quale tipo di scoliosi si è affetti. È esattamente ciò che potrai scoprire in questo capitolo. Parleremo dei diversi tipi di scoliosi, dei loro tratti caratteristici e di come distinguerli fra loro.

Scoliosi strutturale e non strutturale

I diversi tipi di scoliosi e le relative eziologie conducono invariabilmente al risultato finale rappresentato dalla curva della colonna vertebrale. Tuttavia, con l'evoluzione di varie modalità di trattamento nel corso degli anni, è diventato evidente che una diagnosi precoce della malattia, assieme all'identificazione del tipo a cui appartiene, possono influenzarne le modalità di correzione.

Come abbiamo appena visto nel capitolo precedente, la causa fondamentale della curva della colonna determina la categorizzazione del tipo di scoliosi. Per esempio, la scoliosi che si verifica a seguito di qualsiasi anomalia spinale sviluppata prima della nascita viene definita scoliosi congenita.

Analogamente, la scoliosi caratterizzata da alterazioni ossee della colonna vertebrale viene chiamata scoliosi strutturale, mentre nei casi che non presentano tale caratteristica si parla di scoliosi non strutturale. Una scoliosi non strutturale di lungo periodo può anche dare luogo a una scoliosi strutturale.

Inoltre, ciascuna di queste tipologie viene ulteriormente suddivisa, in base a vari criteri.

Il principio più importante e rilevante che distingue la scoliosi strutturale e non strutturale è la presenza di una componente rotatoria. L'elemento della rotazione è presente nei soggetti affetti da scoliosi strutturale e assente nei casi di scoliosi funzionale o non strutturale.

In realtà, è interessante qui sottolineare che la scoliosi può essere definita in vari modi, in base a una quantità di criteri, fra cui principalmente i seguenti:

→ Causa della patologia
→ Età dell'individuo colpito
→ Localizzazione della curva

I grafici alla fine di questo capitolo ti forniranno un chiaro elenco dei molti modi in cui è possibile classificare la scoliosi.

È interessante sapere che...

Diversi sottotipi di scoliosi possono inoltre essere raggruppati all'interno di più di una categoria, dando luogo a classificazioni parzialmente sovrapposte. Per esempio, la scoliosi idiopatica giovanile che si manifesta nei bambini viene di norma classificata come scoliosi idiopatica. Tuttavia, può essere studiata anche nella categoria di scoliosi in base all'età. Lo stesso vale per la scoliosi idiopatica dell'adulto. Non lasciarti confondere da queste differenze nella classificazione della scoliosi. Tieni solo a mente che la scoliosi può essere classificata sulla base di vari fattori che caratterizzano questa deformità.

Per fornirti informazioni sufficientemente dettagliate, nel paragrafo seguente riportiamo la descrizione di ciascuno di questi tipi di scoliosi.

Scoliosi Strutturale

La scoliosi strutturale è la curvatura laterale della spina dorsale accompagnata da una rotazione della colonna vertebrale. Uno degli esempi più tipici è la scoliosi degenerativa che si manifesta negli adulti a seguito del processo generale di invecchiamento. Le alterazioni della struttura e del funzionamento dei vari elementi che compongono la colonna possono causare questo tipo di scoliosi. Abbiamo già visto quali sono le diverse parti della colonna vertebrale e del midollo spinale nel capitolo 1.

Dato che la curvatura della colonna, provocata dai diversi tipi di scoliosi strutturale, è dovuta a problemi della spina dorsale stessa, la deformazione è di norma irreversibile. La patologia può essere curata e gestita al fine di controllare la progressione della curva, promuovendo uno stile di vita adeguato, ma è improbabile che la curva possa essere eliminata o ridotta.

Nel paragrafo seguente, parleremo dei principali tipi di scoliosi strutturale, ovvero:

→ Scoliosi congenita
→ Scoliosi idiopatica
→ Scoliosi neuromuscolare
→ Scoliosi dell'adulto

Scoliosi Congenita

La scoliosi congenita, tipicamente, è caratterizzata dalla curvatura laterale della colonna dovuta a un difetto presente alla nascita. Una forma di scoliosi piuttosto rara, che interessa solo un neonato su diecimila. Tuttavia, le malformazioni nel neonato di solito non diventano evidenti fino a quando il bambino entra nell'adolescenza.

Nel bambino, la scoliosi congenita può essere provocata da tre tipi di deformità. Vediamole qui di seguito:

1. Mancata separazione (fusione) delle vertebre

Nelle prime fasi della formazione del feto, la spina dorsale forma una singola colonna di tessuto. Con il passare dei mesi, la colonna comincia a separarsi e forma diversi piccoli segmenti che, infine, assumono la forma delle ossa vertebrali. In alcuni casi, questo processo di separazione rimane incompleto, provocando una parziale fusione della colonna. Di conseguenza, una barra ossea viene formata da due o più vertebre "fuse" o unite tra loro. Questa barra rigida perturba quindi il normale processo della crescita, dando luogo nel tempo alla curvatura spinale del bambino.

Le immagini alla fine di questo paragrafo possono aiutarti a capire meglio.

2. Mancata formazione degli elementi vertebrali

Quando gli elementi vertebrali non si formano da un lato, sia parzialmente che completamente, si ha la deformazione congenita conosciuta come vertebra a cuneo ed emivertebra. Possono manifestarsi gravi problemi nella crescita se su un lato della colonna vertebrale si presenta una barra ossea, mentre sull'altro c'è un'emivertebra. In mancanza di un trattamento adeguato, la curvatura può aumentare rapidamente, provocando gravi problemi di crescita nel bambino.

3. Curve Compensatorie

Quando la colonna vertebrale sviluppa una curvatura, può tentare di bilanciarla con altre curve nella direzione opposta, nel tentativo di mantenere una postura eretta. La curva compensatoria può svilupparsi sia sopra che sotto alla curvatura esistente.

In alcuni casi, la scoliosi congenita può manifestarsi a seguito di una specifica patologia dipendente dal sesso, come nella sindrome di Rokitansky. Inoltre, è stato osservato che i neonati affetti da scoliosi congenita hanno una maggiore probabilità di soffrire di altre anomalie congenite, fra cui anomalie anatomiche del tratto genito-urinario o difetti cardiaci congeniti.

Oltre a quanto abbiamo detto sinora, anche i bambini affetti da sindrome di Rett mostrano spesso segni di scoliosi. Si tratta di una patologia rara associata alla mutazione del cromosoma X che si manifesta principalmente nelle bambine.

Vertebre a cuneo, emivertebre, vertebre saldate a blocco e non segmentate

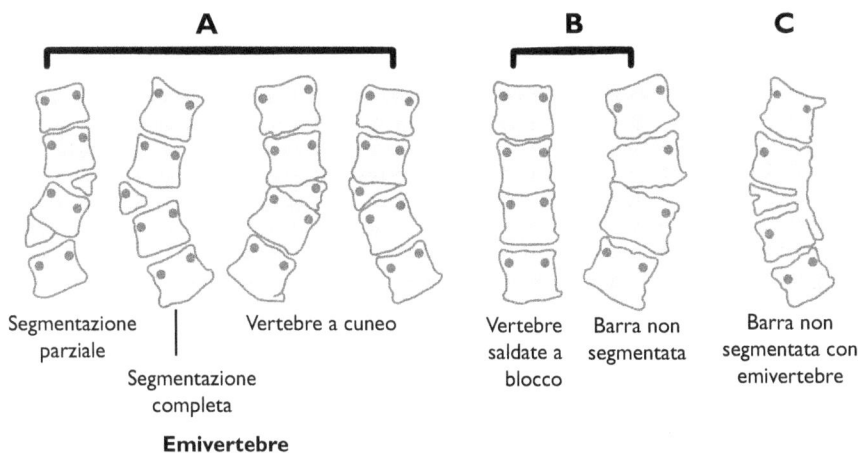

Segmentazione parziale | Vertebre a cuneo | Vertebre saldate a blocco | Barra non segmentata | Barra non segmentata con emivertebre

Segmentazione completa

Emivertebre

Scoliosi Idiopatica

Probabilmente la forma più diffusa di scoliosi, questa categoria della patologia si ha in assenza di un motivo o una causa spiegabile. Tutti i casi di scoliosi di cui la causa o il motivo sono sconosciuti vengono definiti scoliosi idiopatica. Negli ultimi decenni, la ricerca ha analizzato vari possibili fattori che possono spiegare l'eziologia della scoliosi idiopatica: in particolare, fattori genetici, scheletrici, chimici, neurologici e muscolari. Studi con risonanza magnetica condotti su un ampio numero di pazienti affetti da scoliosi idiopatica mostrano che, approssimativamente, dal 4% al 26% di pazienti soffrono anche di anomalie neurologiche, quali la siringomielia e la sindrome di Arnold-Chiari.

Pur manifestandosi anche negli adulti, la maggiore incidenza di scoliosi idiopatica si osserva nei bambini, soprattutto in quelli che per il resto hanno una crescita scheletrica normale.

Quando si verifica nei bambini, la scoliosi idiopatica viene ulteriormente suddivisa in tre sottocategorie, in base all'età di insorgenza della scoliosi. Di seguito, diamo una breve descrizione di ciascuna di esse.

Scoliosi Infantile Idiopatica

La scoliosi che si sviluppa tra il momento della nascita e i 3 anni di età viene tipicamente chiamata scoliosi idiopatica infantile. Questo tipo di scoliosi di norma non è dolorosa e viene osservata più comunemente nei maschi che nelle femmine; rappresenta più o meno l'1% dei casi totali di scoliosi idiopatica. Anche se non esiste una spiegazione chiara, nella scoliosi infantile la curvatura della colonna vertebrale si presenta a sinistra nella maggior parte dei casi e principalmente nel tratto toracico.

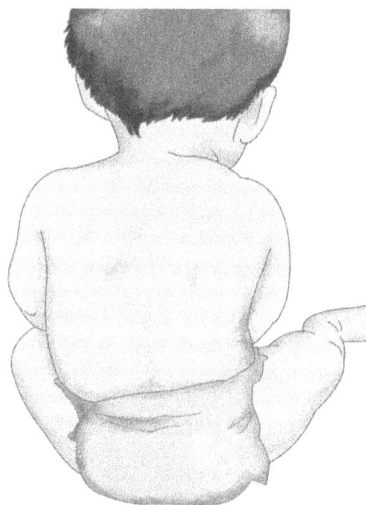

Scoliosi idiopatica infantile in un bambino di 20 mesi

Tuttavia, gli studi indicano anche la possibilità che la curvatura che si manifesta durante i primi tre anni di età possa in realtà risolversi nel corso del tempo. Nel 1965, Lloyd-Roberts e Pilcher riportarono che almeno il 92% dei casi di scoliosi idiopatica infantile potevano risolversi entro il primo anno di vita.

È stato spesso notato che i bambini piccoli che sviluppano una scoliosi o una curva della colonna vertebrale prima dei 5 anni possono presentare anche anomalie cardiopolmonari.

Gli esperti sottolineano le seguenti probabili ragioni che possono provocare lo sviluppo della scoliosi idiopatica infantile e di una curva a "S" della colonna vertebrale:

→ In alcuni casi, il posizionamento nell'utero è stato messo in relazione con lo sviluppo della curvatura. Le pareti dell'utero materno esercitano una pressione abnorme su un lato del feto o spingono il feto in una posizione anormale, che potrebbe provocare la formazione della curva della colonna.

→ Pressioni esterne postnatali, che possono essere esercitate in situazioni nelle quali i neonati vengono appoggiati sulla schiena o sulla testa nella culla o nel lettino per lunghi periodi di tempo. In questi casi, viene esercitata sulla schiena una pressione anormale, che potrebbe avere effetti gravi sul suo allineamento. Per queste ragioni, la scoliosi idiopatica infantile è spesso associata con problemi quali la plagiocefalia, o testa piatta, nei neonati.

Anche se si sospettano le cause appena citate, in generale si resta sempre a un livello largamente ipotetico e sono necessari altri studi per confermarle.

Scoliosi Idiopatica Giovanile

La scoliosi idiopatica giovanile si presenta tra i 3 e i 9 anni di età. A differenza della scoliosi idiopatica infantile, questa forma di scoliosi colpisce maggiormente le femmine rispetto ai maschi e, se non trattata per tempo, comporta un più alto rischio di una rapida progressione della curva. Uno studio clinico controllato condotto su 109 pazienti affetti da scoliosi idiopatica giovanile ha mostrato che, mentre la curva prediva con una velocità compresa tra 1 e 3 gradi all'anno prima dei 10 anni di età, aumentava di un valore compreso tra 4,5 e 11 gradi all'anno dopo i 10 anni. È stato inoltre osservato che i bambini affetti da scoliosi idiopatica giovanile presentano più spesso curve toraciche sinistre progressive, associate con chiazze villose anormali e con una incidenza in qualche modo più elevata di patologie intraspinali, fra cui la siringomielia e la diastematomielia.

Un fatto interessante...

La scoliosi idiopatica giovanile è forse la sola forma di scoliosi idiopatica che si verifica senza una crescita significativa della colonna vertebrale!

Un po' più comune della scoliosi idiopatica infantile, la scoliosi idiopatica giovanile riguarda circa il 12-21% dei casi totali osservati di scoliosi idiopatica. La scoliosi idiopatica giovanile è caratterizzata da una tipica suddivisione tra maschi e femmine. Nel gruppo di età compreso tra 3 e 6 anni, i casi di curvatura della colonna vertebrale sono quasi equamente distribuiti tra bambini e bambine. Tuttavia, nel successivo gruppo di età, tra 6 e 10 anni, le femmine hanno una maggiore probabilità di essere colpite dal disturbo rispetto ai maschi.

Per questo tipo di scoliosi idiopatica, la prognosi è spesso fausta, purché la diagnosi e il trattamento siano tempestivi e accurati.

Scoliosi Idiopatica Adolescenziale (AIS)

La scoliosi idiopatica si sviluppa negli adolescenti di età compresa tra 10 e 18 anni, con curve laterali della colonna superiori a 10 gradi. La caratteristica più importante dell'AIS è la sua incidenza molto più ampia nelle ragazze rispetto ai ragazzi, forse a seguito della marcata e precoce crescita fisica, e quindi della progressione, delle femmine durante la pubertà. In effetti, il 60-80% dei casi totali di AIS vengono osservati nelle ragazze giovani. L'AIS è anche la forma più comune di scoliosi, che colpisce una percentuale di almeno il 4% dei bambini tra 9 e 14 anni. Infine, l'AIS è più diffusa tra i bambini con una storia familiare di questa deformità.

Sapevi che...

La scoliosi idiopatica adolescenziale (AIS) è quella con la prognosi migliore tra tutti i tipi di scoliosi; quindi, se viene identificata in tempo, la sua gestione e la sua cura possono avere maggiore successo.

È importante anche sottolineare che, se non trattata, la curva della colonna vertebrale nell'AIS può progredire velocemente e provocare significative deformità. Queste ultime possono quindi a loro volta causare importanti disturbi psicologici e disabilità fisica negli adolescenti. Inoltre, a causa della rotazione delle vertebre, anche la gabbia toracica ne è influenzata, con possibili effetti sulle funzioni del cuore e dei polmoni, che possono portare a sintomi gravi, quali la mancanza di fiato.

Forme di scoliosi idiopatica – Dati importanti

Scoliosi Neuromuscolare

Questo tipo di scoliosi, il cui nome deriva dal termine "neuro", indicando la sua origine nervosa, si manifesta a seguito di un'anomalia dello sviluppo della colonna vertebrale, dovuta ad alcuni disturbi neurologici o a qualsiasi forma di debolezza muscolare. In altre parole, la scoliosi neuromuscolare è il risultato di una carenza di controllo dei nervi e dei muscoli che sostengono la colonna vertebrale.

Scoliosi Infantile Idiopatica	Scoliosi Giovanile Idiopatica	Scoliosi Adolescenziale Idiopatica
Età: Dalla nascita a 3 anni	Età: Da 3 a 9 anni	Età: Da 9 a 18 anni (età adulta)
Più comune nei maschi che nelle femmine	Più comune nelle femmine che nei maschi	Più comune nelle femmine che nei maschi
1% dei casi totali di scoliosi idiopatica	Circa 12-21% dei casi totali di scoliosi idiopatica	Forma più comune di scoliosi idiopatica

Esiste una funzione specifica dei muscoli che è necessaria per garantire un sostegno adeguato della colonna vertebrale per la sua crescita, per l'allineamento e l'equilibrio. Un'ampia gamma di patologie neuromuscolari possono alterare questa normale funzione, dando origine alla curvatura della colonna, sia come risultato principale che collaterale, di solito sempre di natura progressiva.

Un'anomalia della funzione neuromuscolare può essere classificata in tre modi:

→ Neuropatica – Questo termine indica la scoliosi provocata da anomalie delle funzioni nervose dovute a patologie quali la paralisi cerebrale.

→ Miopatica – Questo termine si riferisce a curve che si sviluppano a causa di anomalie delle funzioni muscolari, come in patologie quali la distrofia muscolare.

Di seguito, un elenco di alcune delle più diffuse patologie neuromuscolari che possono causare questa categoria di scoliosi:

• Paralisi cerebrale
• Spina bifida
• Tumori del midollo spinale
• Neurofibromatosi
• Distrofia muscolare
• Paralisi motorie

Una cosa importante...

La maggior parte di queste patologie provocano cambiamenti neuromuscolari nel corso dell'infanzia. È infatti in questa fase che il corpo e la colonna vertebrale crescono e si adeguano in base alle necessità della crescita fisica. È anche la fase in cui si possono verificare i maggiori danni alla colonna vertebrale.

Approfondiamo ora alcune questioni importanti relative alla scoliosi neuromuscolare:

→ I bambini affetti da questo tipo di scoliosi di solito hanno scarsa coordinazione del tronco, del collo e della testa.

→ La cifosi, cioè la curvatura anomala della colonna vertebrale in avanti, è spesso associata in questi casi.

→ Le probabilità di progressione della curva sono molto più alte se essa si sviluppa più presto. Analogamente, una curva già grave al momento della prima diagnosi, probabilmente progredirà a una velocità maggiore.

→ Le curve della scoliosi neuromuscolare di norma sono più lunghe e si estendono verso il basso fino al coccige.

→ Nei bambini affetti da questa forma di scoliosi, si può manifestare anche obliquità pelvica. In questi casi, il bacino risulta inclinato, con un lato posto a un'altezza maggiore dell'altro.

→ Curve toraciche più ampie (80° e oltre), curve iperlordotiche o all'indietro possono aggravare i problemi polmonari

La progressione della curva nella scoliosi neuromuscolare di norma è più rapida rispetto alla scoliosi idiopatica. Anche se alcuni di questi bambini possono essere in grado di camminare ed eseguire normali attività fisiche, la maggior parte di loro saranno costretti su una sedia a rotelle a partire dall'adolescenza.

Scoliosi dell'adulto

Con l'aumentare dell'età, i tessuti molli della colonna vertebrale e altre parti possono andare soggetti a usura, provocando la curvatura della spina dorsale. Gli specialisti definiscono la scoliosi dell'adulto come una deformazione della colonna vertebrale in un individuo scheletricamente maturo con una curva superiore a 10°, misurata con il metodo di Cobb.

Ai fini di questo volume, possiamo classificare la scoliosi degenerativa in tre diverse tipologie:

1. Scoliosi degenerativa primaria

Quando un individuo, con una colonna vertebrale perfettamente dritta e sana, sviluppa una curvatura unicamente a causa del processo di invecchiamento, la sua patologia viene definita una scoliosi degenerativa primaria o "de novo", per indicare letteralmente una scoliosi degenerativa dell'adulto con esordio recente dovuto all'età avanzata.

Nella scoliosi dell'adulto, la deformazione si instaura con l'invecchiamento dei dischi intervertebrali, provocando la degenerazione e, quindi, la perdita finale della capacità degli elementi vertebrali posteriori, in particolare delle faccette articolari. Al culmine del processo, l'attesa rotazione assiale dei segmenti spinali interessati provoca instabilità vertebrale laterale e conseguente rilassamento o maggiore gioco dei legamenti spinali.

2. Curvature idiopatiche con degenerazione

Nei bambini con diagnosi di scoliosi infantile, giovanile o adolescenziale, la curvatura peggiora a seguito del processo di invecchiamento. Anche se la curva si è sviluppata durante l'infanzia, la degenerazione associata con l'invecchiamento può aggravarla ulteriormente.

3. Cause Secondarie

Esistono numerose cause nella vita di una persona adulta che possono portare allo sviluppo di una curva, quali tumori, fratture, traumi e incidenti.

Scoliosi non strutturale

La scoliosi non strutturale o funzionale è un diverso tipo di patologia. Mentre la scoliosi strutturale ha origine da un sottostante disturbo o patologia spinale, la scoliosi non strutturale nasce da problemi che possono non essere direttamente correlati a difetti della colonna vertebrale. Qui, la curvatura della colonna è il risultato di un problema in un'altra parte del corpo, di un disturbo degenerativo, dello stile di vita o di molte altre ragioni.

Possiamo classificare la scoliosi non strutturale per mezzo di quattro categorie generali, ovvero:

→ Compensatoria – La principale causa sottostante di scoliosi non strutturale compensatoria è la diversa lunghezza delle gambe. Questa forma di scoliosi si manifesta come risultato degli sforzi del corpo di compensare tale differenza.

→ Sciatica – Quando il corpo tenta di tenere sotto controllo ed evitare il dolore provocato da un problema del nervo sciatico inclinandosi da un lato, è possibile sviluppare gradualmente questa forma di scoliosi.

Cos'è il nervo sciatico?

Il nervo sciatico è il nervo più lungo e più grande del corpo umano. Il dolore lungo questo nervo può provocare gravi problemi, nonché intorpidimento o formicolio agli arti inferiori.

→ Infiammatoria – Questa forma di scoliosi non strutturale è dovuta a patologie infiammatorie, fra cui appendicite o spasmi muscolari.

→ Posturale – Abitudini posturali scorrette protratte per un lungo periodo di tempo possono provocare questa forma di scoliosi non strutturale, che può essere corretta con metodologie di trattamento specifiche.

A differenza della scoliosi strutturale, la scoliosi funzionale o non strutturale può essere reversibile. In altre parole, la colonna vertebrale può ritrovare il suo allineamento normale se i fattori che hanno provocato la patologia vengono tenuti sotto controllo.

In base alla localizzazione della curva

Oltre a tutti i criteri indicati sopra, la scoliosi può essere classificata anche utilizzando la localizzazione e il tipo di curva. Possiamo distinguere tre tipi di scoliosi, in base a questi criteri.

1. Scoliosi toracica: questo tipo di scoliosi si osserva quando la regione toracica della colonna vertebrale è incurvata. La curva si presenta solitamente verso il lato destro, in un punto circa a metà della schiena.

2. Scoliosi lombare: come il nome suggerisce, la maggior parte dei casi di scoliosi si concentrano nella regione lombare, nella parte inferiore della schiena. La curva si osserva più frequentemente a sinistra della colonna.

3. Scoliosi toracolombare: In questo caso, la curva è prevalente nel punto in cui si incontrano il tratto toracico e quello lombare della colonna vertebrale.

Tabelle e schemi

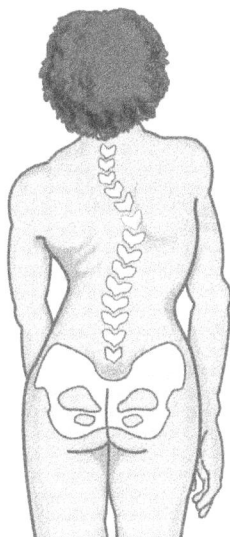

Curva toracica

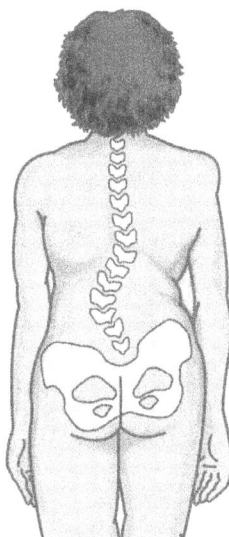

Curva lombare

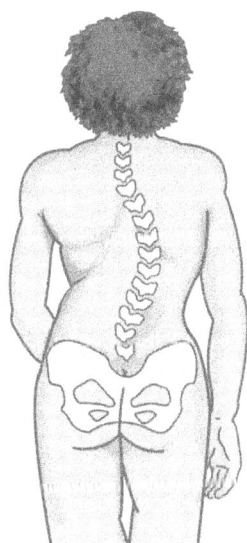

Curva
toracolombare

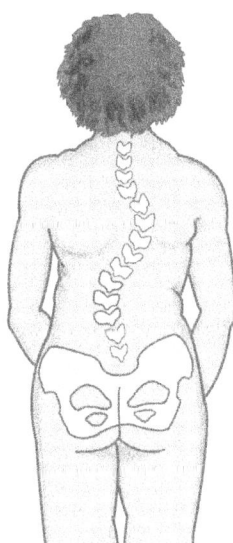

Doppia curva

Tipi di scoliosi

(1) Scoliosi strutturale (curva non reversibile basata su cause strutturali)

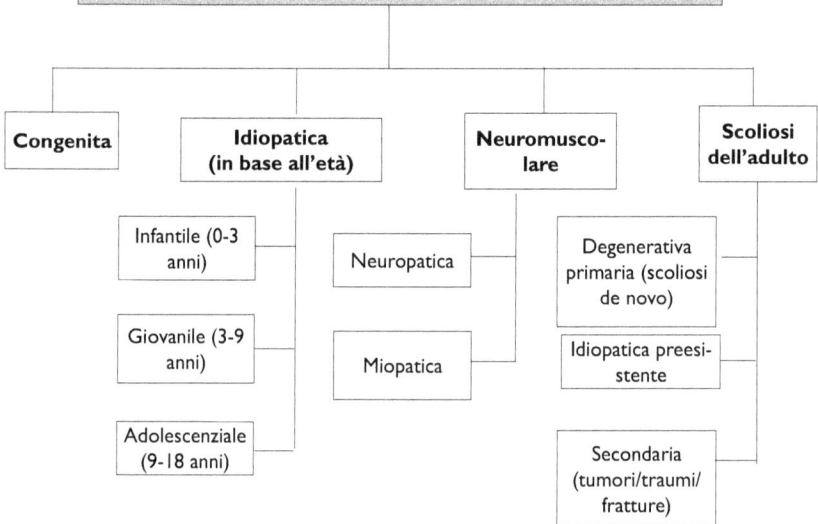

Congenita

Idiopatica (in base all'età)
- Infantile (0-3 anni)
- Giovanile (3-9 anni)
- Adolescenziale (9-18 anni)

Neuromusco-lare
- Neuropatica
- Miopatica

Scoliosi dell'adulto
- Degenerativa primaria (scoliosi de novo)
- Idiopatica preesistente
- Secondaria (tumori/traumi/fratture)

(2) Scoliosi non strutturale (curva reversibile basata su cause non strutturali)

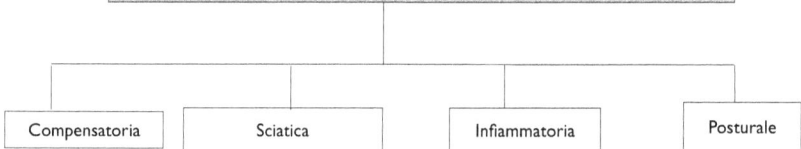

- Compensatoria
- Sciatica
- Infiammatoria
- Posturale

(3) In base alla localizzazione della curva

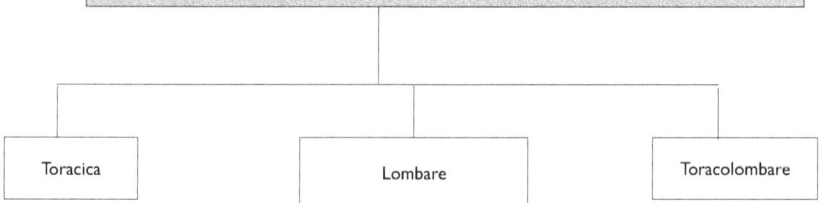

- Toracica
- Lombare
- Toracolombare

CAPITOLO 4
Riconoscere la patologia

In questo capitolo, parleremo dei segni più importanti della scoliosi, sia comuni che rari. Ti insegneremo a riconoscere i primi cambiamenti dell'aspetto fisico che si manifestano nella scoliosi del bambino e dell'adulto. Parleremo inoltre del dolore associato alla scoliosi e delle varie forme che esso può assumere. Scoprirai anche altre informazioni sui sintomi meno comuni ma critici, quali la mancanza di fiato e il dolore toracico, che indicano la necessità di un trattamento medico immediato.

Anomalie fisiche

Lo squilibrio dell'aspetto fisico è il segno distintivo della scoliosi, riconoscibile da un evidente cambiamento della postura e dalla curvatura della colonna vertebrale, tanto nei bambini quanto negli adulti. Gli specialisti si riferiscono a tali cambiamenti come a una direzione anormale della curva della colonna vertebrale o a squilibri che hanno un impatto potenziale su ogni parte e sistema fisiologico del tuo corpo.

Sapere come la scoliosi può influire sul tuo corpo e modificarlo è il primo passo per riconoscere la patologia. In termini semplici, questa deformità spinale può:

→ Modificare il tuo aspetto

→ Modificare il modo in cui esegui normali azioni quotidiane, quali stare seduto, in piedi e camminare

→ Modificare il tuo intero modo di vivere

Nei paragrafi che seguono, ti forniremo una guida semplice e dettagliata da usare per riconoscere la patologia dai suoi segni fisici, dalle caratteristiche del dolore e da altri sintomi meno comuni, come la mancanza di fiato e il dolore toracico. Infine, negli ultimi capitoli, sarai messo in grado di analizzare la gravità dei tuoi sintomi e di capire in quale fase dovresti prendere in considerazione un intervento chirurgico correttivo della tua deformità.

Anche se i segni iniziali della scoliosi possono essere in qualche modo comuni ai diversi gruppi di età, alcuni cambiamenti scheletrici sono più evidenti e facili da identificare nei bambini e negli adolescenti. Di seguito, forniamo un elenco dei principali 10 segni di cambiamento dell'aspetto fisico, in particolare del sistema scheletrico, che possono manifestarsi nei gruppi di età più giovani.

I 10 principali cambiamenti della scoliosi

1. Una scapola è più alta e più sporgente dell'altra
2. Le spalle appaiono spioventi
3. Un'anca è più sporgente dell'altra
4. Un braccio sembra più lungo dell'altro
5. Una gamba sembra più corta dell'altra, soprattutto quando si è sdraiati
6. Gli abiti cadono in modo irregolare
7. Il torace può apparire cavo
8. Vita asimmetrica
9. Gabbia toracica più sporgente da un lato
10. Pieghe addominali anomale

Note importanti

Tutto il corpo è collegato direttamente o indirettamente alla spina dorsale. Di conseguenza, un cambiamento della colonna vertebrale altererà l'allineamento di tutto il corpo e provocherà anomalie, lesioni, funzionalità ridotte e dolore in tutte le articolazioni.

Di seguito, diamo un'occhiata più da vicino ad alcuni dei sintomi citati sopra:

→ Perché le spalle non sono allo stesso livello?

La spalla sul lato convesso della curva della colonna appare più alta rispetto a quella sul lato concavo.

→ Perché tutta la struttura del corpo appare disallineata?

Nella struttura scheletrica di un adulto sano normale, la parte superiore del cranio dovrebbe essere perfettamente allineata con il centro del bacino. Nella scoliosi, questo non si verifica, a causa della curvatura laterale della colonna vertebrale, che quindi crea il disallineamento di tutto il corpo.

→ Perché una delle anche sembra più alta?

Questo accade in particolare quando la curva è prevalentemente situata nella parte inferiore della schiena e costituisce in pratica uno dei segnali fisici più evidenti di scoliosi.

→ Cosa succede alla pelle che ricopre la colonna vertebrale?

Un segno rivelatore di patologie quali la neurofibromatosi può essere presente sulla pelle, in corrispondenza della colonna vertebrale, che può mostrare zone arrossate, squamose o più pelose del normale.

Sapevi che...

Dato che i cambiamenti fisici dovuti alla scoliosi spesso vengono notati per la prima volta da parenti o amici, confonderli con problemi di origine muscolare è un errore molto comune. Consulta il tuo medico nel momento in cui noti qualsiasi sintomo significativo di scoliosi, altrimenti potresti andare incontro a un rapido e drastico deterioramento della tua patologia!

Nei capitoli seguenti, potrai leggere informazioni su alcuni test specifici, eseguiti per rilevare la presenza di scoliosi, soprattutto sulla base di cambiamenti che si verificano nella struttura scheletrica.

Oltre ai segni di cui abbiamo parlato, nei neonati e nei bambini piccoli la scoliosi è evidenziata in particolare da:

→ Una protuberanza visibile su un lato della schiena o del torace del bambino

→ Il bambino può giacere su un fianco

È importante sapere che...

Spesso, i segni iniziali della scoliosi non vengono notati nei bambini e diventano più visibili solo quando la curva peggiora, in una fase successiva. Per questo, è importante fare attenzione al minimo segno osservato nel corso di uno screening scolastico e rivolgersi a un medico per un'ulteriore valutazione. La diagnosi precoce può realmente permettere ai medici e agli specialisti di arrestare o di rallentare la progressione della curva.

Segni iniziali nell'adulto

Accanto a tutti segni menzionati sin qui, osservati nei gruppi più giovani, esistono anche alcuni cambiamenti e anomalie fisiche che si manifestano negli adulti. Essi compaiono a causa delle vertebre che comprimono il sistema nervoso. In questo caso, potresti notare alcuni dei sintomi seguenti:

- Incontinenza urinaria o perdita del controllo vescicale
- Incontinenza fecale o perdita del controllo intestinale
- Debolezza o intorpidimento di gambe, piedi o dita dei piedi
- Negli uomini, disfunzione erettile o incapacità di mantenere l'erezione

Altri sintomi che si possono manifestare esclusivamente negli adulti comprendono:

- Nelle donne, dimensioni diverse dei seni
- Differenza di altezza dei due lati della gabbia toracica
- Differenze visibili dell'aspetto della pelle, soprattutto ai lati della colonna vertebrale

Tutto sul dolore

Prima di procedere a parlare della relazione tra la scoliosi e il dolore, dedichiamo qualche istante a capire che cos'è il dolore.

Quando senti dolore, è solo una manifestazione di disagio? È semplicemente la reazione a qualcosa che non sopporti o è un segnale di un'altra anomalia del tuo organismo, o persino il segno di un disturbo o di una lesione che potranno manifestarsi nel prossimo futuro?

Gli specialisti definiscono il dolore come una sensazione spiacevole, trasmessa al cervello dai neuroni sensoriali. Oltre alla semplice sensazione, il dolore comprende i tre aspetti seguenti:

→ Consapevolezza fisica del dolore
→ Percezione del disagio
→ Percezione del disagio soggettiva/individuale

Scoliosi e dolore

Finché la curva della colonna vertebrale si trova nelle fasi iniziali, la scoliosi, nella maggior parte dei casi, non è dolorosa, a prescindere dall'età del paziente. È precisamente per questa ragione che la scoliosi può non essere notata al suo esordio, fino al momento in cui cominciano ad apparire i segni fisici, come spiegato prima. Tuttavia, in alcuni casi, la scoliosi provoca dolori quando si instaura, sia a causa di contrazioni o spasmi anomali dei muscoli o come problema secondario prodotto dalla curva della colonna vertebrale.

Da dove viene il dolore della scoliosi? Dalle ossa o dai muscoli? È un dolore neuropatico o un dolore riflesso? Gli esperti ci dicono che dipende tutto dai muscoli. In parole semplici, il dolore della scoliosi proviene dai muscoli che circondano l'area danneggiata, che sono sempre contratti e non possono mai rilassarsi. Questi muscoli, a causa del loro stato di contrazione, mese dopo mese, si infiammano, provocando quindi il dolore della scoliosi.

Caratteristiche del dolore

Il dolore alla schiena e il dolore muscolare costante, di norma, compare fra i primi e più comuni sintomi della scoliosi. Questi tipi di dolore possono presentare una o più delle seguenti caratteristiche:

- Il dolore è più forte da seduti/in piedi e migliora quando si è sdraiati sulla schiena o sul fianco
- Dolore costante, a prescindere dalla posizione
- Dolore che corre dalla colonna vertebrale all'anca, alle gambe o talvolta alle braccia, sia in piedi che camminando

In patologie specifiche, quali la scoliosi degenerativa, il dolore ha proprie caratteristiche tipiche. Il dolore che accompagna la scoliosi degenerativa, in generale, ha uno o più dei seguenti tratti distintivi:

→ Aumenta nel tempo e comincia in associazione con l'attività fisica.

→ È peggiore al mattino e si riduce lentamente con il movimento.

→ Peggiora nella seconda metà della giornata.

→ È più doloroso stare in piedi o camminare che stare seduti, a causa della pressione impressa sulle faccette articolari della colonna vertebrale.

→ Stare in piedi o camminare è doloroso, soprattutto per le gambe.

Stranamente, si discute spesso se il dolore della scoliosi esista veramente o se si tratti solo di un malessere percepito dal paziente come dolore continuo o cronico. Ebbene, la ricerca dimostra che il dolore della scoliosi si colloca circa a **8** sulla scala del dolore da 0 a 10, dove un mal di denti di solito corrisponde a 6, nel momento di dolore più intenso.

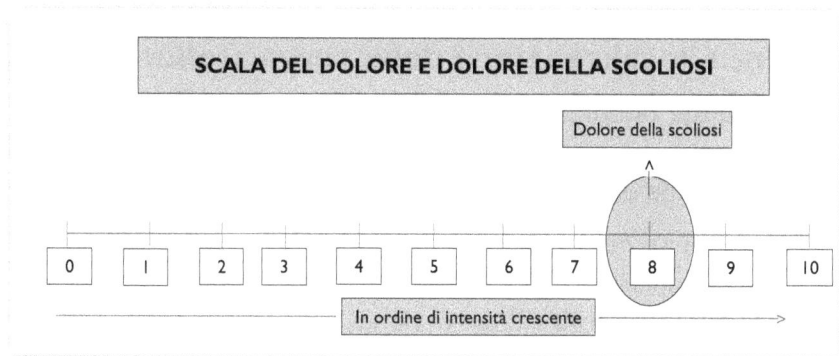

SCALA DEL DOLORE E DOLORE DELLA SCOLIOSI

Dolore della scoliosi

0 1 2 3 4 5 6 7 8 9 10

In ordine di intensità crescente

Forme di dolore

Tutto il dolore percepito dal paziente affetto da scoliosi viene distinto dagli specialisti in due grandi classi. Esse coprono l'intero spettro degli aspetti fisici del disturbo, nonché tutti gli aspetti psicologici collegati.

Dolore sintomatico

Questa forma di dolore è correlata alle cause che colpiscono effettivamente la colonna vertebrale. Il dolore si irradia da qualsiasi componente della colonna, dai muscoli della schiena o anche da alcuni organi interni. Questo dolore può essere dovuto a fattori quali il contatto delle ossa fra loro, alla compressione dei nervi o degli organi.

Dolore psicosomatico

In alcuni casi, un paziente che suppone di essere affetto da scoliosi è spaventato da un'eventuale diagnosi positiva. A causa di questo timore, il suo cervello comincia a creare sintomi dolorosi semplicemente sulla base di questa apprensione, anche se non sono presenti reali cause fisiologiche. Questo tipo di dolore si irradia e si propaga dal cervello, invece che dal corpo, come accade per il dolore sintomatico. Il dolore provocato da tali cause psicoemotive può rispondere più facilmente a una terapia cognitiva e comportamentale, piuttosto che al vero trattamento clinico.

Dolore e localizzazione della curva scoliotica

La quantità di dolore provato da un paziente affetto da scoliosi dipende anche da un insieme di altri fattori, quali l'età e, soprattutto, la localizzazione della curva.

Per esempio, nella maggior parte dei casi, le curve toraciche o della parte superiore della schiena non provocano molto dolore, anche quelle di 90-100°. D'altro canto, le curve lombari superiori ai 45° è probabile che provochino dolori per la maggior parte del tempo.

Funzionalità polmonare anormale e dolore toracico

Esistono numerosi problemi che possono interessare qualsiasi gruppo di organi e le relative funzioni in tutto l'organismo, fra cui le vie aree, il cuore, i polmoni o i vasi sanguigni. Per tuo riferimento, la mancanza di fiato viene definita clinicamente dispnea, mentre iperventilazione è il termine usato per la respirazione eccessiva e accelerata.

Se si è affetti da una scoliosi toracica di circa 70° o più, la curvatura anormale può premere sullo spazio che contiene il cuore e i polmoni. Se il fenomeno continua per un lungo periodo di tempo, l'effettiva capacità polmonare e cardiaca possono esserne compromesse, provocando mancanza di fiato e dolore al torace.

La ricerca dimostra che, se non trattati, un numero di casi di scoliosi compreso tra lo 0,2 e lo 0,5% possono raggiungere uno stadio in cui lo spazio all'interno della gabbia toracica diminuisce, influenzando negativamente la funzione del cuore e dei polmoni. In questa fase, i polmoni sono costretti a lavorare molto più intensamente del normale, provocando sintomi quali la mancanza di fiato e perfino dolore toracico.

La mancanza di fiato è uno dei principali sintomi della fase 3 della scoliosi (vedi tabella più avanti). Questo implica che non si manifesti nelle fase iniziali della scoliosi. Invece, comincerà a svilupparsi quando la curva peggiora, con frequenti effetti negativi su torace o polmoni. Quando la curva spinale peggiora, provoca una torsione della gabbia toracica. Questo movimento può imprimere una pressione rilevante su cuore e polmoni, causando una forte mancanza di fiato, o dispnea. In altre parole, a causa di questo fenomeno, lo spazio disponibile all'interno del tuo torace si riduce, impedendoti di respirare liberamente.

Sapevi che...

In media, un adulto sano normale, con un peso attorno ai 70 chili, compie 14 atti respiratori al minuto a riposo.

Alcuni studi hanno mostrato un altro meccanismo che lega la localizzazione della curva alla mancanza di fiato. Per esempio, i pazienti con curva toracica di 50 gradi o superiore sono soggetti a un rischio relativamente elevato di dispnea e persino di morte.

Scoliosi e mancanza di fiato

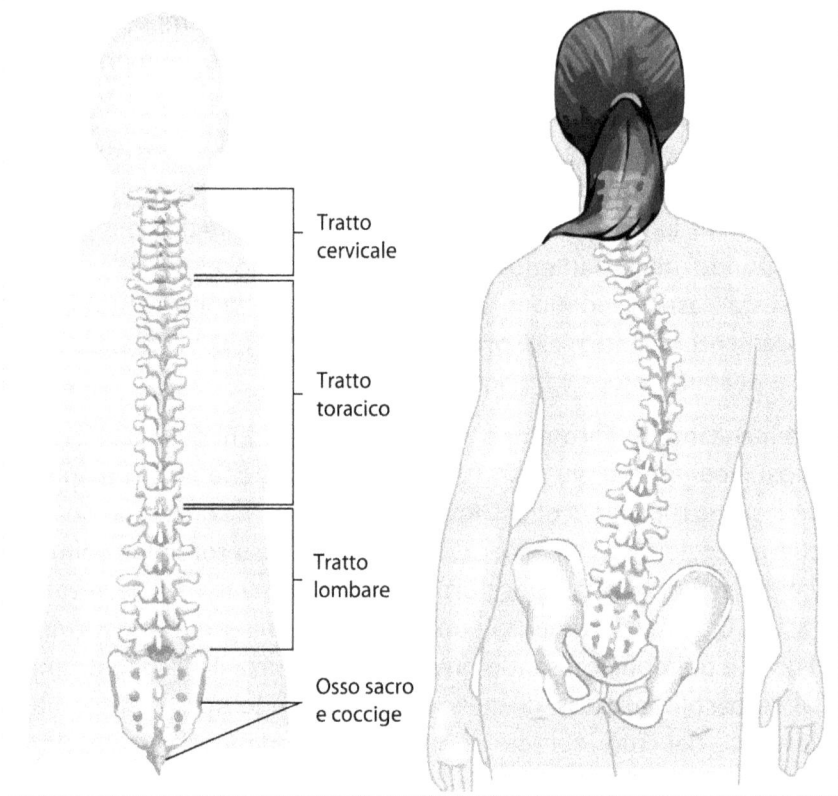

Tratto
cervicale

Tratto
toracico

Tratto
lombare

Osso sacro
e coccige

A questo punto, può essere utile anche sapere che mancanza di fiato e dolore toracico possono presentarsi anche come sintomi o conseguenze della scoliosi molti anni dopo la diagnosi iniziale. Nei ragazzi a cui è stata diagnosticata precocemente una scoliosi, sono spesso stati riscontrati mancanza di fiato e dolore toracico 10-12 anni più tardi, dopo che la progressione della curva era stata ritenuta stabilizzata.

SEGNI DELLA SCOLIOSI – 3 FASI

Fase 1	Esordio iniziale	Immediatamente visibile	No
	Leggeri cambiamenti nella postura	Provoca dolore	No
	Curvatura spinale	È rilevabile	Sì, con un esame
	Squilibrio/disallineamento del corpo	Cure mediche	Può essere tenuta sotto controllo

Fase 2	Progressione	Immediatamente visibile	Talvolta
	Inclinazione visibile della postura	Provoca dolore	Esordio di dolore moderato
	Evidente curva spinale	È rilevabile	Sì, con un esame
	Aumento dello squilibrio/disallineamento del corpo	Cure mediche	Può essere tenuta sotto controllo

Fase 3	Curvatura acuta/grave	Immediatamente visibile	Sì
	Drastico cambiamento dell'aspetto	Provoca dolore	Cronico, costante
	Esordio di disabilità fisica	È rilevabile	Sì
	Mancanza di fiato, dolore al petto	Cure mediche	Corsetto, terapia fisica, chirurgia

CAPITOLO 5
Identificazione e diagnosi

A desso che conosciamo i segni rivelatori iniziali che possono indicare la presenza di scoliosi, passiamo agli strumenti diagnostici che vengono utilizzati per lo screening. Parleremo inoltre dei diversi pro e contro del concetto stesso di screening e discuteremo vari aspetti dei differenti strumenti di screening.

Lo screening – La procedura, gli aspetti, i pro e i contro

"Screening" è un termine clinico che individua un gruppo di procedure effettuate per rilevare la presenza di una patologia attraverso un controllo medico. Per quanto riguarda la scoliosi, lo screening è l'esame fisico che si esegue per individuare casi di scoliosi non diagnosticata nella popolazione.

L'obiettivo principale è di confermare o contraddire la valutazione ottenuta con l'analisi posturale, nonché mettere in relazione la deformità osservata esteriormente con il livello di gravità della deformazione interna della colonna vertebrale.

L'American Commission on Chronic Illness definisce il processo di screening come l'"identificazione presunta di una patologia o di un difetto non diagnosticato per mezzo di test, esami o altre procedure che possano essere eseguite rapidamente".

È importante sapere che...

Il processo diagnostico inizia con il riconoscimento della patologia a partire dai suoi segni fisici iniziali. Si passa quindi allo screening utilizzando test fisici di movimento e, infine, misurando la curva.

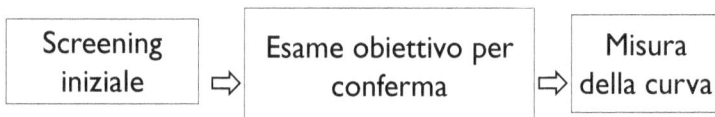

Screening iniziale	⇨	Esame obiettivo per conferma	⇨	Misura della curva

Mentre la prima parte è stata già discussa nel capitolo precedente, questo capitolo si focalizzerà sullo screening e il prossimo sulla misurazione pratica della curva.

Lo screening della scoliosi – Le finalità

Lo screening della scoliosi si basa principalmente sui movimenti fisici; viene spesso eseguito nelle scuole, in quanto luoghi in cui è più probabile riuscire a raggiungere la maggior parte di ragazzi.

A questo punto, è utile riflettere sul motivo per cui lo screening è importante per la scoliosi. Gli specialisti affermano che l'esame obiettivo, in un sospetto caso di scoliosi, serve prima di tutto per escludere qualsiasi altra possibile causa di deformità spinale. Lo screening iniziale è quindi una diagnosi per esclusione, che aiuta il medico a escludere eventuali altre cause secondarie della curvatura e dei sintomi associati. A titolo di esempio, alcune di queste cause secondarie che devono essere escluse attraverso il processo di screening possono essere:

- Disordini ereditari dei tessuti connettivi, come la sindrome di Ehlers-Danlos e quella di Marfan
- Disordini neurologici quali la siringomielia, sindrome del midollo spinale ancorato e paralisi cerebrale

- Problemi muscoloscheletrici quali displasia evolutiva dell'anca, sindrome di Klippel-Feil e simili

Lo screening nelle scuole – Gli aspetti

Molti stati degli USA hanno stabilito linee guida per programmi scolastici di screening della scoliosi obbligatori o su base volontaria. Nei paragrafi seguenti, descriveremo dettagliatamente i diversi aspetti delle procedure di screening, sottolineando inoltre i temi di ricerca importanti. Inoltre, parleremo dei vari aspetti dell'efficacia, dei pro e contro, nonché della necessità di tali programmi di screening, in particolare nelle scuole.

È stato assodato che l'incidenza della scoliosi idiopatica adolescenziale (AIS) è molto superiore a quella di qualsiasi altra forma di questa patologia. Questa considerazione si riflette quindi sulla necessità di diagnosticare ed esaminare i ragazzi in età scolare, durante gli anni dell'adolescenza.

Storicamente, gli screening della scoliosi sugli scolari sono stati organizzati in base a diversi gruppi di età, quali:

→ Primo scenario - 10-15 anni, maschi e femmine
→ Secondo scenario - 10-12 anni per le ragazze e 13-14 anni per i ragazzi

Di seguito, li vediamo un po' più nel dettaglio.

Primo scenario

Se i bambini vengono sottoposti a screening nel gruppo di età 10-15 anni, è possibile individuare le curve scoliotiche a uno stadio molto precoce. In questo modo, ai bambini vengono risparmiate molte complicazioni cui potrebbero andare incontro. Tuttavia, questa procedura si dimostra spesso costosa e molto lunga.

Secondo scenario

Questo screening più selettivo permette al personale sanitario di concentrarsi solo sui bambini ad alto rischio. Tuttavia, la possibilità di ignorare probabili casi di scoliosi è elevata.

D'altra parte, in situazioni in cui non viene eseguito alcuno screening, in questo modo si ha un enorme risparmio di tempo e di risorse. Nonostante ciò, questo scenario può dimostrarsi più oneroso nel lungo periodo, in termini di ulteriori complicazioni per la salute e di progressione della curva.

Interessante...

Con tutti questi ampi e diffusi programmi di screening, non è strano che così tanti casi nei bambini non vengano diagnosticati? Gli esperti lo imputano allo stile degli abiti e alla moda. Dato che molti ragazzi, soprattutto adolescenti, indossano abiti larghi e alla moda, la lenta progressione della curva può facilmente passare inosservata!

Un dibattito

Negli ultimi decenni, lo screening della scoliosi è divenuto una parte integrante dei normali controlli medici eseguiti nelle scuole, soprattutto per individuare la presenza di scoliosi idiopatica adolescenziale. Nei capitoli precedenti, ti abbiamo illustrato quanto sia importante la diagnosi precoce della scoliosi in questo gruppo di età, per evitare un'ulteriore progressione della curva.

Rapporti di ricerca e linee guida pubblicati periodicamente da diversi enti statali hanno sostenuto la necessità di uno screening regolare della scoliosi, che segnali la presenza di curve per cure successive. L'American Academy of Orthopedic Surgeons consiglia screening regolari delle ragazze all'interno del gruppo di età compreso tra 11 e 13 anni e dei ragazzi tra 13 e 14 anni. Analogamente, una direttiva emessa dalla U.S. Preventive Services Task Force nel 1996 dava istruzioni ai medici di fare attenzione alla presenza di curve evidenti negli adolescenti, nel corso dei normali controlli ambulatoriali.

Tuttavia, esiste un altro svantaggio di questo elevato livello di allarme e dell'enorme rilievo dato all'importanza dello screening regolare. Si tratta dell'eccessivo numero di visite specialistiche richieste per gli scolari, a seguito dell'osservazione di curve insignificanti negli adolescenti. Tuttavia, esistono una serie di studi che dimostrano che le richieste di visite non necessarie si verificano anche nei casi in cui si utilizzano vari strumenti diagnostici, quindi non è possibile attribuire il problema al solo screening fisico.

Analogamente, esistono alcune contraddizioni tra tali indicazioni e linee guida. Per esempio, l'American Academy of Pediatrics stabilisce che il test di Adam (o della flessione anteriore) debba essere utilizzato nelle normali visite di controllo a 10, 12, 14 e 16 anni. D'altra parte, a riprova delle contraddizioni a cui abbiamo accennato, questa raccomandazione non è supportata da dati clinici.

Controlli regolari effettuati sui bambini di età più soggetta all'esordio della patologia sono consigliati anche al di fuori delle istituzioni scolastiche. L'American Academy of Pediatrics consiglia visite annuali sui ragazzi sani di età compresa tra 10 e 18 anni, maschi e femmine. Questo genere di visite di ruotine su soggetti in buona salute dovrebbe in generale comprendere un esame obiettivo con controllo della schiena, che presti particolare attenzione a qualsiasi curva anormale.

Esame obiettivo

Nel capitolo precedente, abbiamo imparato come i segni iniziali della scoliosi possano indicare la presenza di una deformità della colonna vertebrale. Un evidente cambiamento della postura o un visibile squilibrio della struttura scheletrica indicherà l'esigenza di una metodologia di controllo della scoliosi più sistematica e orientata ai risultati.

A questo scopo, il primo passo è un esame obiettivo dettagliato, insieme a un controllo neurologico, una volta eseguita l'analisi posturale. Per i casi di sospetta scoliosi, l'esame obiettivo deve controllare i seguenti aspetti:

- Problemi visibili di squilibrio
- Limitazione nei movimenti
- Debolezza muscolare
- Dolore o fastidio

- Riflessi delle estremità
- Problemi di sensibilità

Nell'eseguire l'esame obiettivo, il medico valuta il paziente da tre punti di osservazione principali, ovvero:

- Vista anteriore
- Vista posteriore
- Vista laterale

L'esame dovrebbe essere eseguito con un'esposizione completa del corpo (entro limiti accettabili) e rilevare la presenza di qualsiasi eventuale:

→ Asimmetria visibile della colonna vertebrale

→ Asimmetria dell'altezza delle spalle, della vita, della cavità toracica, della gabbia toracica e dell'altezza dei capezzoli

→ Segni di scompenso del tronco che possono dipendere dal fatto che il tronco non è centrato sul bacino

→ Palpazione di protuberanze asimmetriche paraspinali, con la quale l'esaminatore deve cercare e individuare qualsiasi livello o struttura anormale nei muscoli che corrono lungo la schiena o parallelamente a essa

→ Evidente differenza di lunghezza delle gambe

Inoltre, il medico deve anche chiedere al paziente di camminare sulle punte dei piedi e sui talloni, per evidenziare eventuali segni di una debolezza motoria anche lieve nei muscoli delle estremità inferiori.

Oltre a questo, qualsiasi schema di esame obiettivo per la scoliosi dovrebbe includere la valutazione della fase di Tanner. Ciò è fondamentale perché la vera progressione della curva di norma si manifesta nel corso delle fasi di Tanner 2 o 3.

Cos'è la fase di Tanner?

Le fase di Tanner, o scala di Tanner, è una misura dello sviluppo fisico dei bambini, degli adolescenti e degli adulti (vedi immagine sotto). Definisce le misure fisiche dello sviluppo in base a caratteristiche sessuali esterne primarie e secondarie, quali la crescita del pelo pubico, la dimensione del seno e dei genitali, ecc.

Inoltre, il medico controllerà probabilmente anche la presenza di disordini neurologici, testando i riflessi, le funzioni muscolari e la sensibilità dei nervi.

Dopo tutti questi controlli, il medico ricorrerà al test di Adam (o della flessione anteriore) e all'impiego di uno scoliometro per confermare e misurare i risultati dell'esame.

Le fasi di Tanner

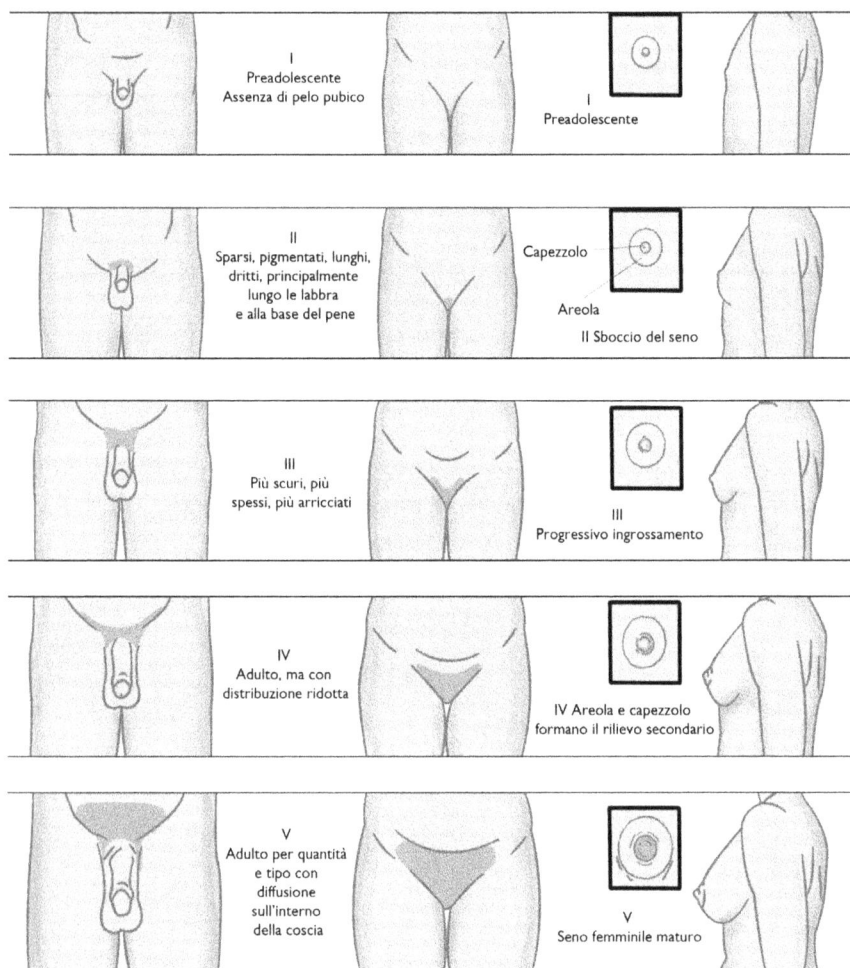

I Preadolescente Assenza di pelo pubico		I Preadolescente
II Sparsi, pigmentati, lunghi, dritti, principalmente lungo le labbra e alla base del pene		Capezzolo Areola II Sboccio del seno
III Più scuri, più spessi, più arricciati		III Progressivo ingrossamento
IV Adulto, ma con distribuzione ridotta		IV Areola e capezzolo formano il rilievo secondario
V Adulto per quantità e tipo con diffusione sull'interno della coscia		V Seno femminile maturo

Il test di Adam o della flessione anteriore (FBT)

Il test di Adam, o della flessione anteriore, è di norma la prima tecnica diagnostica corretta impiegata dopo l'osservazione di qualsiasi segno iniziale di scoliosi, a partire dalla postura o anche da una leggera curva visibile. È il test più utilizzato negli screening scolastici e dai pediatri per controllare la presenza di curve vertebrali, soprattutto se l'analisi posturale iniziale evidenzia una probabilità di scoliosi.

Di norma eseguito durante gli anni della scuola media, il test di Adam deve coincidere con la fase di rapida crescita dell'adolescenza. Si basa sull'esame della topografia superficiale della schiena.

Come si svolge il test

1. Si piega il busto a 90°, con entrambe le braccia sospese nel vuoto.
2. I piedi devono essere uniti e le ginocchia chiuse.
3. Tutta la schiena del paziente deve essere scoperta, con l'intera colonna vertebrale visibile per l'esame.

Cosa cercherà l'esaminatore?

→ Asimmetria dell'altezza delle spalle

→ Asimmetria della distanza anca-suolo

→ Lunghezza braccio-suolo diversa

→ Squilibrio dell'altezza della gabbia toracica, di norma chiamato "gibbo costale", sostanzialmente causato dalla rotazione di una vertebra

→ Asimmetria della sporgenza delle scapole

→ Muscoli paravertebrali lombari sporgenti unilaterali

→ Testa non centrata

→ Deviazione laterale complessiva della colonna vertebrale

Il test di Adam spiegato ai profani...

Per i non addetti ai lavori, il test di Adam è un metodo semplice, pratico e veloce per controllare la presenza di effettivi segni di scoliosi. Pur senza fornire una misura del grado della curva, fornisce una conferma parziale della diagnosi di scoliosi, se nel corso del test vengono osservati i segni elencati.

Il test di Adam o test della flessione anteriore

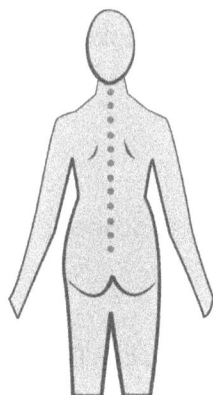

Normale
Il busto è simmetrico, testa e bacino sono allineati, le spalle sono alla stessa altezza

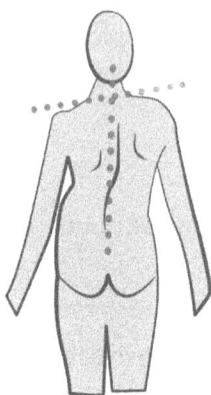

Possibile scoliosi
La testa si trova su un lato della fossetta sacrale e non allineata con essa; le spalle non sono alla stessa altezza

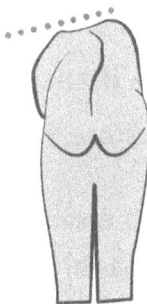

Possibile scoliosi
Protuberanza, di norma nella regione toracica destra; le scapole sono asimmetriche

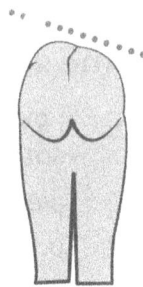

Possibile scoliosi
Protuberanza, di norma nella regione lombare sinistra, asimmetria della vita

Cosa afferma la ricerca

L'uso e l'efficacia del test di Adam sono ampiamente discussi e controversi. I tipici punti del dibattito sono:

- Il test riesce a escludere con precisione la presenza di altre patologie?
- Prende in considerazione anche tutte le altre possibili anomalie, oltre a un'evidente curvatura o inclinazione della postura?
- Il test è in grado di rilevare un'eventuale curva in tutti i tratti della colonna vertebrale, in particolare in quello lombare e cervicale?

Diamo uno sguardo a questi aspetti controversi in modo più dettagliato.

Considerato in generale il passo successivo alla semplice analisi posturale, il test di Adam è di norma ritenuto abbastanza preciso e sufficientemente affidabile.

Inoltre, è considerato uno degli strumenti di screening più semplici, che anche un genitore o un insegnante può eseguire senza l'ausilio di dispositivi o strumenti. Gli studi dimostrano inoltre che il test di Adam è una forma di screening relativamente economica, veloce e semplice da eseguire.

Storicamente, il test di Adam è quasi sempre stato ritenuto uno strumento sicuro per la diagnosi della scoliosi. Uno studio condotto da Karachalios et al. riporta che il test di Adam ha una sensibilità pari all'84% e una specificità del 93%. D'altra parte, la principale argomentazione contro l'impiego del test di Adam è che non riesce a fornire una diagnosi corretta in circa il 15% dei casi. Inoltre può non rilevare una curva nel tratto lombare della colonna vertebrale. Dato che si tratta di una localizzazione molto comune per la curva, il risultato è spesso un grave errore diagnostico. È stato inoltre osservato che il test di Adam potrebbe non riuscire a individuare la presenza di una curva in bambini obesi.

Uso dello scoliometro

Quando nota segni positivi nel corso del test di Adam, il medico può utilizzare uno scoliometro per ottenere due obiettivi:

→ Confermare i risultati del test di Adam e quantificare le asimmetrie destre e sinistre rilevate con il test

→ Misurare l'effettivo grado della curva

Uno scoliometro è sostanzialmente un dispositivo utilizzato per eseguire un esame successivo al test di Adam. Quantifica la misura della rotazione del busto.

Chiamato anche inclinometro, è un dispositivo portatile non invasivo e facile da usare, che misura il grado di asimmetria del busto.

La misura letta con lo strumento è generalmente considerata positiva se superiore a 5 gradi per qualsiasi sporgenza paraspinale (lombare/toracica).

Come funziona?

Lo scoliometro è fondamentalmente una versione modificata di una livella da falegname, che fornisce una misura nota come angolo di rotazione del tronco (ATR). L'esaminatore, usando lo scoliometro, segue di solito la seguente procedura:

→ Fa piegare il ragazzo, parallelamente al suolo, con le spalle allineate alle anche e le mani quasi a toccare le punte dei piedi.

→ L'esaminatore regola l'altezza del piegamento del paziente nella posizione in cui la deformazione è più pronunciata, che varia a seconda del caso. La deformazione nella zona toracica o lombare viene di solito definita "gibbo".

→ L'esaminatore tiene lo sguardo allo stesso livello della schiena.

→ Delicatamente, appoggia lo scoliometro lungo la deformazione, perpendicolarmente al corpo, leggendo la misura in corrispondenza del punto più elevato del gibbo (l'apice), prima nella regione medio-toracica, quindi in quella medio-lombare.

→ L'intera procedura di misurazione viene ripetuta due volte, chiedendo al paziente di tornare in posizione eretta nell'intervallo tra le due misure.

Tacca numerata sullo strumento = Differenza in gradi angolari dell'altezza tra i due lati del busto, dovuta alla rotazione del tronco apicale = ATR.

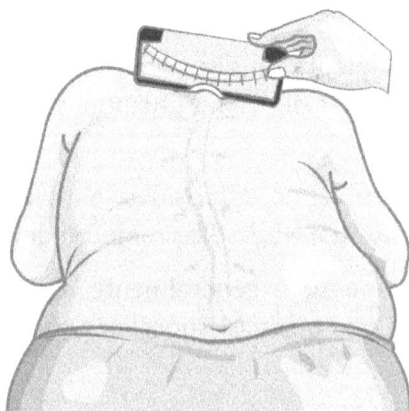

Uno scoliometro

È interessante notare che esiste la possibilità che una scoliosi non rilevata con il test di Adam venga in seguito diagnosticata per mezzo dello scoliometro. Uno studio in cui sono stati esaminati 954 studenti di prima media, ha rilevato 136 casi di anomalie misurate con lo scoliometro, che erano in precedenza risultati normali a uno screening con il test di Adam. Una ricerca analoga dimostra inoltre la possibilità di una correlazione tra l'ATR e l'angolo di Cobb, che può essere usato per documentare la progressione della curva. Tuttavia, esistono anche prove del fatto che, anche se lo scoliometro ha un tasso diagnostico più accurato, non costituisce un'alternativa a una tomografia assiale computerizzata per la misura della rotazione delle vertebre.

Un'altra caratteristica che probabilmente contribuisce a supportare l'uso dello scoliometro è che, oltre alla sua praticità, fornisce un'indicazione per eventuali visite specialistiche, standardizzando quindi l'intero processo di screening della scoliosi.

A questo scopo, potrebbero esserti utili le applicazioni scoliometro per smartphone, come ScolioTrack o l'App Scoliometro, molto pratiche per i controlli domestici. Create da me con l'aiuto di un team di programmatori, queste app sono state studiate appositamente per fornire le funzioni di uno scoliometro a un iPhone, un iPad o a un dispositivo Android. Mentre l'App Scoliometro ti aiuta a misurare la curva, ScolioTrack possiede anche altre funzioni, fra cui la creazione di grafici e la possibilità di memorizzare foto della schiena del paziente. Nella pratica, tali applicazioni si sono dimostrate sufficientemente affidabili e precise da essere utilizzate in ambulatorio e sono uno dei modi più sicuri e innovativi per monitorare la patologia della scoliosi.

Per maggiori informazioni consulta: www.HIYH.info, dove troverai video dimostrativi e informazioni per scaricare le app.

Visite specialistiche

Dopo essersi sottoposti al test di Adam e alla misura con lo scoliometro, è utile sapere in quali casi ti sarà consigliata un'ulteriore visita specialistica per la misura della curva. Ti verrà suggerito un controllo specialistico se, in base ai risultati del tesi di Adam o dello scoliometro, il tuo caso ricade in uno dei seguenti criteri:

→ Curva vertebrale evidente

→ Uno dei lati della parte superiore o inferiore della schiena mostra una sporgenza al test di Adam

→ Lettura dello scoliometro di 7 gradi o superiore a qualsiasi livello della colonna vertebrale

→ Convessità della schiena che non riesci ad appiattire neanche con l'iperestensione della testa e del collo

→ Altri segni rilevanti quali altezza diversa delle spalle, delle anche o pieghe all'altezza della vita

Test genetico

Il test genetico è largamente considerato un primo passo verso l'uso della tecnologia prognostica come metodologia di gestione della scoliosi, rispetto a misure quali il ricorso al corsetto o alla chirurgia.

La ricerca medica ha ormai compiuto enormi progressi e ha fornito al mondo della diagnostica effettivi marcatori genetici capaci di predire la predisposizione genetica di un bambino allo sviluppo di una forte curvatura della colonna vertebrale.

Nel 2009, sono stati pubblicati risultati di scienziati ed esperti che identificano specifici marcatori genetici in gradi di predire lo stato della curva scoliotica in un particolare paziente dopo alcuni anni. Attraverso una serie di studi genomici, i genetisti che lavorano su questo tema di ricerca hanno individuato alcuni marcatori del polimorfismo di un singolo nucleotide nel DNA, che si ritiene siano significativamente correlati allo sviluppo e alla progressione della scoliosi idiopatica adolescenziale (AIS).

È interessante notare che l'uso di questa forma di test genetici per prevedere il grado di progressione della scoliosi possiede un grande potenziale di trasformazione dell'intera metodologia di trattamento della scoliosi. Tra tutti gli altri aspetti, è probabile che possa avere un grande impatto sulla frequenza del ricorso al corsetto o all'intervento chirurgico nei pazienti affetti da scoliosi.

Una cosa da ricordare

Anche se la ricerca indica che i geni possono renderti vulnerabile, non esistono prove concrete di una correlazione diretta. Quindi, la diagnosi di questi marcatori genetici può non significare di andare sicuramente incontro a scoliosi.

Cosa significa questo per un profano?

Per i non addetti ai lavori, la scoperta del test genetico della scoliosi significa che è più semplice individuare la curva. Tuttavia, dobbiamo osservare che questo metodo non è usato come strumento di screening di base per diagnosticare la presenza di scoliosi. Invece, dopo che è stato confermato che un bambino è affetto da scoliosi, specifici marcatori del DNA vengono utilizzati per prevedere la gravità che la curva potrà raggiungere in futuro.

Scoliscore™ – La svolta fondamentale

Ora che conosciamo le basi del test genetico per la scoliosi, parliamo più approfonditamente del test nello specifico.

Un test genetico, chiamato Scoliscore™, è un test molecolare del DNA sviluppato da Axial Bio-Tech, che afferma di essere in grado di predire se un determinato bambino è soggetto a sviluppare una scoliosi e di quale entità. Oltre a fornire un sollievo psicologico ai pazienti affetti da scoliosi, il test è considerato anche un modo di risparmiare denaro, che altrimenti verrebbe speso per le cure e per visite mediche non necessarie. Tuttavia, c'è anche uno svantaggio. Gli esperti sottolineano che, al momento attuale, il test può risultare utile solo per gli adolescenti bianchi di età compresa tra 9 e 13 anni, con una curva al massimo di 25 gradi. Come può risultare ovvio, il test non può quindi essere impiegato in pazienti con scoliosi idiopatica infantile o giovanile.

Scoliscore™ può essere usato per ragazzi e ragazze di età compresa tra 9 e 14 anni, con curve vertebrali tra 10 e 25 gradi. Il risultato del test suddivide i pazienti affetti da scoliosi in tre gruppi principali:

- Quelli con un basso rischio di progressione

- Quelli con un moderato rischio di progressione
- Quelli con una curva che ha un grande probabilità di progredire oltre i 45 gradi

Per eseguire il test, si preleva un campione di saliva del paziente, che viene quindi sottoposto al confronto con i corrispondenti marcatori del DNA. I risultati ottenuti vengono classificati su una scala da 1 a 200, dove 50 corrisponde alla soglia di rischio basso e 180-200 a rischio elevato, corrispondente a una maggiore probabilità di dover ricorrere in futuro a un intervento chirurgico.

Diagnostica per immagini

I test diagnostici per immagini vengono impiegati per individuare l'entità della curva di un soggetto sottoposto ad analisi per la scoliosi.

Il tuo medico curante potrebbe consigliarti diversi tipi di esami a seconda delle situazioni. Per esempio, le radiografie possono servire per valutare l'entità della curva, dopo essere risultati positivi a uno screening di base con il test di Adam o con lo scoliometro.

Analogamente, una risonanza magnetica potrà essere consigliata a pazienti che mostrano curve toraciche sinistre, dolore anormale, sintomi di anomalie neurologiche o altri segni che possono suggerire la possibilità di un'affezione del midollo spinale a seguito di tumori, spondilolistesi o siringomielia.

Alcuni diffusi esami di questo tipo sono:

• Radiografie
• TAC
• Risonanza magnetica
• Mielografia
• Discogrammi

Continuando a leggere, ti forniremo una breve descrizione di alcuni degli esami più importanti.

Radiografie

Dopo che il bambino è stato sottoposto allo screening iniziale e si suppone che possa essere affetto da scoliosi, il medico potrà suggerire un esame radiografico, che è l'esame diagnostico per immagini più economico e più comune. Si tratta sostanzialmente di un test non doloroso e non invasivo, che consiste nell'assorbimento di una radiazione elettromagnetica da parte di una pellicola fotografica, dopo aver attraversato il corpo. Grazie alla lunghezza d'onda relativamente piccola, inferiore ai 100 angstrom, i raggi X hanno la capacità di penetrare attraverso masse solide di diverse densità. Le immagini così prodotte vengono quindi utilizzate per diagnosticare e per identificare la curva e la sua entità.

Importante

Se hai fatto una o più radiografie per la scoliosi da bambino o durante l'adolescenza, è importante che tu le conservi, nel caso tu vada incontro a futuri problemi alla schiena e il tuo medico abbia necessità di vederle.

Una tipica radiografia della scoliosi

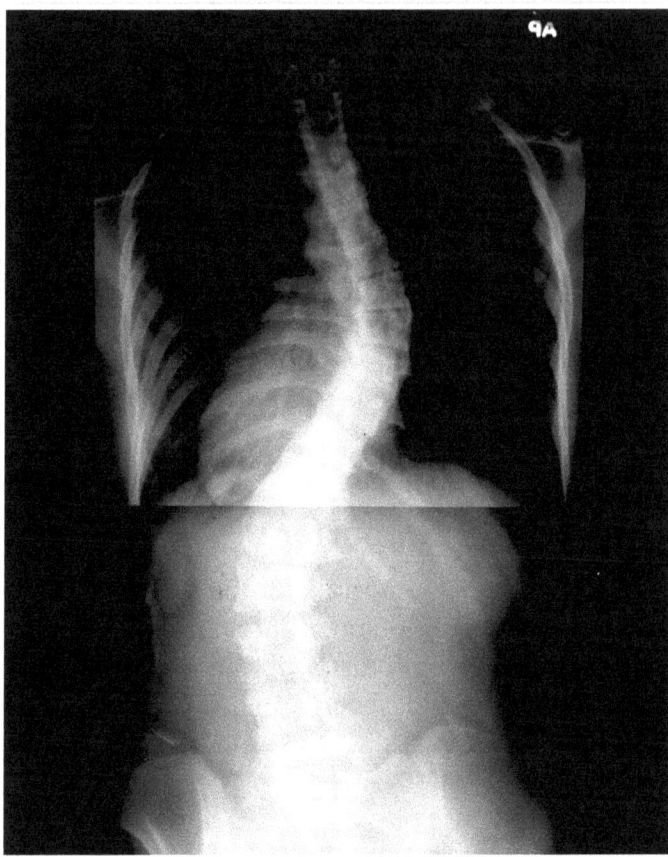

Oltre a identificare il grado e l'entità della scoliosi, le radiografie possono contribuire a evidenziare altre deformazioni spinali, come la cifosi e l'iperlordosi. Negli adolescenti, una radiografia può essere utile anche per determinare la maturità scheletrica, molto significativa per il medico che deve stabilire la probabile progressione della curva.

Come si esegue?

Nel caso della scoliosi, la radiografia si esegue in piedi, con la macchina a raggi X di fronte al paziente. Ti verrà chiesto di stare fermo durante l'acquisizione dell'immagine. Usando bassi livelli di energia elettromagnetica con lunghezze d'onda ridotte, la macchina acquisisce le immagini che vengono poi analizzate.

Risonanza magnetica (NMR)

La risonanza magnetica è un test per immagini avanzato, che di norma non viene consigliato per la diagnosi iniziale, ma viene eseguito dopo un primo esame radiografico. Nei pazienti affetti da scoliosi, riesce a identificare le anomalie del midollo spinale e del tronco encefalico.

Una risonanza magnetica in corso

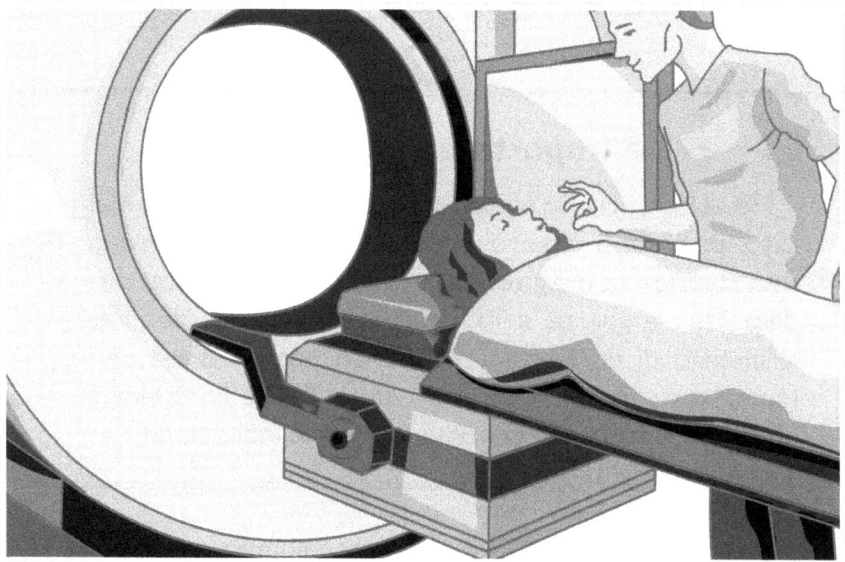

Uno dei motivi per cui la risonanza magnetica viene preferita nei casi di scoliosi è che produce immagini chiare dei tessuti molli, oltre che delle ossa. Quindi, qualsiasi deformazione spinale legata a questo fattore può essere chiaramente evidenziata e affrontata adeguatamente.

Come si esegue?

In un esame di risonanza magnetica, ti verrà chiesto di sdraiarti su un piano abbastanza stretto, che verrà quindi fatto passare in una struttura a forma di tunnel. Impiegando le onde magnetiche, la macchina acquisisce le immagini della colonna vertebrale, che verranno poi analizzate dal medico. A seconda della complessità delle strutture da esaminare, la risonanza magnetica può richiedere da 20 a 90 minuti.

Tomografia assiale computerizzata (TAC)

La tomografia assiale computerizzata, più nota come TAC, utilizza un computer per ottenere un'immagine tridimensionale dettagliata della struttura del corpo. Fondamentalmente combina i raggi X con una tecnologia computerizzata per fornire un'analisi molto più affidabile e dettagliata della scoliosi.

È importante sapere che...

Se soffri di claustrofobia, informane il tuo medico. Nel tuo caso, **potrebbe essere preferibile una TAC, invece di una risonanza magnetica**, perché mentre l'apparecchiatura della TAC è aperta, nella risonanza magnetica devi restare all'interno di un ambiente cilindrico per un breve periodo (come sottolinea la frase in grassetto, TAC e NMR non sono equivalenti, ma hanno ciascuna le proprie indicazioni)

Fornendo una visione in sezione della colonna vertebrale, la TAC permette al medico di vedere all'interno del corpo, per individuare la presenza e l'entità di eventuali deformazioni vertebrali. La TAC è di gran lunga considerata la migliore tecnologia diagnostica per immagini disponibile, data la sua elevata capacità di fornire immagini dettagliate delle ossa.

Come si esegue?

Ti verrà chiesto di sdraiarti su un piano che passerà lentamente attraverso l'apparecchiatura della TAC, che ha la forma di una grande ciambella. L'esame produce immagini tridimensionali della colonna vertebrale per mezzo di sottili raggi X; le immagini così ottenute vengono quindi analizzate.

Pro e contro delle diverse indagini diagnostiche per immagini

	PRO	CONTRO
Radiografia	Economica, veloce, minore esposizione alle radiazioni	Non rileva i cambiamenti dei tessuti molli e del midollo spinale
SCAN MRI	Fornisce immagini dettagliate delle ossa e dei tessuti molli, compreso il midollo spinale	Costosa, difficile da eseguire su pazienti claustrofobici
TAC	Può essere unita ad altri esami, quali mielogrammi e discogrammi, per fornire risultati accurati, minore esposizione alle radiazioni, può essere eseguita su pazienti claustrofobici	Talvolta può essere meno significativa della risonanza magnetica, sconsigliata durante la gravidanza

Altri esami

A) Esami del sangue

Anche se l'impiego degli esami del sangue per la scoliosi è solo agli inizi e quindi non è molto comune, tuttavia tali esami esistono e possono rappresentare un'alternativa ausiliaria. Per eseguire un tipico esame del sangue per la scoliosi, si preleva un campione di sangue di circa 10 ml da cui si estraggono le cellule ematiche.

Il funzionamento dell'esame del sangue si basa sul modo in cui le nostre cellule reagiscono alla melatonina. Gli studi hanno dimostrato che, nei soggetti con diagnosi di scoliosi idiopatica, la modalità di trasmissione dei segnali della melatonina è molto diversa.

B) Test biochimico

Questo particolare test ha un fondamento biochimico, che prevede di eseguire un esame del sangue per misurare i livelli ematici di due proteine, ovvero l'osteopontina (OPN) e la proteina CD44 solubile (sCD44). Gli studi indicano che il livello di OPN nel sangue è associato con l'esordio della scoliosi idiopatica. I casi per cui si consiglia l'intervento chirurgico (con angolo di Cobb $\geq 45°$) mostrano valori più elevati rispetto ai pazienti con scoliosi più moderata.

Analogamente, la sCD44 è una molecola protettiva che può evitare che l'OPN inneschi la scoliosi o la progressione della deformità vertebrale, legando la proteina OPN libera. È per questo motivo che i casi chirurgici sono caratterizzati dai valori più bassi di sCD44.

Schema dei livelli di screening

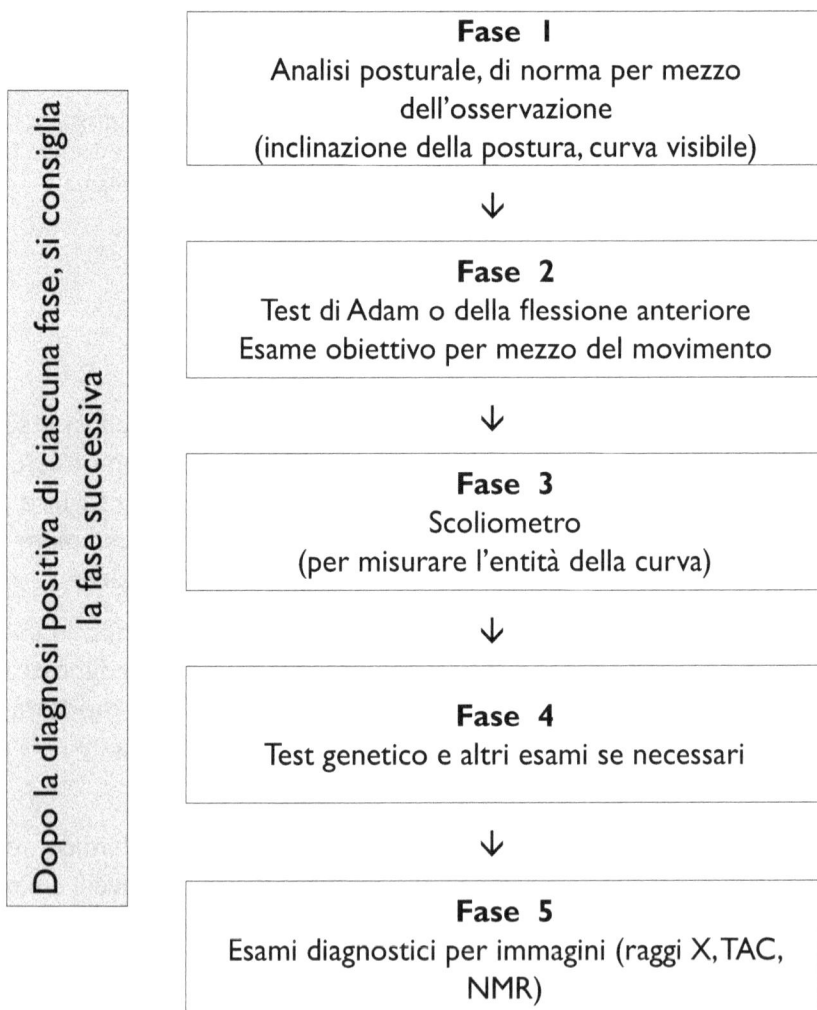

Dopo la diagnosi positiva di ciascuna fase, si consiglia la fase successiva

Fase 1
Analisi posturale, di norma per mezzo dell'osservazione
(inclinazione della postura, curva visibile)

↓

Fase 2
Test di Adam o della flessione anteriore
Esame obiettivo per mezzo del movimento

↓

Fase 3
Scoliometro
(per misurare l'entità della curva)

↓

Fase 4
Test genetico e altri esami se necessari

↓

Fase 5
Esami diagnostici per immagini (raggi X, TAC, NMR)

CAPITOLO 6
Livello di gravità

Parleremo ora in dettaglio dell'unità di misura della curva della scoliosi di gran lunga più importante, ovvero del grado della curva. Conoscerai i vari gradi di scoliosi, scoprirai come si misurano usando il metodo di Cobb e, infine, come vengono classificate le curve. Sia la procedura di misurazione che la classificazione della curva vengono eseguite con l'obiettivo di stabilire le modalità di trattamento da utilizzare.

Arrivati sin qui, abbiamo imparato come ha inizio la curvatura vertebrale e come si manifesta con un'evidente inclinazione della postura del soggetto colpito, rilevabile principalmente dall'altezza delle spalle e del bacino. È possibile inoltre notare altri cambiamenti nell'aspetto, nel modo di camminare, di muoversi o di stare seduti. La scoliosi dipende dal modo in cui la colonna vertebrale sviluppa una curva, a seguito di varie cause che possono essere analizzate e individuate a livello clinico. Uno squilibrio osservabile nel corso della valutazione fisica, conduce quindi a un elaborato schema di screening e all'impiego di una serie di strumenti clinici e di diagnostica per immagini. Ciascuna di queste fasi, come abbiamo visto nel precedente capitolo, serve a fornire un livello maggiore di conferma dell'effettiva diagnosi di scoliosi.

Una volta confermata la diagnosi, l'attenzione del medico si concentra sulla misura quantitativa accurata e sulla classificazione della curva. In questa fase, è il grado della curva che è al centro dell'attenzione. Mentre, inizialmente, il punto è la conferma o meno della presenza della scoliosi per mezzo dello screening, qui si passa invece alla quantificazione della curva. La direzione in cui si muoverà l'intero piano di trattamento si basa sul risultato di questa misurazione della curva. Il fatto che lo screening precoce, l'individuazione e la quantificazione della curva della scoliosi possano largamente influenzare i risultati delle cure mette ancora più in rilievo il ruolo essenziale della misura del grado della curva.

Quindi, l'unico obiettivo della procedura di misurazione e classificazione della curva è quello di sviluppare un piano di cura e selezionare una delle varie modalità di trattamento disponibili.

Tutto sui gradi

Una volta che è stata individuata con lo screening e confermata, la scoliosi diventa una questione di gradi, di classificazione e di progressione, quindi…

L'intero piano di trattamento della scoliosi si basa sui tre fatti seguenti:

→ La causa originaria della curvatura (congenita, idiopatica, traumatica, degenerativa, ecc.)

→ L'attuale grado della curva

→ La possibilità di progressione della curva (in base a varie caratteristiche cliniche, nonché ai test genetici e di altra natura)

I capitoli 2 e 3 spiegano come la causa e l'origine della curva possano influenzare le modalità di cura. Il grado della curva è di gran lunga il fattore più importante nella scelta del piano di trattamento. Il piano può essere influenzato anche da quanto si può prevedere che la curva possa evolversi in futuro (la sua possibilità di progressione). Nella sezione seguente, spiegheremo in dettaglio che cos'è il grado della curva, assieme ai modi per misurarlo ed esprimerlo in termini quantitativi.

Prima di parlare di analisi cliniche, è utile sapere che il grado della curva costituisce la base utilizzata dalla comunità medica per definire la scoliosi.

Che cos'è il grado di una curva nella scoliosi?

Nella scoliosi, il grado è il termine che designa l'unità di misura che definisce la curvatura della colonna vertebrale. Il grado di curvatura indentifica la fase della tua scoliosi, dandoti quindi un'indicazione più chiara della direzione da seguire nel trattamento.

Gruppi di studio come la Scoliosis Research Society definiscono la scoliosi come una curva laterale della colonna vertebrale maggiore di 10 gradi, misurata con un radiografo verticale utilizzando il metodo di Cobb. Potrai leggere la descrizione dettagliata del metodo di Cobb nei paragrafi seguenti.

Dato che la scoliosi può spaziare da una curva leggera e quasi irrilevante a una deformazione molto grave della colonna vertebrale, capire come funzionano i gradi della curva vertebrale è importante per comprendere precisamente il proprio stato di salute.

Misurazione della curva

Diversi strumenti, metodi statistici e tecniche geometriche vengono impiegati per misurare il grado della curva esistente della colonna vertebrale. Si eseguono radiografie della spina dorsale, su cui poi si applicano questi strumenti per valutare il grado della curva. L'obiettivo fondamentale di questa procedura è quello di costituire una base per le future modalità di trattamento, in base alla valutazione del livello di progressione che la curva potrebbe raggiugere.

Il metodo di Cobb e il metodo della tangente posteriore di Harrison sono due metodi che possono essere usati per la misurazione. Mentre il metodo di Cobb si usa sia per le deformità sagittali che coronali, il secondo metodo è impiegato solo per quelle sagittali.

Oltre alla misura diretta della curvatura, esistono metodi che utilizzano la rotazione della colonna vertebrale come misura del grado della curva. Per farlo, vengono valutati i peduncoli (o radici) della vertebra all'apice della curva, per stabilire la loro distanza dalla linea mediana. Questa linea è sostanzialmente una linea ipotetica verticale tracciata attraverso il centro del corpo vertebrale. Teoricamente, i due peduncoli, in una vertebra non ruotata, dovrebbero essere equidistanti dalla linea mediana. Qui, useremo una scala da 0 a 4 per descrivere la distanza relativa dei peduncoli da questa linea.

Il metodo di Cobb

Il metodo di Cobb rimane quello utilizzato universalmente, nonché la procedura standardizzata più largamente accettata per la misura del grado di curvatura della scoliosi. Prende nome dal chirurgo ortopedico che lo ha inventato e misura il cosiddetto angolo di Cobb, identificando le vertebre terminali della porzione incurvata della colonna. Per misurare l'angolo della curva, si disegna una serie di linee rette e perpendicolari. Nel 1935, Lippman ha introdotto questa procedura disegnando linee perpendicolari ai piani delle piastre terminali del corpo vertebrale per analizzare le curve scoliotiche nelle radiografie anteroposteriori. Essa è stata quindi diffusa da Cobb a partire dal 1984.

Di seguito, elenchiamo le fasi della misura dell'angolo di Cobb.

Fasi del metodo di Cobb

L'impiego del metodo di Cobb per stabilire la gravità della curva scoliotica è riservato agli specialisti. Il metodo di Cobb, in generale, si articola nelle seguenti fasi.

FASE 1

Viene eseguita una radiografia totale PA della colonna, ovvero postero-anteriore, nella quale le radiazioni attraversano il corpo da dietro a davanti. Per ottenere questa radiografia, il medico ti chiederà di stare in piedi perfettamente eretto con la schiena rivolta alla macchina a raggi X. L'immagine conterrà tutta la schiena, dall'attaccatura del collo fino al bacino. In alcuni casi, il medico potrà scegliere di fare anche una radiografia AP, cioè antero-posteriore, nella quale sarai rivolto verso la macchina a raggi X.

FASE 2

Si identificano le vertebre terminali della curva. Si tratta delle vertebre situate all'inizio e alla fine della curva.

FASE 3

Il medico quindi disegna a mano due linee rette sulla pellicola radiografica. Traccerà la prima sopra alla piastra superiore della vertebra più in alto e la seconda sotto la vertebra più bassa.

FASE 4

A partire da entrambe le linee tracciate, si disegnano ora delle linee perpendicolari. Queste linee si intersecheranno con un particolare angolo.

FASE 5

Il medico misura quindi i gradi di questo angolo, il cui valore costituisce la misura ottenuta con il metodo di Cobb. Il valore misurato viene chiamato angolo di Cobb. Tale valore viene riportato nel referto radiografico, che riassume tutti i risultati osservati.

L'angolo di Cobb

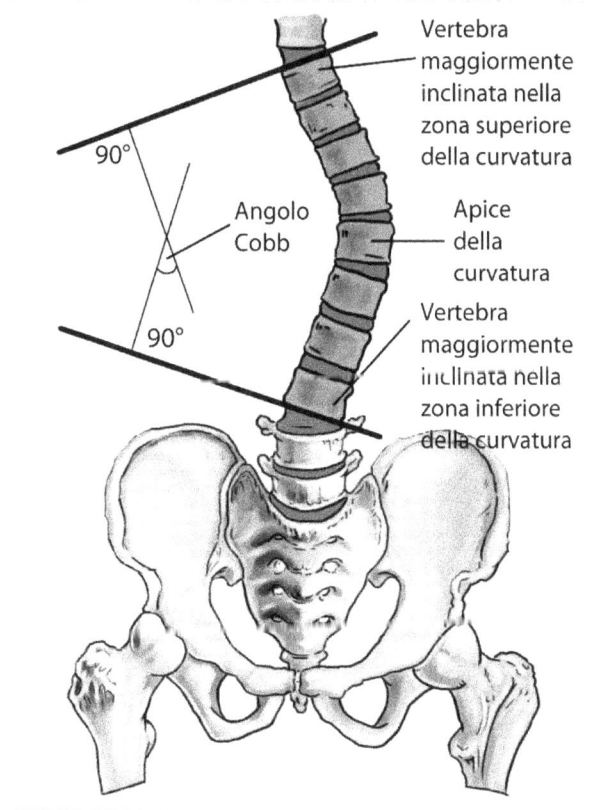

90°

Angolo
Cobb

90°

Vertebra maggiormente inclinata nella zona superiore della curvatura

Apice della curvatura

Vertebra maggiormente inclinata nella zona inferiore della curvatura

Interpretazione

I risultati del metodo di Cobb vengono di norma interpretati come segue:

- Meno di 20 gradi = Scoliosi leggera
- Tra 25 e 70 gradi = Scoliosi moderata
- Oltre 70 gradi = Scoliosi grave
- Oltre 100 gradi = Scoliosi molto grave

Variazioni e margini di errore

Anche se il metodo di Cobb rimane uno dei metodi più diffusi per la misura dell'entità della curva, gli esperti sottolineano che esso potrebbe non essere perfettamente in grado di rappresentare l'aspetto tridimensionale della deformazione della colonna vertebrale. Esistono studi in relazione al metodo di Cobb che dimostrano la possibilità di diverse fonti di errore e la conseguente variabilità intraosservatore, che ha un intervallo da 2,8 a 10 gradi. Gli studiosi osservano che, ogni volta che si esegue una radiografia per questo scopo, la posizione del corpo può modificarsi leggermente. Quindi, quando si usa il metodo di Cobb, è importante considerare un margine di errore da 3 a 5 gradi. Secondo la Scoliosis Research Society (SRS), le differenze fra le misure eseguite da un determinato medico ortopedico sulla stessa radiografia in momenti diversi (variabilità intraosservatore) possono arrivare sino a 5 gradi, mentre le differenze delle stesse misure eseguite da due diversi ortopedici (variabilità interosservatore) possono raggiungere un massimo di 10 gradi, come illustrato sopra.

Come accennato, esistono vari fattori che controllano l'intervallo di variabilità, cioè il margine di errore o le differenze delle misure dello stesso paziente, eseguite ripetutamente con il metodo di Cobb:

- Dallo stesso osservatore più volte
- Da osservatori diversi dello stesso paziente

Sono già disponibili sufficienti studi che dimostrano come fattori quali l'immaturità scheletrica, l'incompleta ossificazione e lo sviluppo anormale delle vertebre terminali può provocare una maggiore variabilità delle misure degli angoli in pazienti con scoliosi idiopatica adolescenziale. Uno di tali studi riporta una variabilità intraosservatore di +/-9,6 gradi e una variabilità interosservatore di +/-11,8 gradi tra le diverse letture.

La misura del centroide vertebrale

Alcuni interessanti studi recenti discutono l'affidabilità della misura del centroide vertebrale come misura del grado della deformità, anche se per la convalida di questo metodo sono necessarie ulteriori ricerche.

Sappiamo che il metodo di Cobb misura le piastre terminali delle vertebre per valutare lo stato della curva. Tuttavia, l'angolo della superficie delle vertebre può essere difficile da misurare a causa delle variazioni dell'architettura delle vertebre. La misura del centroide vertebrale della lordosi lombare cerca di risolvere questo problema. In questa tecnica, i profili dei corpi vertebrali L1, L2 e L5 costituiscono la base per determinare l'angolo della lordosi. Questo metodo è considerato un approccio valido alla misura dell'angolo della lordosi del paziente.

Il metodo della misura del centroide vertebrale

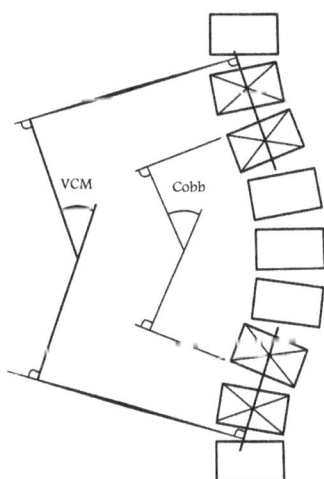

VCM   Cobb

Confronto di curve scoliotiche ottenuto con la misura del centroide vertebrale e con la tecnica di Cobb. Abbreviazione: VCM = misura centroide vertebrale.

Classificazione della curva

Una volta completati lo screening iniziale, la diagnosi e la misura della curva, ci si può preparare a classificare la curva. Una curva scoliotica può essere classificata in base a numerosi criteri e in una quantità di modi.

In questo paragrafo, ti forniremo una panoramica di alcuni tra i modi più comunemente utilizzati dai chirurghi vertebrali per la classificazione delle curve scoliotiche, una volta misurata la curva.

Il primo e più diffuso metodo di classificazione della curva si basa sul grado ottenuto con il metodo di Cobb. Come accennato prima, possiamo classificare il grado di scoliosi in quattro categorie:

→ Scoliosi leggera: con 20 gradi o meno, non si tratta di una grave deformità e può richiedere solo un monitoraggio di base.

→ Scoliosi moderata: con misure tra 25 e 70 gradi, non comporta un rischio immediato, ma può provocare gravi complicazioni per la salute in futuro.

→ Scoliosi grave: se la curvatura è superiore a 70 gradi, riduce la capacità respiratoria e compromette i livelli di ossigeno. Ciò è essenzialmente dovuto alle differenze di dimensioni dell'emitorace, provocate dalla deformità della scoliosi.

→ Scoliosi molto grave: se la curva supera i 100 gradi, cuore e polmoni possono subire una rimodellazione dovuta alla mancanza di spazio.

Il sistema di classificazione di Lenke

Il sistema di classificazione di Lenke fornisce sostanzialmente una rappresentazione più completa, ponendo la scoliosi in una prospettiva multidimensionale, che permette una pianificazione più efficace della correzione della curva. Questo metodo identifica sei diversi schemi primari di curvatura e comprende inoltre fattori aggiuntivi che modificano ciascuna di queste curve (vedi figura).

Diamo uno sguardo più da vicino al funzionamento di questo sistema. Il medico esegue normali radiografie della colonna vertebrale. Se in passato sono già state eseguite radiografie per le misure della deformità con il metodo di Cobb, si possono usare anche in questo caso. Verranno valutate le radiografie del paziente eseguite in ogni posizione. Al termine, tutte le curvature spinali vengono classificate sulla base di:

→ Regione della localizzazione della curva nella colonna

→ Grado della curva

→ Deformità sul piano sagittale

Il sistema di classificazione della scoliosi di Lenke

Tipo di curva (1-6)

Modificatore Lombare	Tipo 1 (Toracica)	Tipo 2 (Doppia toracica)	Tipo 3 (Doppia maggiore)	Tipo 4 (Tripla maggiore)	Tipo 5 (Toraco-lombare/lombare)	Tipo 6 (Toraco-lombare /lombare - toracica)
A	1A	2A	3A	4A		
B	1B	2B	3B	4B		
C	1C	2C	3C	4C	5C	6C
Possibile criterio strutturale sagittale (per determinare il tipo di curva specifico)	Normale	Cifosi PT	Cifosi PT e TL	Cifosi TL	Normale	Cifosi TL

T5-12 Modificatore allineamento sagittale : –, N o +

– : <10°

N : 10-40°

+ : >40°

Tipi di curve – Il sistema di classificazione di Lenke

Tipo	Toracica prossimale	Toracica	Toracolombare/lombare	Descrizione
1	Non strutturale	Strutturale (maggiore)*	Non strutturale	Toracica (MT)
2	Strutturale	Strutturale (maggiore)*	Non strutturale	Doppia toracica (DT)
3	Non strutturale	Strutturale (maggiore)*	Strutturale	Doppia maggiore (DM)
4	Strutturale	Strutturale (maggiore)*	Strutturale (maggiore)*	Tripla maggiore (TM)[5]
5	Non strutturale	Non strutturale	Strutturale (maggiore)*	Toracolombare/lombare (TL/L)
6	Non strutturale	Strutturale	Strutturale (maggiore)*	Toracolombare/lombare - toracica (TL/L-MT)

* Maggiore = Misura di Cobb massima, sempre strutturale
Minore = Tutte le altre curve con criteri strutturali
Tipo 4 - MT o TL/L possono essere curve maggiori

CRITERI STRUTTURALI
(Curve minori)
Toracica prossimale - curvatura laterale Cobb ≥ 25°
                 - Cifosi T2-T5 ≥ +20°

Toracica - curvatura laterale Cobb ≥ 25°
           - Cifosi T10-L2 ≥ +20°

Toracolombare/lombare
           - curvatura laterale Cobb ≥ 25°
           - Cifosi T10-L2 ≥ +20°

LOCALIZZAZIONE DELL'APICE
(Definizione SRS)

CURVA	APICE
Toracica	Disco T2-T11/12
Toraco-lombare	T12-L1
Toraco-lombare/lombare	Disco L1/2-L4

Modificatori

Modificatore lombare	Verticale alla metà del piatto sacrale all'apice lombare		Profilo sagittale toracico T5+T12	
A	Verticale alla metà del piatto sacrale tra i peduncoli		− (ipo)	<10
B	Verticale alla metà del piatto sacrale tocca corpo/i apicale/i		N (normale)	10°-40°
C	Verticale alla metà del piatto sacrale completamente mediana		+ (iper)	>40°

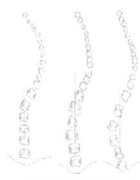

Tipo di curva (1-6) + Modificatore lombare (A, B, C) + Modificatore sagittale toracico (−, N, +)
Classificazione (es. 1B+): ....

La tabella qui sopra fornisce un elenco dettagliato delle classificazioni della scoliosi in base al metodo di Lenke.

Il sistema di classificazione di King

Il sistema di classificazione di King classifica la curva della scoliosi per mezzo di cinque schemi, utilizzati nella determinazione del trattamento chirurgico.

In base al sistema di classificazione di King, la scoliosi idiopatica è classificata in 5 diversi tipologie, utilizzando i 2 seguenti parametri per definire la gravità della curva:

- Misure con il metodo di Cobb
- Misure dell'indice di flessibilità ottenute con radiografie del soggetto piegato

Le classificazioni sono le seguenti:

Tipo 1 – Una curva a S che attraversa la linea mediana della curva lombare e toracica

Tipo 2 – Una curva a S in cui la curva toracica e lombare attraversano la linea mediana

Tipo 3 – Una curva toracica in cui la curva lombare non attraversa la linea mediana

Tipo 4 – Una lunga curva toracica in cui la quinta vertebra lombare è centrata sopra l'osso sacro. La quarta vertebra lombare sarà angolata nella direzione della curva

Tipo 5 – Una doppia curva toracica in cui la prima vertebra toracica (T1) è angolata per formare la convessità della curva superiore

Ci sono due inconvenienti principali associati con l'uso di questo metodo. Essi sono:

- Il profilo sagittale resta escluso al momento della valutazione
- Il sistema non tiene conto delle curve doppie e triple

Il sistema di classificazione di King

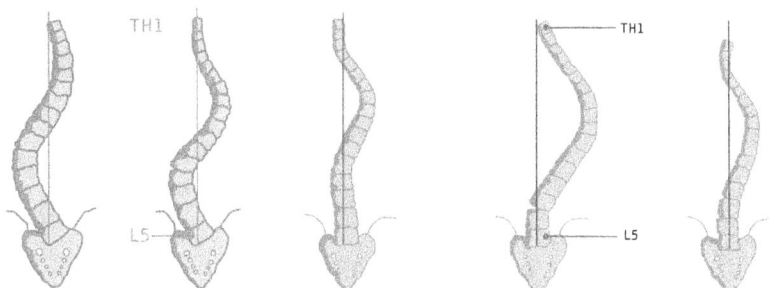

Il tuo medico potrebbe dirti...

→ Che il metodo di Cobb può anche essere un metodo comune e diffuso per quantificare la deformità, ma la valutazione della curva richiede anche altri metodi di classificazione.

→ Che i gradi contano, anche se indicano che, per il momento, è necessaria la sola osservazione.

→ Che i gradi possono sempre esserti utili per scegliere una possibile cura per arrestare la progressione della curva, se misurati correttamente.

→ Che si possono verificare errori nelle misure. Quindi, non farti prendere dal panico se i gradi della tua curva risultano elevati.

CAPITOLO 7

La progressione
della curva

D opo che la tua curva è stata misurata e classificata, sei solo a un passo dal sapere esattamente di quale tipo di cura hai bisogno per la tua scoliosi. In questo capitolo, esamineremo i fattori che il tuo medico prenderà in considerazione per stimare quanto la tua curvatura possa progredire. Parleremo inoltre degli eventuali fattori di rischio dell'essere affetti da una curva scoliotica progressiva.

A proposito della progressione della curva

Un'adeguata conoscenza di quanto la tua curva possa progredire è fondamentale, perché questa evoluzione può avvenire a grande velocità, fino al momento in cui, nell'adolescenza, si raggiunge la piena maturità scheletrica. Diverse ricerche degli ultimi decenni dimostrano che il modo in cui una curva scoliotica progredisce è fortemente correlato a fattori quali la magnitudo e la struttura della curva, l'età del paziente, il segno di Risser e, nelle donne, la fase del menarca.

Quindi, quando possiamo dire che la curva della scoliosi è progredita? Gli esperti definiscono la progressione come un aumento di 5 gradi dell'angolo di Cobb. Di seguito, inizieremo con il comprendere un po' più in dettaglio come funziona la progressione della curva.

È importante sapere che...

Quando si cerca di capire che cos'è la scoliosi, c'è una linea di demarcazione molto sottile tra le cause della curvatura e i fattori responsabili della progressione della curva. Mentre le prime ci parlano delle ragioni per le quali un soggetto sviluppa una curva, i secondi sono gli elementi responsabili per qualsiasi ulteriore progressione della curva.

Lo screening e la diagnosi della scoliosi sono solo il primo passo verso la cura. Prima che il tuo medico possa iniziare qualsiasi forma di trattamento, deve sapere esattamente quanto la tua curva potrà verosimilmente peggiorare. Verso la fine di questo periodo diagnostico, il tuo medico userà determinati indicatori che gli forniranno uno stima di quanto la curva possa aggravarsi. Ampi studi dimostrano che i fattori che definiscono più precisamente il rischio di progressione sono il potenziale di crescita e la magnitudo della curva, anche se esistono anche altri fattori.

Anche se questa stima è solo approssimata e non è in grado di prevedere la progressione con totale precisione, fornisce un tentativo di previsione del comportamento della curva in un prossimo futuro. Nei paragrafi seguenti, ti illustreremo i 4 indicatori (o predittori) che i medici usano per individuare il futuro della curvatura.

Fattori – La correlazione

Ciascuno dei fattori che illustreremo è sia un fattore indipendente quanto correlato. Per esempio, anche se l'età è un fattore essenziale per indicare se la curva progredirà ulteriormente o meno, la progressione dipende anche dal fatto di essere un uomo o una donna e dall'attuale misura della curva. Quindi, ciascun fattore è importante preso individualmente, ma ha anche un effetto combinato nel determinare quanto ancora progredirà la curva.

Progressione della curva – I 4 fattori più importanti

Continuando a leggere, troverai una spiegazione dettagliata e una visione dei quattro principali fattori o indicatori che individuano la possibile entità della progressione della curva.

La curva – Localizzazione e gravità

La ricerca indica chiaramente che la magnitudo iniziale dell'angolo di Cobb è uno degli indicatori più importanti della progressione a lungo termine della curva. La misura dell'angolo di Cobb è inoltre significativa della possibilità che la curva possa progredire dopo la maturità scheletrica. Esistono ampi studi che dimostrano che un angolo di Cobb di 25° è un'importante soglia di magnitudo per quanto riguarda la progressione della curva a lungo termine. Quindi, un paziente a cui è stata misurata una scoliosi superiore a 25° ha una probabilità molto maggiore di essere soggetto a una progressione ulteriore. In effetti, qui i fattori come l'età, il sesso o la maturità scheletrica possono essere meno rilevanti della misura dell'angolo di Cobb. Diamo uno sguardo ad alcuni dati importanti qui di seguito.

Grado/Entità della curva

→ Se la curva è inferiore a 30 gradi all'età della maturità scheletrica, è improbabile che possa progredire molto.

→ Se la curva è tra 30 e 50 gradi, è probabile che progredisca a un ritmo di 10-15 gradi nel corso di tutto la vita.

→ Se la curva è superiore a 50 gradi all'età della maturità scheletrica, è probabile che progredisca a un ritmo di oltre 1 grado all'anno.

→ Curve da 25 a 30 gradi durante gli anni dell'adolescenza (da 13 a 19 anni) potranno facilmente subire una rapida progressione con l'ulteriore crescita.

Localizzazione della curva

→ Le curve toraciche di solito progrediscono meno di quelle toracolombari e lombari.

→ Curve toraciche inferiori ai 50 gradi al momento della diagnosi progrediranno probabilmente meno velocemente di quelle superiori ai 50 gradi.

→ Una curva con apice al di sopra della vertebra T12 ha una probabilità di progressione molto più elevata rispetto a curve lombari isolate.

→ Curve lombari superiori ai 30 gradi al raggiungimento della maturità scheletrica progrediranno molto di più rispetto alle curve con un grado minore

→ Le doppie curve progrediscono di più rispetto alle curve singole

Età al momento della diagnosi – Crescita scheletrica incombente

La regola generale per la scoliosi ci dice che maggiore è l'età del bambino, minore è la tendenza della curva a progredire. Per esempio, se confrontiamo due ragazze (una di 13 anni e una di più di 15 anni) con diagnosi di una curva inferiore ai 19 gradi, la curva dovrebbe progredire alla notevole velocità del 10% nella più giovane e solo del 4% nella più grande.

Quando a un adolescente viene diagnosticata una scoliosi, il rischio di progressione rimane elevato in presenza di un potenziale di crescita ancora significativo. Diversi studi scientifici suggeriscono che la rapida crescita scheletrica nel corso dell'adolescenza sia uno dei principali fattori che influenzano la progressione delle curve scoliotiche.

La colonna vertebrale cresce con l'età e continua a crescere fino al momento in cui viene raggiunta la completa maturità scheletrica. Quindi, la correlazione tra età e maturità scheletrica è molto forte.

Cerchiamo di capire la logica di base di questo ragionamento. Il tasso con cui la curva di un ragazzo può progredire dipende dal livello di maturità scheletrica, quindi un adolescente o un giovane ancora immaturo scheletricamente andrà probabilmente incontro a una maggiore progressione della curva rispetto a un soggetto che abbia già raggiunto la maturità scheletrica.

Cos'è la maturità scheletrica?

La maturità scheletrica è il termine che definisce il processo di crescita della struttura ossea, ovvero del sistema scheletrico di un individuo. Si dice che una persona ha raggiunto la maturità scheletrica quando la sua crescita vertebrale raggiunge il massimo dello sviluppo previsto. Dato che il ritmo della crescita e dello sviluppo negli esseri umani non è mai uniforme e ha sempre episodi di accelerazione e rallentamento, la valutazione della maturità scheletrica possiede un notevole significato nel campo della medicina. È sulla base di tale valutazione che è possibile scegliere adeguatamente le metodologie di cura ottimali.

Per quanto riguarda la scoliosi, possiamo valutare la maturità scheletrica di un soggetto utilizzando uno dei due metodi seguenti:

→ Metodo di Risser

→ Fusione delle epifisi di mano e polso

Il momento in cui un soggetto ha raggiunto la maturità scheletrica viene spesso misurato per mezzo di parametri quali l'ossificazione dell'apofisi iliaca e la cessazione della crescita vertebrale. L'ossificazione dell'apofisi iliaca si verifica quando lo sviluppo osseo della regione pelvica si considera completo. Questa fase di norma indica che il soggetto ha raggiunto la completa maturità ossea. L'ossificazione, nel corso della quale le ossa umane assumono infine una struttura solida, non in tutti i casi può essere utile come segno della piena maturità scheletrica. Anche se la scala di valutazione di Risser lo stabilisce, non è infrequente il caso in cui il momento della completa ossificazione non corrisponde con la cessazione della crescita vertebrale.

Maturità scheletrica e ossificazione

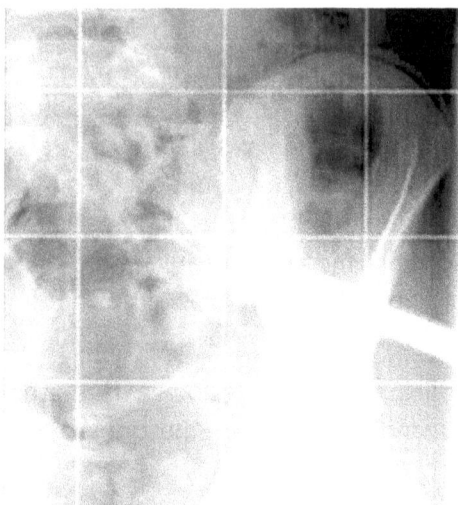

La fase dell'ossificazione del bacino (segno di Risser) corrisponde alla maturità scheletrica e può essere osservata nelle radiografie.

La scala di valutazione di Risser-Ferguson

La scala di valutazione di Risser-Ferguson va da 0 a 5 gradi ed è sostanzialmente un modo di stimare la crescita scheletrica residua. Questa misurazione viene eseguita associando un grado allo sviluppo della fusione ossea dell'apofisi iliaca, nel quale l'area superiore dell'osso dell'anca viene valutata sulla base della quantità di osso saldato. Un grado più basso sulla scala di Risser indica che la crescita scheletrica ha ancora molta strada da fare, mentre uno più elevato significa che la crescita scheletrica è vicina alla maturità e che, quindi, la curva vertebrale non progredirà molto. Nel paragrafo seguente scoprirai come si calcola la maturità scheletrica usando il metodo di Risser.

È possibile usare il metodo di Risser per misurare la maturità scheletrica controllando l'ossificazione dell'apofisi iliaca in modo prevedibile e standardizzato da davanti a dietro, lungo la cresta iliaca.

I gradi di Risser sono definiti nel modo seguente:

- Grado 0 = Nessuna ossificazione
- Grado 1 = Fino al 25% di ossificazione
- Grado 2 = 26-50% di ossificazione
- Grado 3 = 51-75% di ossificazione
- Grado 4 = 76-100% di ossificazione
- Grado 5 = Fusione ossea completa dell'apofisi

L'immagine seguente può fornire una visione più chiara.

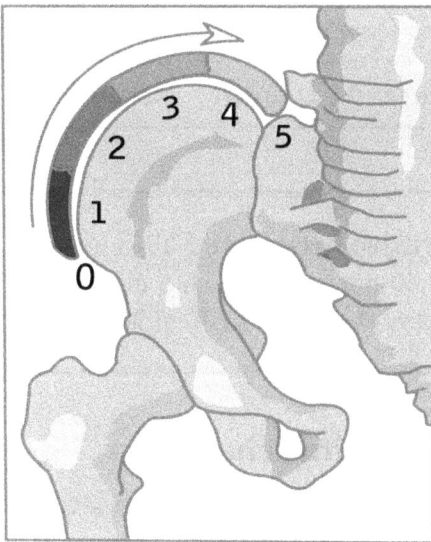

GRADO DI RISSER – DA 0 A 5

L'ossificazione dell'apofisi iliaca costituisce il segno di Risser.

Rischio di progressione della curva – In base all'angolo di Cobb e al grado di Risser

Curva (gradi)	Potenziale di crescita (grado di Risser)	Rischio*
Da 10 a 19	Limitato (da 2 a 4)	Basso
Da 10 a 19	Elevato (da 0 a 1)	Moderato
Da 20 a 29	Limitato (da 2 a 4)	Basso/Moderato
Da 20 a 29	Elevato (da 0 a 1)	Elevato
>29	Limitato (da 2 a 4)	Elevato
>29	Elevato (da 0 a 1)	Molto elevato

* **Rischio di progressione:** rischio basso = dal 5 al 15 per cento; rischio moderato = dal 15 al 40 per cento; rischio elevato = dal 40 al 70 per cento; rischio molto elevato = dal 70 al 90 per cento.

Progressione dopo la maturità scheletrica

Oltre a tutto ciò di cui abbiamo parlato sin qui, è altrettanto importante menzionare ora che la progressione della curva può continuare anche dopo il raggiungimento della completa maturità scheletrica. Un esempio tipico è quello di curve lombari superiori ai 30 gradi che di norma progrediscono con un ritmo costante anche dopo la maturità scheletrica. Analogamente, curve diagnosticate di 50-70 gradi al momento della maturità scheletrica negli adulti possono progredire al ritmo di circa 1 grado all'anno.

Progressione nell'adulto

La ricerca dimostra che le curve scoliotiche hanno una tendenza a progredire anche durante l'età adulta, soprattutto se l'angolo di Cobb è superiore ai 30 gradi al momento della maturità scheletrica. Anche se una grande quantità di studi si concentrano sulla progressione della curva negli adolescenti, esiste anche una modalità di progressione specifica negli adulti, anche se a un ritmo molto più lento, da 0,5 a 2 gradi all'anno.

Mentre le curve inferiori ai 30 gradi negli adolescenti non dovrebbero progredire, quelle superiori a 50 gradi hanno il massimo rischio di progressione in età adulta. In effetti, anche un grado minore di scoliosi rilevato all'età di 6 o 7 anni può progredire sino a una curva maggiore negli adulti più anziani e richiede monitoraggio e gestione regolari.

Tra i fattori che possono aiutare un adulto a sapere quanto la propria curva potrà progredire, la rotazione della vertebra apicale può essere un indicatore valido per prevedere la progressione della curva, nonché per stimare se e quando il paziente possa dover ricorrere a un intervento chirurgico.

LA PROGRESSIONE DELLA CURVA NELL'ADULTO

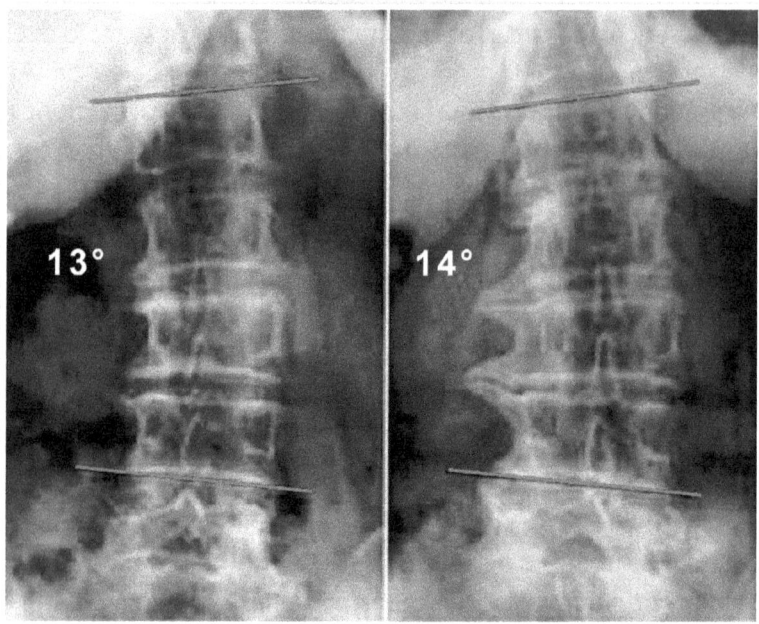

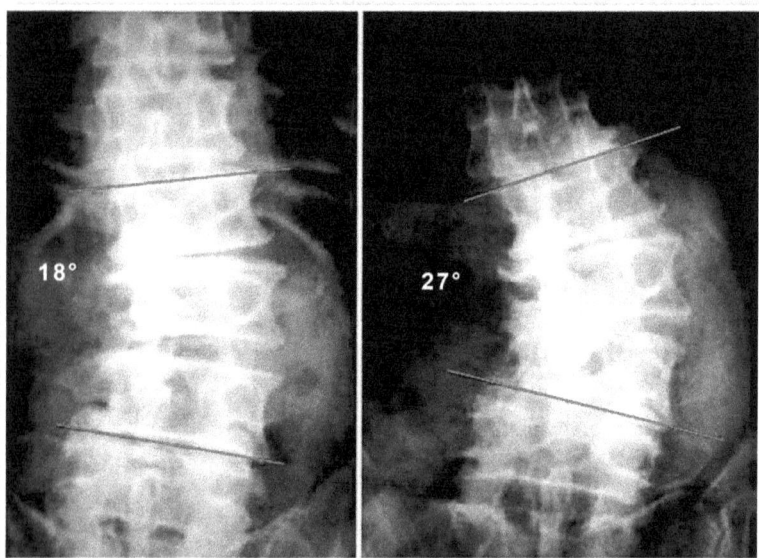

Le radiografie riportate sopra mostrano la progressione della curva in due adulti di età superiore ai 20 anni. Qui si osserva che il maggiore grado di curvatura iniziale al momento dello screening corrisponde a una probabilità di progressione più alta.

Conclusioni

Se l'età e la corrispondente crescita spinale contribuiscano effettivamente alla progressione della curva è attualmente uno dei maggiori temi di ricerca e dibattito. In un loro studio, il ricercatore canadese Hongfa Wu e i suoi colleghi hanno riscontrato che l'età ha un significato minore in rapporto ad altri fattori, quali il sesso o la magnitudo e la gravità della curva.

Sesso

Gli studi hanno spesso indicato una forte correlazione tra il sesso del bambino e le probabilità di progressione della curva. Tale correlazione si suppone ancora più significativa di altri fattori, quali la struttura della curva, la sua magnitudo e la maturità scheletrica. Come risultato generale, la scoliosi sembra progredire più rapidamente nelle femmine che nei maschi, mentre la differenza di genere è molto significativa nello studio dell'incidenza della deformità spinale. Le ricerche stimano che la scoliosi sia almeno 10 volte più comune nelle femmine che nei maschi, con un rapporto di 11:1.

Un altro risultato interessante è che la curva ha meno probabilità di progredire nelle ragazze che presentano scoliosi nella zona lombare e nelle quali la colonna vertebrale è disallineata di 2,5 cm o più. L'immagine qui sotto illustra come, nelle ragazze, il tipo di curva determini l'entità della progressione.

Tipi di curva con progressione
più probabile nelle ragazze

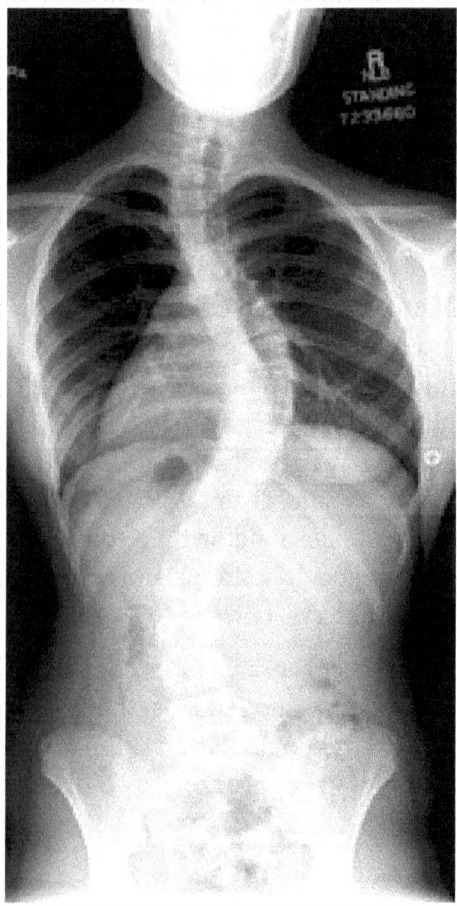

Nelle ragazze, le strutture delle curve che hanno la maggiore probabilità di progressione sono le curve toraciche destre e le doppie curve primarie.

Mentre nelle ragazze, la curva toracica destra e la doppia curva mostrano la progressione più elevata, nei maschi le curve lombari sono quelle che progrediscono maggiormente. Inoltre, una curva scoliotica superiore ai 30 gradi nelle femmine progredisce di più rispetto allo stesso grado nei maschi.

Pubertà/Fase del menarca

Come osservazione generale, nelle ragazze, la progressione più rapida delle curve scoliotiche si verifica prima della comparsa delle mestruazioni, attorno agli 11 o 12 anni di età, mentre per i ragazzi tale progressione avviene leggermente più tardi, a circa 13 o 14 anni.

In effetti, esistono ampie evidenze che dimostrano che le ragazze cui viene diagnosticata una scoliosi durante l'adolescenza, subiscono una progressione dai 10 ai 15 gradi all'anno, specialmente se si trovano sulla soglia del menarca.

Nelle ragazze giovani, la progressione della curva è molto più veloce se la curvatura è stata rilevata prima del menarca. In effetti, le bambine in fase pre-menarca presenteranno probabilmente una rapida progressione con diagnosi di curve superiori ai 20 gradi. D'altra parte, quelle con curve leggere, con misure inferiori ai 20 gradi, non dovrebbero andare incontro a una progressione così veloce, soprattutto se hanno già raggiunto la maturità scheletrica. Per maggiori informazioni sulla maturità scheletrica, consulta i paragrafi precedenti.

Per quanto riguarda la correlazione del menarca nelle adolescenti con l'entità della progressione, è stato osservato che la struttura della curva, l'angolo di Cobb al momento della pubertà e la velocità di progressione della curva sono fattori fortemente predittivi della progressione della curva. Per esempio, una scoliosi giovanile superiore ai 30 gradi aumenta rapidamente e ha una prognosi chirurgica pari al 100%.[2]

La fase di Tanner, un metodo di valutazione scientifico dello stadio di maturità sessuale, è uno strumento fondamentale per la predizione della progressione della curva. Sostanzialmente, la massima progressione della curva si ha durante le fasi di Tanner 2 e 3.

Il sistema di Tanner si basa sulla crescita del pelo pubico in entrambi i sessi, sullo sviluppo dei genitali nei maschi e su quello del seno nelle femmine.

Altri fattori

Oltre a quanto detto sinora, esistono altri fattori di cui si è riscontrata l'influenza, quali quelli genetici nonché epigenetici. Uno studio di ricerca dimostra come, nel caso di gemelli omozigoti, non solo la probabilità di sviluppo della scoliosi è più elevata, ma la velocità di progressione della curva è quasi la stessa, a prescindere dalle diverse influenze ambientali.[3] Un altro fattore che può essere coinvolto è la statura del soggetto. Per esempio, una ragazza di 14 anni con una curva di 25-35 gradi, più bassa rispetto alla media della sua età, presenta un minore rischio di progressione rispetto a una ragazza più alta della stessa età, con lo stesso grado di curvatura. Inoltre, nei bambini nati con scoliosi congenita, è probabile che la patologia peggiori molto velocemente dopo la nascita e con l'aumentare dell'età.

Per riassumere, la tabella qui sotto ti indica quali sono i fattori che determinano la progressione della curva. Può fornirti anche un'indicazione di quanto la tua curva attuale possa progredire e con quale velocità:

Riepilogo – Fattori che determinano la progressione

FATTORE DETERMINANTE	CORRELAZIONE*
Età	Minore l'età, maggiore l'entità della progressione
Sesso	Le femmine di norma presentano una maggiore velocità di progressione
Curva (grado/direzione/ entità)	Le doppie curve progrediscono più rapidamente. Maggiore è la curva al momento della rilevazione, più rapidamente progredirà
Menarca/Maturità sessuale	Le curve diagnosticate prima della comparsa del menarca progrediranno di più

* I risultati delle ricerche disponibili possono essere variabili.

Fattori chiave della progressione della curva

La progressione non trattata o incontrollata di una curva scoliotica può provocare gravi problemi estetici e funzionali. Dolore continuo e squilibri posturali si manifestano spesso come effetti a lungo termine delle curve progressive, spesso colpendo la schiena, le spalle, le anche, le gambe e il collo.

Tuttavia, il rischio più diffuso e più allarmante delle curve progressive è il loro possibile effetto sulla funzionalità polmonare.

A seguito della progressione delle curve toraciche, si può verificare una grava mancanza di fiato. C'è un decremento lineare della capacità totale dei polmoni di riempirsi di aria con l'ispirazione. Allo stesso tempo, nelle curve attorno ai 100 gradi, la riduzione totale può essere stimata attorno al 20%. Come effetto accessorio delle curve progressive, la cavità toracica si deforma e può provocare una restrizione polmonare.

Consulta il capitolo 4 per maggiori informazioni sulla funzionalità polmonare e sulla mancanza di fiato.

La spondilosi, una patologia artritica della colonna vertebrale, è un altro fattore di rischio correlato alle curve progressive. Con l'aumento della curvatura, le articolazioni della colonna vertebrale si infiammano, le cartilagini, che ammortizzano i dischi, si assottigliano e si possono infine sviluppare dolorosi speroni ossei.

In alcuni casi, soprattutto nelle donne, la scoliosi può anche infine associarsi a osteopenia, una patologia che comporta la perdita di massa ossea. Se non curata, l'osteopenia può quindi causare osteoporosi, una grave perdita di densità ossea nelle donne in menopausa. Gli adolescenti affetti da scoliosi sono inoltre esposti a un rischio maggiore di sviluppare l'osteoporosi in età avanzata.

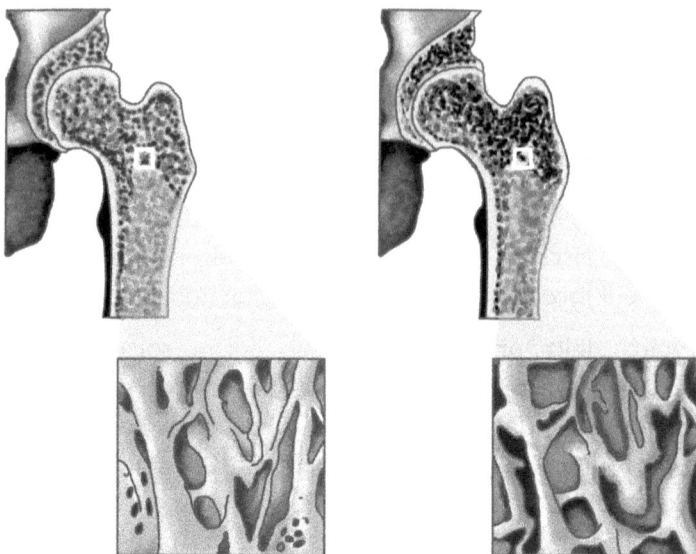

Osso normale   **Osso osteoporotico**

Un altro rischio rilevante delle curve progressive, soprattutto negli adulti, è l'effetto che possono avere sulle possibilità di cura.[4] Infatti, la ricerca sottolinea decisamente che, a fronte di un'individuazione tempestiva e di una corretta misura dell'entità della possibile progressione, è possibile evitare il ricorso all'intervento chirurgico.[5]

Oltre a tutto ciò, i pazienti con curve scoliotiche progressive possono soffrire di un grave impatto emotivo a seguito della propria disabilità fisica, associato a problemi estetici e alla conseguente perdita di produttività e di qualità della vita.

Casi reali di scoliosi: Il ritmo della progressione!

Anche se il ritmo della progressione è determinato da una serie di fattori, tuttavia progressioni rapide hanno invariabilmente un impatto psicologico simile sul paziente. Quando Elena frequentava la terza media, all'età di 13 anni, le fu diagnosticata per la prima volta una scoliosi. La curva passò da soli 30 gradi ai ben 46 di pochi anni dopo. I medici consigliavano l'intervento chirurgico solo nel caso che la curva avesse superato i 50 gradi.

Nel frattempo, il suo aspetto fisico cominciò a peggiorare. Il lato sinistro di una costola iniziò a sporgere, creando un'asimmetria. L'altezza delle anche era diversa e il suo corpo cominciò a inclinarsi da un lato, soprattutto da seduta. Il gibbo sulla destra della sua gabbia toracica la faceva apparire gobba, in particolare quando si piegava. Tutto ciò la faceva sentire estremamente insicura e a disagio. Cominciò a evitare di mostrarsi in costume di bagno di fronte ai suoi coetanei. Non riusciva a vestirsi adeguatamente, perché gli abiti non le stavano bene addosso. La situazione infine precipitò fino al punto che tutta la sua postura appariva sgraziata, fino a vergognarsi di uscire in pubblico. Infine, fu messa in lista per una fusione spinale, che subì attorno ai 18 anni di età.

CAPITOLO 8
Le possibilità di cura

In questa sezione, ti faremo da guida attraverso le diverse possibilità disponibili per la gestione della scoliosi, comprese varie opzioni non invasive. Ti descriveremo in dettaglio ciò che ciascuna di queste possibilità comporta, con un'analisi di ognuna di esse. Parleremo inoltre del momento giusto in cui scegliere la chirurgia, come ultima risorsa.

Introduzione

La scoliosi è sostanzialmente un disturbo della colonna vertebrale, letteralmente la spina dorsale del corpo. Sapere che il fondamentale supporto del proprio corpo ne è affetto, può spaventare e demoralizzare. Tuttavia, con l'avvento della ricerca scientifica e con l'analisi approfondita di questa deformità vertebrale, il paziente affetto da scoliosi ha a disposizione gli strumenti adeguati per gestire e prevenire il problema. Sia che tu abbia una curva di grado minimo o che stia rapidamente progredendo verso un punto in cui la chirurgia sarà l'unica possibilità, ogni fase della scoliosi può essere gestita, controllata e curata efficacemente.

Nel presente capitolo, descriveremo le possibilità di trattamento disponibili, in base al grado o alla fase della scoliosi che ti è stata diagnosticata. Queste linee guida ti forniranno un indirizzo chiaro a riguardo della linea di trattamento da scegliere per la gestione della tua patologia.

1) Osservazione e gestione

Generalmente considerata una modalità di trattamento di natura passiva, l'osservazione è di norma il primo passo intrapreso per la gestione della scoliosi in pazienti dei seguenti tipi:

→ Quelli con una curva inferiore a 25-30 gradi, in fase di crescita, che non hanno ancora raggiunto la maturità scheletrica.

→ Quelli con curve inferiori a 45 gradi che hanno raggiunto una crescita completa.

→ Quelli con curve che possono essere conseguenza di patologie quali infiammazioni, spasmi muscolari o diversa lunghezza degli arti inferiori.

→ Bambini con curve modeste ma con struttura equilibrata

Sostanzialmente, le curve con un basso rischio di progressione sono le candidate ideali per essere tenute sotto osservazione. Per esempio, un ragazzo di più di 17 anni e una ragazza di più di 15 con una curva scoliotica compresa nell'intervallo tra 25 e 40 gradi, in generale, saranno tenuti sotto osservazione. In questi casi, il medico prescriverà controlli fisici e radiografie periodiche per controllare che la curva non progredisca ulteriormente.

Casi per cui si consiglia l'osservazione

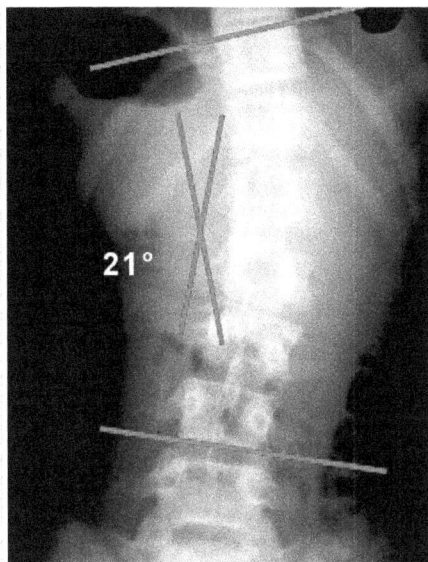

Radiografia di un ragazzo di 16 anni, cui è stata diagnosticata un scoliosi lombare destra, per il quale è stata consigliata l'osservazione, data la modesta portata della possibilità di progressione.

Questa fase di cura si compone di due parti principali: l'osservazione e la gestione. Prima di procedere oltre, cerchiamo prima di capire meglio che cosa sono.

Osservazione

La prima e più importante parte dell'osservazione è assicurare che la curva esistente non comporti rischi per la colonna vertebrale. Attraverso l'osservazione e il monitoraggio costanti della colonna e della sua curvatura, per mezzo di esami obiettivi e serie di radiografie, il medico registra qualsiasi eventuale aumento, tentando inoltre di prevedere la possibile portata della progressione. Consulta il capitolo 7 per conoscere meglio i possibili fattori che possono contribuire a un'ulteriore progressione della curva della scoliosi.

Gestione

La seconda parte di questa modalità di trattamento è la gestione della curva esistente. Il medico cerca di impedire alla curva di progredire ulteriormente, identificandone le possibili cause, quali una postura scorretta, o suggerendo interventi di natura non strettamente medica, quali dieta ed esercizio fisico, fra cui nuoto, pilates, yoga o un programma personalizzato, come quelli descritti nel mio primo libro Il tuo piano per la prevenzione e il trattamento naturale della scoliosi, per contribuire a correggere la curva.

Strumenti per l'osservazione e la gestione

Per conseguire ciascuno dei due obiettivi descritti sopra, dell'osservazione e della gestione della curva, in questa fase il medico impiega una serie di strumenti, fra cui uno o più di quelli seguenti:

- Controllo della postura
- Fisioterapia, compresi esercizi fisici
- Terapia occupazionale
- Yoga/pilates
- Terapia nutrizionale
- Stimolazione elettrica
- Consulto con un chiropratico
- Cure alternative

Il parere degli esperti

Se l'osservazione sia l'approccio corretto consigliabile per i pazienti di scoliosi è spesso argomento di dibattito. Esiste uno specifico gruppo di specialisti che si oppone decisamente all'osservazione, sostenendo che se una curva può essere controllata in una fase meno grave, non c'è motivo di lasciare che si aggravi prima di curarla. Questo particolare gruppo sostiene con convinzione che, non appena la curva viene rilevata, è meglio cominciare un trattamento conservativo per evitare il ricorso alla chirurgia. Il notevole sostegno di questo originale approccio conservativo nell'ambiente accademico è probabilmente la ragione di questa pratica.

Allo stesso tempo, gli esperti dall'altro lato della barricata sostengono che è meglio aspettare e vedere nei casi in cui la curva è minima o non è probabile che progredisca molto oltre, per evitare eventuali altre complicazioni legate alla cura. In effetti, in base all'opinione di questo gruppo di ricercatori, l'azione combinata di fisioterapia, riabilitazione intensiva del paziente ospedalizzato (SIR) e corsetto è spesso una efficace forma di trattamento conservativo per la gestione della scoliosi. Nel paragrafo che segue, illustreremo gli aspetti più importanti di ognuno dei metodi elencati sopra, che il tuo medico può utilizzare nell'osservazione e nella gestione della tua patologia.

Controllo della postura

La gestione della postura è spesso considerata il primo passo nel trattamento non invasivo della scoliosi o nella fase di osservazione e gestione. Nello studio della postura, di solito si prendono in considerazione i seguenti aspetti:

→ Correlazione della postura con la scoliosi

→ Impatto della scoliosi sull'equilibrio posturale

→ Alterazione delle abitudini posturali per il controllo della scoliosi

Quando si è affetti da scoliosi, si verifica una riduzione dell'altezza dell'arco del piede a causa dell'eccessiva pronazione del piede, che a sua volta innesca un serie di difetti e di modifiche della postura, tra cui possono esserci:

• Rotazione interna di tibia e femore

• Abbassamento pelvico, abbassamento del bacino dal lato pronato, in posizione o eretta o camminando

• Inclinazione pelvica, che abbassa la base sacrale, provocando a sua volta squilibrio

• Possibile sviluppo di un gibbo costale, se la curva si estende al tratto toracico

Una postura scorretta e sbilanciata è forse la principale causa e, alle volte, un effetto evidente della scoliosi, in particolare di quella idiopatica. I pazienti affetti da scoliosi, in generale, mostrano uno scarso controllo della stabilità posturale e gli studi evidenziano chiaramente che la scoliosi idiopatica altera il controllo dell'equilibrio. Inoltre, è noto che la curvatura spinale modifica la relazione esistente tra i segmenti del corpo, con conseguenze potenzialmente drammatiche sulla postura del bambino scoliotico.

Esistono prove scientifiche del fatto che il cervello umano ha la capacità pratica di controllare la postura, a sua volta alterando il proprio equilibrio nei casi di scoliosi. Nella pratica, nei pazienti affetti da scoliosi, diverse aree del cervello quali la corteccia vestibolare e il tronco encefalico hanno mostrato uno squilibrio.

È interessante osservare che i pazienti affetti da scoliosi dimostrano caratteristiche posturali diverse in base alla localizzazione della loro scoliosi, ad esempio lombare, toracolombare, toracica o così via. Ricerche condotte sul controllo posturale statico e dinamico hanno mostrato un massimo impatto posturale in condizioni statiche nei pazienti con curve lombari, mentre l'impatto è massimo in condizioni dinamiche per i pazienti con curve toraciche.

Quindi, questo cosa significa?

Questa particolare analisi implica che se hai una curva nella parte inferiore della colonna vertebrale (cioè nel tratto lombare), è probabile che tu soffra della massima instabilità posturale in posizione seduta o statica. D'altra parte, se la tua curva è localizzata nella zona centrale della colonna (tratto toracico), probabilmente la massima stabilità posturale si verificherà in condizioni dinamiche o di movimento.

Correzione della postura – 3 metodi fondamentali da utilizzare

Adesso, dato che abbiamo dimostrato in quale misura la postura scorretta possa contribuire alla scoliosi, procederemo a illustrare come modificare le tue abitudini posturali per gestire una leggera scoliosi e ne discuteremo l'efficacia.

a) Con l'uso di dispositivi

Recentemente, le persone affette da curve scoliotiche hanno potuto trarre largo beneficio dall'uso di dispositivi e macchine studiati per stabilizzare la postura e arrestare o correggere le curve. Un esempio è costituito dal Vertetrac e dal Dynamic Brace System (DBS), proposto da Meditrac. Questo dispositivo fornisce un sistema di trazione deambulatorio dinamico per il trattamento della curva. Per cominciare, il sistema di questo corsetto opera decomprimendo la colonna vertebrale e aumentando lo spazio intervertebrale. Tuttavia, con l'uso a lungo termine, utilizza la pressione della forza per spingere infine i segmenti spinali disallineati di nuovo al loro posto, per arrestare la progressione della curva.

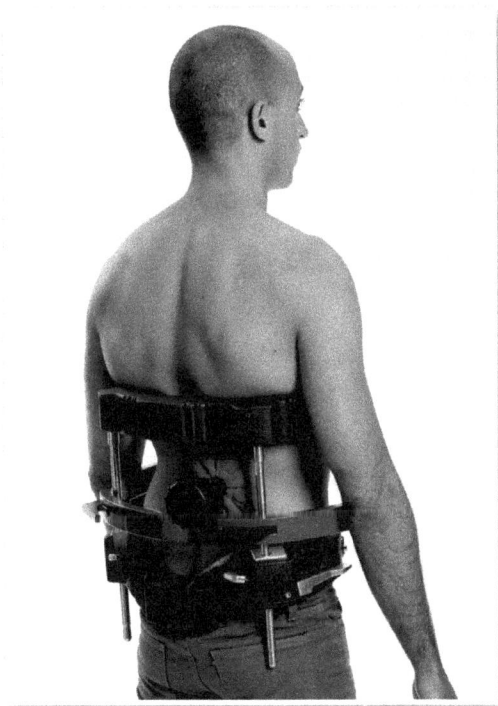

Vertetrac e il Dynamic Brace System (DBS)

b) Osservazione e autocorrezione volontarie

La seconda cosa che puoi fare è osservare le tue abitudini posturali per identificare qualsiasi anomalo periodo esteso di postura scorretta. Ciò è particolarmente utile nel caso ti sia stata diagnosticata una curva, ma tu lavori comunque molte ore al computer o in qualsiasi altra situazione in cui la schiena e il collo siano sottoposti a stress per lunghi periodi.

Una volta identificate, potrai quindi lavorare su queste abitudini per rettificarle, ottenendo un migliore controllo della tua postura. Tale autocorrezione è considerata uno strumento importante per conseguire la stabilizzazione della colonna vertebrale e quindi per risolvere la deformità posturali.

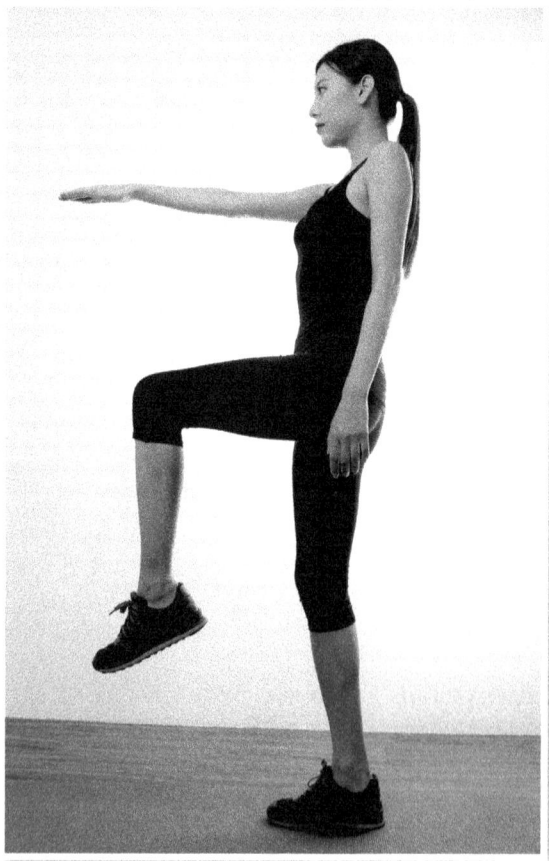

10 consigli importanti per la postura

Di seguito, 10 consigli utili che potrai seguire per riconquistare l'equilibrio posturale che potresti avere perso in anni di postura trasandata e scorretta.

1. Esercitati a stare in piedi in posizione eretta. Appoggia la schiena e la testa contro una parete e guarda in avanti. Mantieni questa posizione per un minuto, quindi rilassati e ripeti.

2. Controlla eventuali segni di postura scorretta nel corso delle tue attività quotidiane, soprattutto quelle che si protraggono più a lungo.

3. Cammina eretto, soprattutto all'aperto.

4. Cerca di mantenere una postura ideale eseguendo ogni tipo di esercizio o attività fisici.

5. Regola l'altezza della sedia in modo che le caviglie siano parallele al pavimento e le ginocchia si trovino alla stessa altezza delle anche, con i piedi appoggiati piatti sul pavimento.

6. Metti un cuscino piccolo tra la schiena e lo schienale della sedia, in modo da stare seduto con la schiena dritta. Questo è importante da tenere presente anche quando si guida o si viaggia in macchina.

7. Per quanto possibile, non incrociare le gambe quando stai seduto, perché questa posizione crea un disallineamento del corpo.

8. Dormi sempre su un materasso solido.

9. Allunga i muscoli per mezzo di esercizi regolari.

10. Quando sei in piedi, tieni entrambi i piedi appoggiati al suolo. Stare inclinati su una gamba può provocare o aggravare una curva scoliotica.

c) Stimolazione esterna

Questo strumento richiede la guida specifica di un esperto, che ti fornirà le istruzioni per la correzione della postura, oltre a indicarti le evidenti irregolarità posturali. Al paziente viene inoltre spiegato come eseguire leggere correzioni o regolazioni della propria postura in diverse parti del corpo attraverso una stimolazione esterocettiva o provocando una reazione di equilibrio, fondamentalmente applicando una forza o una pressione esterna.

2) Fisioterapia

Dato che la scoliosi dipende dallo squilibrio della struttura fondamentale della colonna vertebrale, la fisioterapia può essere molto utile per raddrizzare la schiena, nonché per aiutare il corpo a ritrovare il suo originale equilibrio.

Se soffri di scoliosi, potrebbe venirti consigliato di ricorrere alla fisioterapia per eseguire esercizi che ti permettano di raggiungere la simmetria visiva, conseguendo i seguenti obiettivi:

- Per ottenere correzioni posturali in modo indipendente
- Per rafforzare i muscoli del busto
- Per migliorare il sostegno complessivo della schiena

La fisioterapia e i vari esercizi relativi, come quelli delle tecniche Pilates o Alexander sono considerati un modo piuttosto delicato di riallineare lo squilibrio del corpo e la postura scorretta. In effetti, la fisioterapia è molto più efficace se la causa fondamentale della scoliosi risiede in problemi muscolari o difetti della postura.

La fisioterapia è utile per la scoliosi?

Ricerche condotte su vari gruppi hanno dimostrato l'efficacia degli esercizi di fisioterapia nella gestione della scoliosi. Sia da soli che assieme a un'assistenza ortopedica, tali esercizi sono spesso risultati utili nel mantenere la flessibilità e le funzioni in soggetti scoliotici. In base ai dati ottenuti dalla clinica Schroth di Bad Sobernheim, in Germania, la fisioterapia può efficacemente contribuire al miglioramento della funzionalità polmonare e alla riduzione del dolore nei pazienti con scoliosi grave.

Un'informazione importante

Consulta sempre il tuo fisioterapista prima di fare qualsiasi esercizio correttivo. Infatti, alcuni tipi di esercizi fisici hanno spesso dimostrato di peggiorare le curve, aumentando la flessibilità della colonna vertebrale al di là dei limiti ammissibili.

In altre parole, la fisioterapia può funzionare meglio per i pazienti affetti da scoliosi in assenza di altre cause sottostanti, quali disordini neuromuscolari, difetti dovuti a traumi congeniti, degenerazione correlata all'età e simili. Comunque, anche in questi casi, la fisioterapia può in qualche misura essere utile in combinazione con altri interventi.

Anche se la fisioterapia non può essere considerata una cura specifica per la scoliosi, è comunque di sicuro un modo per favorire la cura definitiva di tale patologia. Contribuisce alle probabilità di successo, rafforzando la schiena e migliorando l'equilibrio naturale della colonna vertebrale, per arrestare la progressione della curva scoliotica.

Più avanti in questa sezione, elencheremo alcuni dei principali esercizi fisici nonché delle posizioni yoga che puoi eseguire per il trattamento conservativo della scoliosi.

3) Il programma di esercizi Schroth

Il Metodo Schroth è considerato il principale approccio fisioterapico alla cura della deformità vertebrale. Tale metodo costituisce un approccio tridimensionale al trattamento della scoliosi, considerando questa patologia come un insieme di disordini posturali e tende ad aiutare i pazienti affetti da scoliosi a:

• Ridurre il dolore

- Migliorare la capacità vitale
- Arrestare la progressione della curva
- Migliorare l'equilibrio posturale
- Evitare l'intervento chirurgico

Sviluppato negli anni Venti da Katharina Schroth (1894-1985), il Metodo Schroth è divenuto negli anni Sessanta il trattamento non chirurgico standard della scoliosi in Germania. Il metodo di esercizi Schroth viene insegnato a fisioterapisti e pazienti dal Centro per le Deformità Spinali Katharina Schroth di Sobernheim, in Germania. Ogni anni, circa 1200 pazienti ospedalizzati seguono un corso intensivo di fisioterapia per un periodo da quattro a sei settimane.

Anche se la gamma di possibili schemi delle curve è abbastanza varia, il Metodo Schroth considera solo 3 schemi fondamentali, al fine di rivolgersi ai tipi di scoliosi più diffusi. Tali schemi sono:

- Schema delle 4 curve funzionali, come forma speciale dello schema delle curve toracolombari
- Schema delle 3 curve funzionali con bacino neutro
- Schema della 3 curve funzionali con decompensazione

I 3 principi fondamentali del Metodo Schroth

Il Metodo Schroth per la scoliosi si basa su 3 principi fondamentali, ovvero:

- Il busto come composizione di tre blocchi distinti
- Respirazione rotatoria
- Correzioni posturali

Nei paragrafi seguenti, illustriamo ciascuno di tali principi.

a) I 3 blocchi del busto

Nel metodo di cura Schroth, il busto è suddiviso in tre blocchi rettangolari sovrapposti, cioè la cintura pelvica, la gabbia toracica e il cingolo scapolare. Quando la scoliosi si sviluppa, questi tre blocchi del busto deviano dall'asse verticale, provocando quindi lo spostamento laterale della colonna. L'immagine seguente mostra questo concetto in modo chiaro.

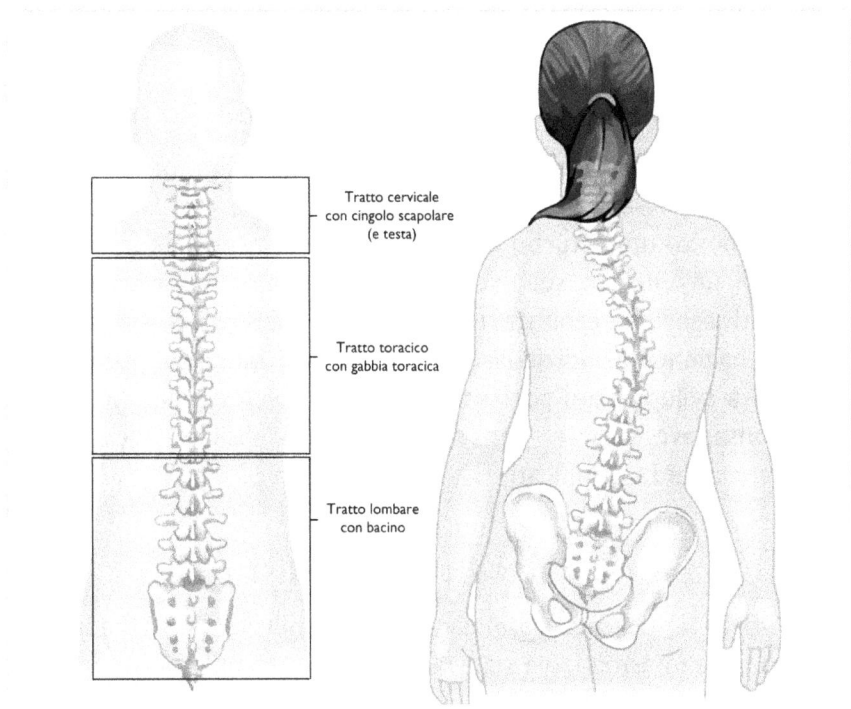

Tratto cervicale con cingolo scapolare (e testa)

Tratto toracico con gabbia toracica

Tratto lombare con bacino

b) Respirazione rotatoria

Questo metodo si basa sul fatto che le costole sono collegate dalle articolazioni con i processi laterali delle vertebre. Eseguendo gli esercizi del metodo Schroth, la torsione del busto menzionata prima viene ridotta grazie a un'adeguata respirazione.

Questo concetto di esercizio fisico si basa su un principio innovativo, definito come movimento toracico respiratorio. In base a tale teoria, il lato compresso delle costole viene esteso dall'interno attraverso gli esercizi respiratori. Infine, si crea uno spazio più ampio, che permette alle costole di tornare al corretto allineamento.

c) Correzione posturale

Questo specifico aspetto del metodo di esercizi Schroth discende dal precedente principio di respirazione rotatoria. L'estensione dello spazio delle costole di cui abbiamo appena parlato viene dapprima ottenuta attraverso la correzione dei disordini posturali per mezzo della correzione della postura.

Cosa significa tutto questo in termini semplici?

Il metodo di esercizi Schroth si basa sui principi formulati dalla sua ideatrice, Katharina Schroth. Parte dall'idea che la scoliosi è principalmente un disturbo dovuto a irregolarità della postura, che ha quindi un impatto sulla struttura vertebrale. Attraverso i suoi principi di esercizi respiratori e correzioni posturali, il suo metodo guida il paziente a individuare questi schemi difettosi, riallenando il corpo a sviluppare il corretto allineamento posturale attraverso l'autoconsapevolezza e per mezzo di un insieme di esercizi sistematicamente pianificati.

4) Yoga ed esercizio fisico

Lo yoga, l'antica pratica indiana per ottenere il rilassamento e il sollievo dalle infermità, è a sua volta considerato un efficace rimedio conservativo per la scoliosi.

Oltre a permettere di raggiungere l'equilibrio posturale e a correggere le irregolarità, si ritiene che lo yoga sia uno strumento molto utile per alleviare lo stress, migliorando quindi la capacità di rilassamento, un fattore molto importante nella cura di qualsiasi malattia. La pratica regolare dello yoga ha effettivamente dimostrato di controllare il peso e alleviare i livelli di stress, favorendo quindi il processo di cura della scoliosi.

6 modi in cui lo yoga è utile per la scoliosi

Prima di procedere oltre e illustrare alcuni fra i più importanti esercizi fisici e yoga, cerchiamo di capire come lo yoga può essere utile per la scoliosi.

I. Lo Iyengar Yoga, una forma dello Hatha Yoga fortemente focalizzata sull'allineamento posturale, è particolarmente utile per i pazienti affetti da scoliosi, dato che le irregolarità posturali sono una delle caratteristiche distintive della scoliosi.

2. Lo yoga conferisce una maggiore consapevolezza degli squilibri del corpo e fornisce la conoscenza necessaria per migliorare la postura.

3. Lo yoga allevia il dolore e la rigidità associati alla deformità spinale, contribuendo ad allungare e rafforzare il muscoli.

4. Le posizioni yoga che coinvolgono posture erette rafforzano le gambe, contribuendo quindi a distendere la colonna vertebrale e ad alleviarne la rigidità associata con la scoliosi.

5. Le posizioni yoga che allungano i tendini dei polpacci, i quadricipiti e i flessori delle anche sono estremamente utili nel trattamento della scoliosi perché migliorano la postura.

6. Le posizioni yoga che sviluppano la consapevolezza della respirazione contribuiscono a migliorare la funzionalità polmonare anormale associata con la scoliosi.

Un punto su cui riflettere

Come tutti gli altri strumenti di osservazione e gestione conservativa della scoliosi, anche lo yoga sarà efficace per invertire la curva solo se eseguito in base a precise indicazioni, per un lungo periodo e in modo ordinato e corretto.

Esercizi fisici e posizioni yoga

Di seguito, riportiamo un elenco di alcuni dei più comuni esercizi utili per la scoliosi.

Correzione della curva toracica

Lo scopo di questo specifico esercizio è sviluppare la capacità di mantenere la posizione corretta, in modo da riallenare il senso cinestetico del corpo. Per eseguire l'esercizio, segui i passi qui sotto:

1. Siediti su una sedia alta in posizione eretta.
2. Reggiti alla sedia con la mano sinistra.
3. Allunga lentamente il braccio destro verso l'alto e piegalo diagonalmente. Allungati il più possibile.
4. Esegui con l'altro braccio in gruppi di 5 ripetizioni.

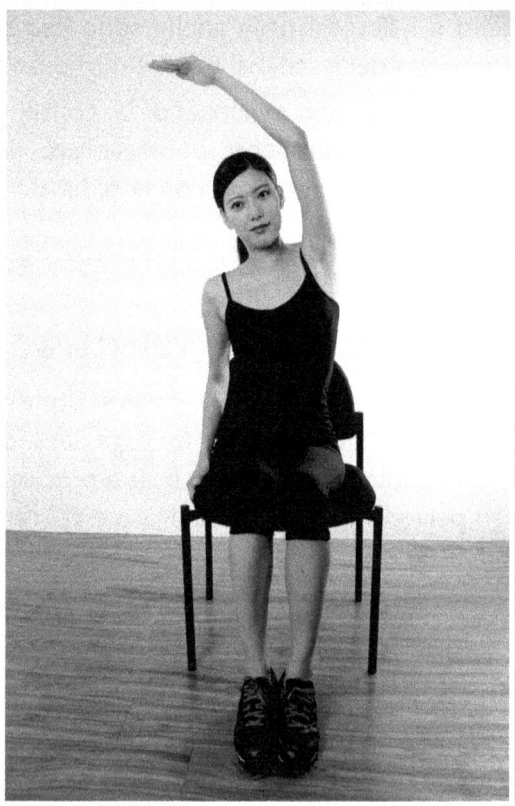

Correzione della scoliosi toracica destra e lombare sinistra

Questo specifico esercizio ha lo scopo di correggere la rotazione toracica, effetto della curva toracica destra. Per eseguire l'esercizio, segui questi passi:

1. Sdraiati sul tappetino da ginnastica, con la schiena allineata al pavimento.
2. Metti entrambe le mani dietro la testa.
3. Solleva il ginocchio sinistro piegato.
4. Cerca di sollevare la testa e di toccare il gomito destro con il ginocchio sinistro, mantenendo i muscoli addominali rilassati.
5. Ripeti sull'altro lato per 10 volte.

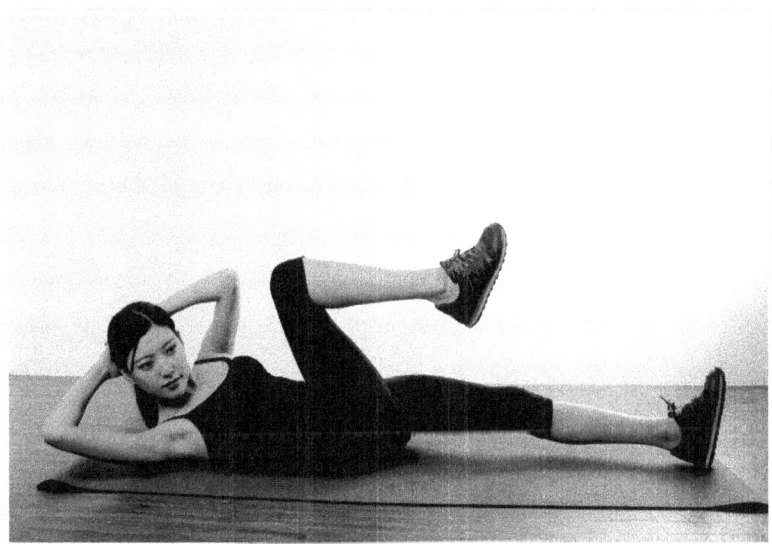

Torsioni da seduti

Gli esercizi che prevedono la torsione della colonna vertebrale si sono spesso dimostrati utili per invertire la curva della scoliosi. Segui i passi qui sotto per eseguire questo esercizio nel modo corretto.

1. Siediti dritto su una sedia alta, con il fianco sinistro rivolto verso lo schienale della sedia.
2. Tieni i piedi completamente appoggiati al pavimento.
3. Spingi delicatamente con la mano sinistra, ruotando il busto verso sinistra.
4. Stringi fra loro le scapole dietro di te, mantenendo la colonna vertebrale estesa.
5. Aumenta la rotazione a ogni ripetizione dell'esercizio.
6. Ripeti dall'altro lato.

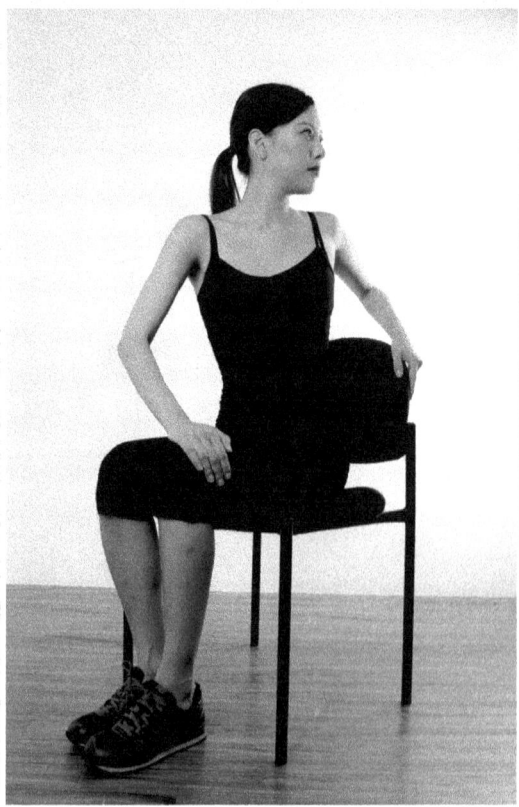

Esercizio di estensione

Questo esercizio è particolarmente adatto per curve lombari o toracolombari. Sollevando il bacino sul lato convesso, puoi usare i muscoli per recuperare un corretto allineamento della colonna vertebrale. Segui i passi qui sotto per eseguire l'esercizio di estensione:

1. Stai in piedi in posizione eretta appoggiando su entrambi i piedi.
2. Solleva il tallone sul lato convesso della curva, cercando di mantenere dritti le anche e le ginocchia.
3. Mantieni questa posizione di estensione per circa 10 secondi.
4. Se necessario, sostieniti appoggiandoti allo schienale di una sedia.

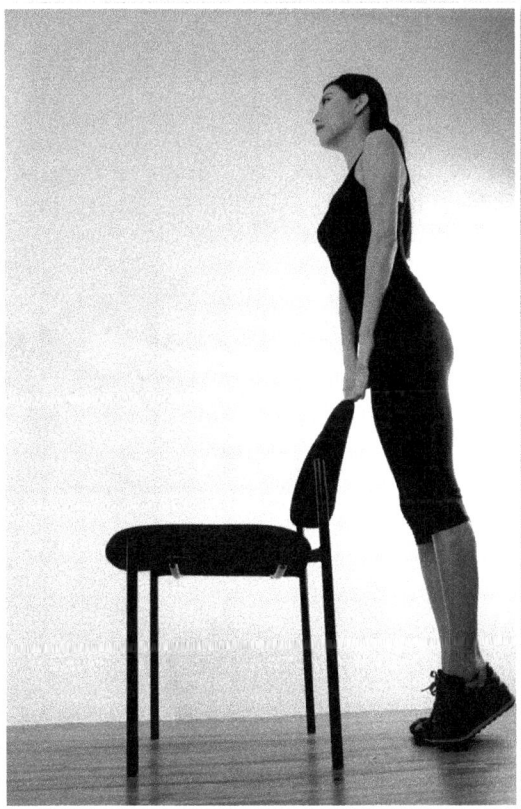

Esercizi di rafforzamento del busto

Oltre a quelli indicati prima, puoi eseguire anche una serie di esercizi di rafforzamento del busto. Fra i più importanti ci sono:

Rafforzamento addominale

1. Sdraiati dritto sul materassino.

2. Con le braccia sui fianchi, porta lentamente in alto la gamba destra fino a 90 gradi e mantieni questa posizione contando fino a 10.

3. Riporta giù la gamba gradualmente, prima a 60 quindi a 30 gradi dal suolo e rilassati.

4. Cambia gamba e ripeti.

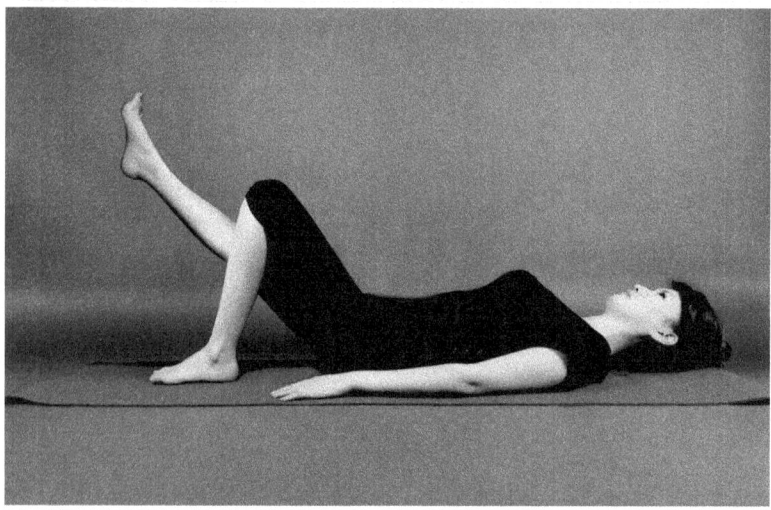

Bicicletta

1. Sdraiati al suolo con le gambe alzate.
2. Ora esegui il movimento della bicicletta in aria con le gambe.
3. Mantieni sempre la schiena aderente al pavimento.

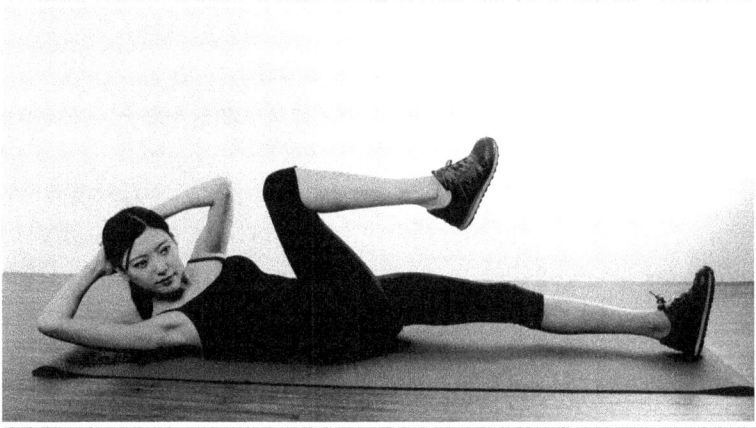

Stabilità della schiena

1. Stenditi sulla pancia con le braccia allungate in avanti.
2. Solleva il busto e le braccia in linea retta con la gamba opposta e mantieni questa posizione per 5 secondi.
3. Ripeti su ciascun lato per 10 volte.

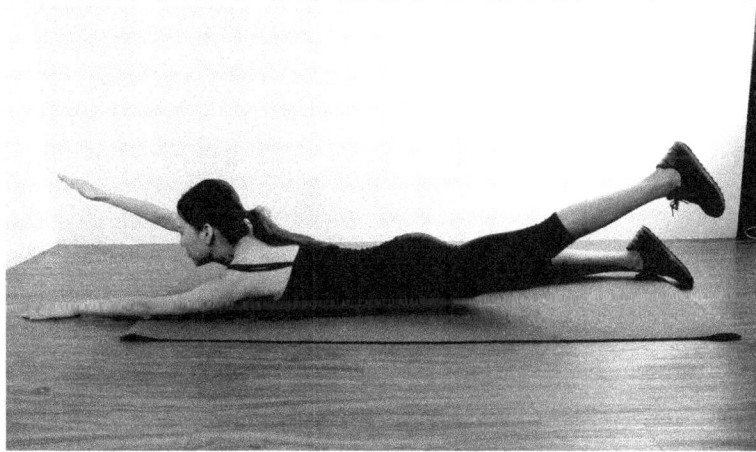

Stretching al muro ad angolo retto

Questo specifico esercizio serve per allungare la colonna vertebrale e per aprire le spalle, creando un equilibrio tra i muscoli della parte superiore della schiena. Segui i passi qui sotto per l'esercizio di stretching al muro ad angolo retto:

1. Stai in piedi a qualche decina di cm dalla parete.
2. Divarica i piedi in corrispondenza delle anche.
3. Piegati in avanti e appoggia le mani sulla parete, alla stessa larghezza delle spalle.
4. Il risultato finale dovrebbe essere un angolo retto tra il torace e le gambe, con le mani premute contro la parete, alla stessa altezza delle anche.
5. Con i piedi saldamente appoggiati al suolo, spingi contro la parete con le mani.
6. Esegui 5-6 ripetizioni per ogni sessione.

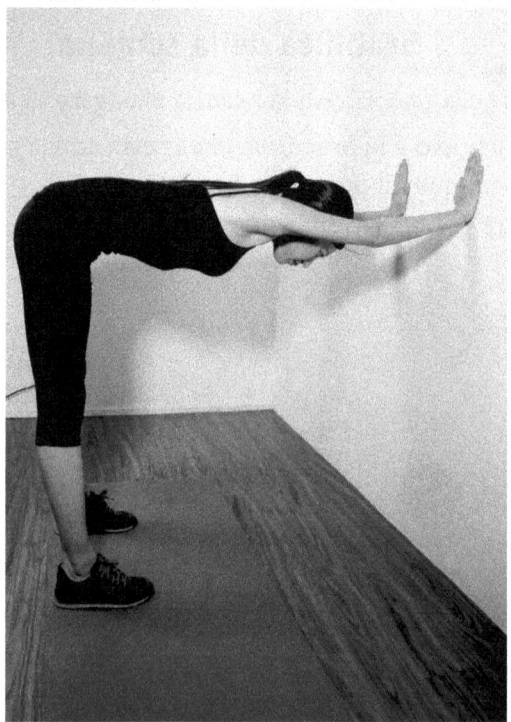

Stretching dei polpacci

Dato che i polpacci contratti possono contribuire a una postura scorretta, questo esercizio può dimostrarsi utile. Segui i passi qui sotto.

1. Sdraiati sulla schiena sul tappetino da palestra.
2. Prendi una fascia elastica o un asciugamano e passala attorno al piede destro, tenendone le estremità con le mani.
3. Tieni la gamba sinistra distesa al suolo, distendendo delicatamente la gamba sinistra dritta verso l'alto sopra la testa.
4. Quando arrivi a sentire la rigidità del muscolo del polpaccio, fai una pausa di un secondo e quindi aumenta un po' l'allungamento.
5. Ripeti con l'altra gamba.

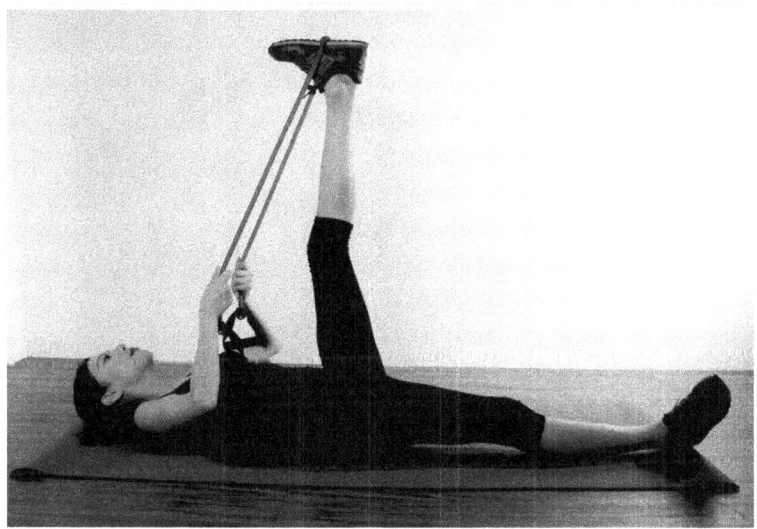

Affondi

Segui i passi qui sotto per eseguire affondi utili per la scoliosi:

1. Inginocchiati sul pavimento.
2. Porta in avanti il piede destro e abbassa il ginocchio posteriore verso il pavimento.
3. Delicatamente, vai in affondo in avanti in modo che il ginocchio anteriore si trovi sopra all'articolazione della caviglia; è importante che il ginocchio non vada oltre la caviglia.
4. Cerca di sentire l'allungamento del retro della coscia e dell'inguine.
5. Ripeti.

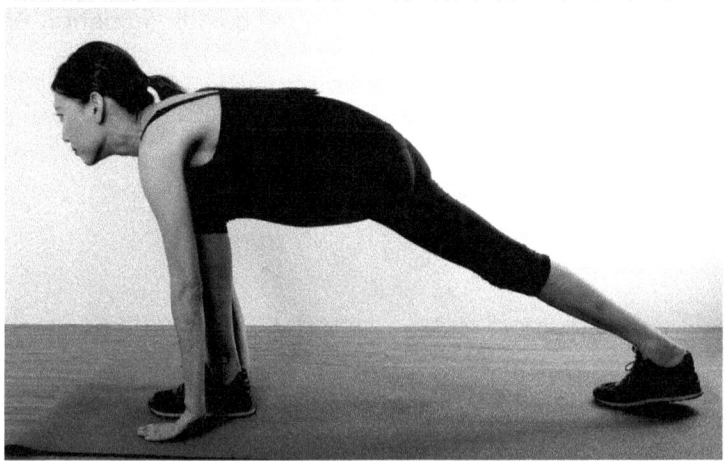

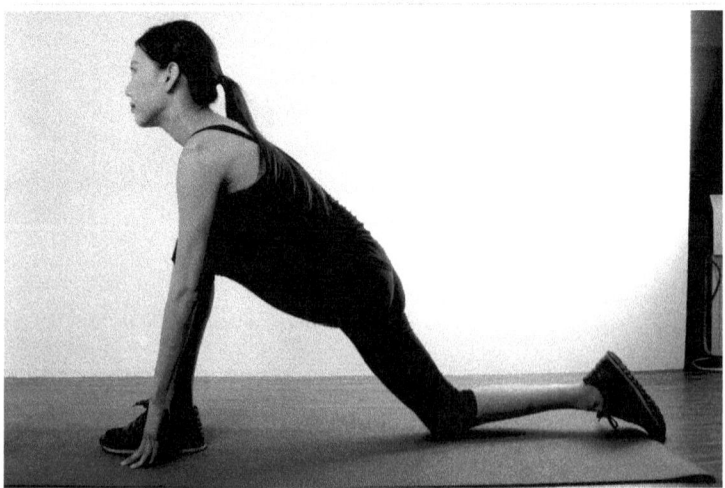

Posizione del piccione reale

Per eseguire questa posizione yoga, segui i passi qui sotto:

1. Mettiti a quattro zampe.
2. Porta il piede e il ginocchio destro in avanti e appoggiali al suolo.
3. Raddrizza le anche e cerca di far scivolare la gamba sinistra dritta all'indietro.
4. Lentamente cerca di abbassarti con le mani davanti.
5. Ripeti dall'altro lato.

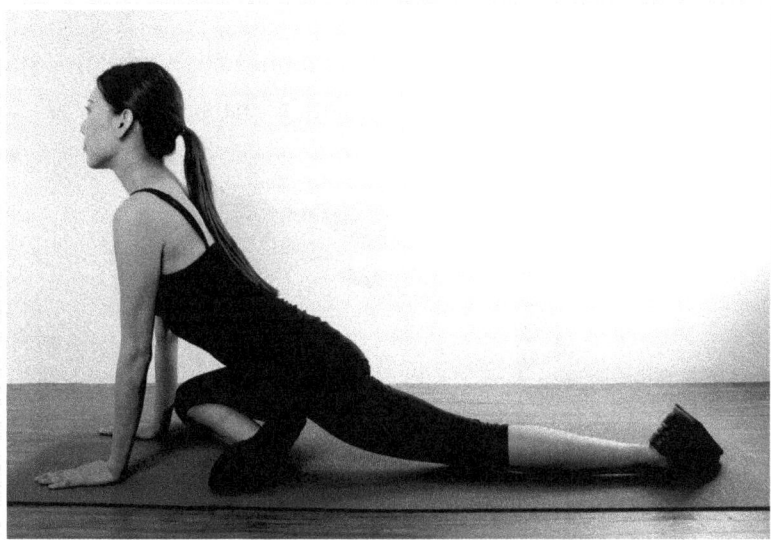

Trazioni in tre parti

Segui i passi qui sotto per eseguire questa posizione yoga:

1. Stai in piedi in posizione eretta, rivolto al lavello della cucina o a qualsiasi altra superficie di appoggio dotata di un bordo.

2. Tenendoti al bordo, spingiti verso l'esterno.

3. Tieni i piedi rivolti verso il lavello e le gambe dritte, piegandoti all'altezza delle anche e allungando i glutei.

4. Arretra di alcuni passi in maniera che quando pieghi le ginocchia, le gambe formino un angolo retto con le cosce parallele al pavimento e le ginocchia sopra alle caviglie.

5. Spingiti leggermente all'indietro.

6. Fai qualche passo in avanti con i talloni a contatto con il suolo.

7. Porta i glutei verso il basso, quindi torna su.

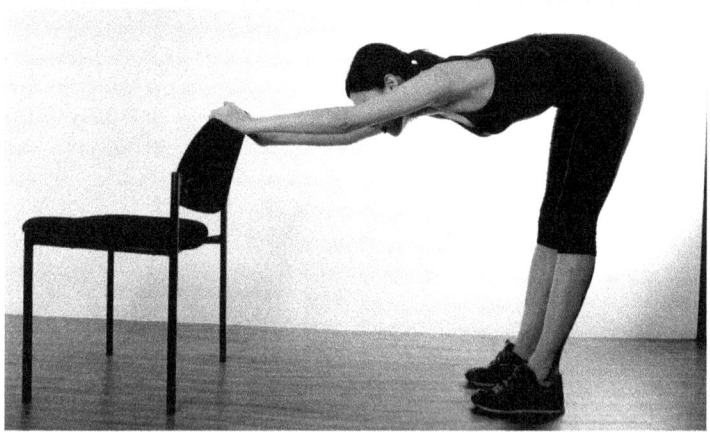

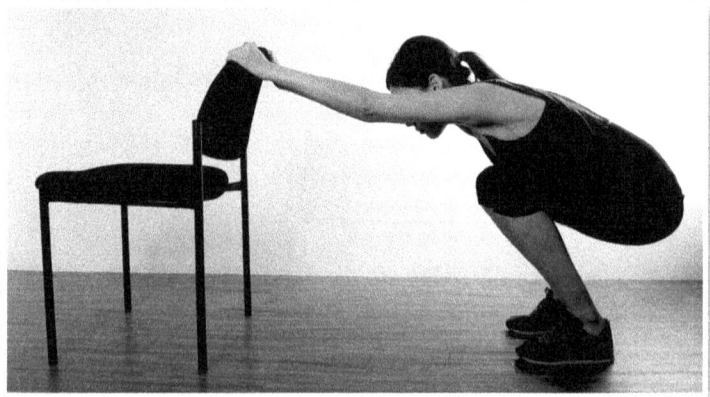

5) Terapia occupazionale (OT)

La scoliosi viene in generale considerata come una patologia "ombrello", che interessa molti aspetti della vita del paziente. Quando la deformità vertebrale e posturale si instaura, le dimensioni della vita quotidiana a esse collegate cominciano a esserne influenzate. Per esempio, l'apparire della scoliosi e l'eventuale necessità di una terapia o di indossare un busto possono influire sulla vita lavorativa e professionale del paziente; anche le funzioni corporee collegate come la respirazione possono essere compromesse e, soprattutto, il livello di autostima e la sicurezza di sé possono subire un grave colpo. L'immagine qui sotto serve a chiarire meglio questo concetto.

È per queste ragioni che una malattia come la scoliosi va al di là di una mera patologia fisica, richiedendo un approccio di cura completo e olistico.

L'impatto multidimensionale della scoliosi

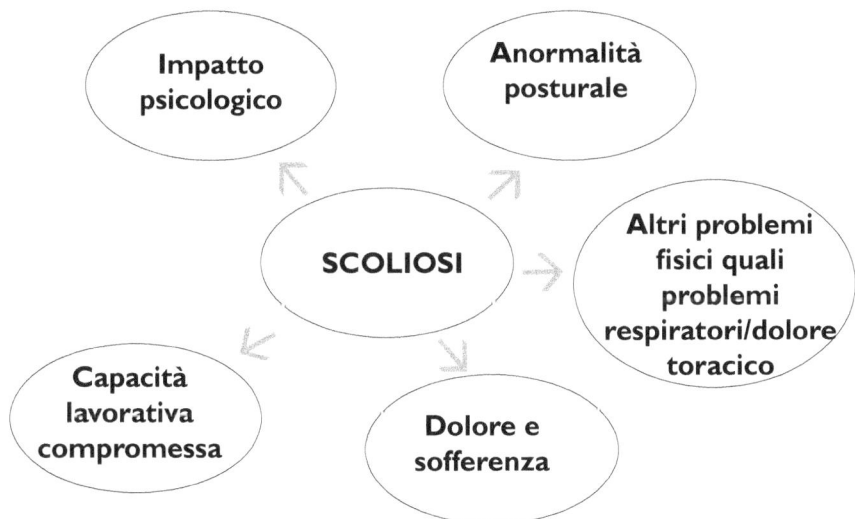

Sotto questo aspetto, la terapia occupazionale è ritenuta un approccio di cura efficace, immediatamente dopo la diagnosi di scoliosi del paziente. Considerato una parte integrante della fase di osservazione della scoliosi, l'approccio olistico di un terapista occupazionale è ritenuto utile per affrontare la deformità vertebrale in molti modi diversi.

Quindi, cosa fa un terapista occupazionale per aiutarti? Un terapista occupazionale ti assiste nella gestione complessiva della patologia scoliotica. Sostanzialmente si impegna per ripristinare le normali funzioni della tua vita, sviluppando un approccio di cura che:

→ Inverta/arresti la curvatura

→ Ripristini le tue capacità lavorative ottimali

→ Ripari alla perdita di autostima/sicurezza di sé

La caratteristica implicita più importante della terapia occupazionale è il ruolo svolto dal paziente, che viene incoraggiato a contribuire attivamente nel corso del processo di trattamento.

La terapia occupazionale per la scoliosi – Aspetti principali

Anche se la maggior parte di pazienti affetti da scoliosi può trarre beneficio dai servizi di un terapista occupazionale, il gruppo che può ottenere i maggiori vantaggi è costituito da coloro che hanno sviluppato la scoliosi a seguito di una malattia o di un incidente, che abbia quindi provocato un ostacolo allo svolgimento delle loro attività della vita quotidiana (o A.D.L.).

Un terapista occupazionale sostanzialmente ti aiuterà a diventare completamente indipendente nella tua vita quotidiana, attraverso i seguenti passi:

→ Valutazione della tua patologia e del suo impatto su diversi aspetti della vita

→ Pianificazione di un'adeguata strategia di intervento

→ Rivalutazione continua della performance della strategia adottata

Di seguito, cerchiamo di comprendere alcuni aspetti principali nei quali la terapia occupazionale ti aiuterà a gestire la curva della colonna vertebrale.

→ Esecuzione di idonee analisi delle attività e dei cambiamenti nelle ADL; pianificazione della conseguente strategia di intervento.

→ Ti aiuterà a comprendere meglio i tuoi sintomi e ti guiderà nell'individuazione dei modi migliori di gestirli.

→ Ti fornirà una guida per l'allenamento posturale in posizioni quali quelle da sdraiati, seduti e in piedi.

→ Ti fornirà una guida ai modi migliori di praticare la cura di sé, che potrebbero essere influenzati dalla patologia.

→ Valutazione dell'efficacia e della performance delle tue modalità di trattamento, soprattutto di quelle che coinvolgono gli strumenti e gli esercizi per la gestione del dolore.

→ Ti fornirà una guida ai modi migliori di migliorare la tua produttività e valuterà la necessità del ricorso ad ausili quali una sedia a rotelle elettrica.

→ Intraprenderà un'analisi occupazionale adeguata e ti suggerirà i modi per migliorare le tue capacità complessive e la tua produttività.

→ Ti guiderà nella scelta dei modi migliori per modificare il tuo stile di vita in base alla tua patologia.

→ Ti insegnerà a utilizzare al meglio le attrezzature ausiliarie, quali dispositivi ortopedici, accessori speciali e strumenti di supporto quali corsetti, roll, wedge e cuscini.

6) Dieta

L'organismo umano funziona sulla base del principio del suo equilibrio complessivo, che spazia dalla struttura fisica al quoziente nutrizionale e al benessere psicologico. L'organismo e i suoi apparati funzionano bene se questo equilibrio naturale viene mantenuto nelle nostre vite quotidiane. Tuttavia, quando l'equilibrio naturale dell'organismo è alterato da fattori quali malattie o stili di vita sbagliati, cominciano a manifestarsi delle anomalie.

Parlando di dieta e alimentazione, è possibile identificare i gruppi di cibi che sconvolgono l'equilibrio dell'organismo e quindi definire un regime dietetico adeguato, al fine di ripristinare tale equilibrio.

Per indagare in che modo la dieta può costituire uno strumento utile nella prima fase del trattamento è importante, prima di tutto, comprendere come le carenze alimentari possono costituire un fattore eziologico della scoliosi. Una significativa panoramica di articoli americani ed europei dal 1955 al 1990 rivela che l'alimentazione è un fattore principale nell'eziologia della scoliosi idiopatica[1]. Il fatto che le modifiche dell'alimentazione possano alterare il modo i cui i nostri geni controllano i nostri gusti e le nostre abitudini dietetiche contribuisce a spiegare il ruolo cruciale dell'alimentazione come strumento per la cura della scoliosi. In effetti, esistono ampie evidenze che dimostrano che tali alterazioni del nostro stato epigenetico possono essere provocate direttamente da vari cambiamenti ambientali o anche da fattori della dieta materna[2]. Tali ricerche forniscono un'efficace dimostrazione delle seguenti due affermazioni correlate:

→ L'alimentazione può rappresentare una causa essenziale probabile della scoliosi idiopatica

→ Le modifiche alla dieta possono essere efficaci fra le prime misure per il trattamento della scoliosi

Una volta chiarito il ruolo dell'alimentazione, passeremo ora all'identificazione delle anomalie dietetiche e alle linee guida essenziali per un'alimentazione abituale corretta.

Fase 1 – Identificazione degli schemi dietetici sbagliati

Quando decidi di usare la dieta come strumento per il trattamento della scoliosi, il primo passo importante da fare è identificare gli aspetti in cui la tua alimentazione potrebbe essere causa di problemi.

La ricerca mostra un'interessante correlazione tra i sintomi della scoliosi e l'intolleranza al glutine. In tale studio, gli autoanticorpi associati con il frumento risultano spesso in relazione con lo sviluppo della scoliosi. A questo scopo, prima di tutto si deve determinare se si soffre di allergie o di intolleranze alimentari di questo genere.

Questa fase sarà utile anche per analizzare se si soffre di eventuali carenze nutritive che possono essere una delle cause della curvatura della colonna vertebrale. La melatonina, un ormone secreto all'interno del cervello dalla ghiandola pineale, è un esempio di una di tali carenze.

La melatonina è associata con i cicli di crescita puberali. Una carenza di melatonina può provocare un precoce sviluppo puberale rispetto alla norma, facendo sì che l'adolescente raggiunga la maturità puberale più rapidamente, che a sua volta provoca un impatto sull'incremento della curva. Inoltre, la melatonina si lega con la calmodulina, che influisce sulle funzioni intracellulari del calcio. I pazienti con una diagnosi di scoliosi idiopatica hanno spesso mostrato livelli elevati di calmodulina, che si manifestano in correlazione con bassi livello di melatonina nel sangue.

Quindi, quando si ha una diagnosi di scoliosi è necessario valutare regolarmente la propria dieta per individuare qualsiasi allergia, intolleranza o carenza alimentare.

Fase 2 – Elaborazione di una dieta sana

I principi fondamentali di una dieta sana si applicano anche all'approccio nutrizionale per la cura della scoliosi. La corretta alimentazione per la scoliosi è utile per raggiungere i seguenti obiettivi:

- Perdere peso in eccesso
- Migliorare il metabolismo
- Superare eventuali carenze nutrizionali correlate

I 4 nutrienti essenziali

Una dieta corretta per il paziente scoliotico deve soddisfare i requisiti di un'alimentazione equilibrata per la salute delle ossa. Se ti è stata diagnostica la scoliosi, la tua dieta deve comprendere una quantità sufficiente dei nutrienti descritti di seguito.

1) Calcio

Oltre a contribuire allo sviluppo della massa ossea, il calcio rappresenta anche un minerale importante per nervi e muscoli. È importante assicurare un dosaggio corretto di calcio nonché fare in modo che l'organismo lo assorba in modo adeguato. L'elenco più avanti illustra quali cibi mangiare e quali evitare se si è affetti da scoliosi.

2) Vitamina D

Questo nutriente aiuta l'organismo ad assorbire il calcio e il fosforo assunti con la dieta e con gli integratori alimentari in modo migliore; inoltre è essenziale per la salute delle ossa.

3) Vitamina E

La vitamina E ha forti proprietà antiossidanti e inoltre rafforza il sistema immunitario, combattendo i radicali liberi. Questo importante nutriente notoriamente contribuisce anche a rafforzare i muscoli e a mantenere sani i tessuti muscolari.

4) Vitamina K

Si ritiene che la vitamina K sia una sostanza nutritiva di grande utilità nella formazione delle ossa. Grazie a questa sua capacità, può anche contribuire a prevenire problemi connessi, quali l'osteoporosi, soprattutto nella popolazione anziana.

Cibi da mangiare e da evitare

La tabella seguente fornisce un elenco dettagliato degli alimenti da assumere e di quelli da evitare per migliorare la tua patologia.

Cibi da mangiare	Cibi da evitare
Verdure fresche	Agrumi e succhi di agrumi
Frutta fresca	Bibite gasate
Carne, uova e pollame	Dolcificanti artificiali
Latte, formaggio e prodotti caseari	Grassi e oli
Cibi fermentati	Sciroppo di mais, sciroppo di fruttosio
Frutta secca e semi	Dolci
Grassi salubri	Tè, caffè
	Farina bianca
	Cibi spazzatura/fritti

Un'osservazione...

A questo punto, potrebbe essere utile consultare il "Il tuo piano per la prevenzione e il trattamento naturale della scoliosi" (del dott. Kevin Lau) che illustra dettagliatamente i principi di un'alimentazione corretta per i pazienti affetti da scoliosi. A partire dai gruppi di alimenti utili, ai nutrienti necessari, fino alla dieta ideale da seguire in base al proprio tipo metabolico e di scoliosi, questo libro ti spiega tutto!

7) Elettrostimolazione

Esistono casi di scoliosi che possono non rispondere alla terapia fisica e alle modifiche della dieta quanto ci si aspetterebbe. Per queste persone, la stimolazione elettrica può essere considerata un'opzione per alleviare il dolore e, eventualmente, per arrestare la curva.

Come suggerisce il nome, l'elettrostimolazione è un processo utilizzato per rafforzare i muscoli facendo passare una corrente elettrica all'interno di un muscolo o di un gruppo di muscoli, provocandone la contrazione. Si ritiene che la stimolazione elettrica sia utile per la scoliosi perché migliora la circolazione sanguigna e aumenta il grado di mobilità. È largamente considerata il modo più innocuo di aumentare la flessibilità e l'adattamento muscolare.

Prima di procedere oltre, cerchiamo di capire qualcosa in più della terapia di elettrostimolazione. Esistono tre tipi fondamentali di elettrostimolazione, ovvero la stimolazione generale, muscolare e TENS (Transcutaneous Electric Nerve Stimulation), ciascuno dei quali ha utilizzi specifici, come descritto di seguito:

→ Terapia elettrica generale – Usata per alleviare il dolore e curare le lesioni

→ Elettrostimolazione muscolare – Usata per rafforzare i muscoli riducendone gli spasmi

→ TENS – Usata per la cura del dolore cronico

Come funziona?

Lo scopo dell'impiego dell'elettrostimolazione per il trattamento della scoliosi è quello di facilitare la contrazione dei muscoli nella zona della curva scheletrica.

Per usare l'elettrostimolazione, il terapista qualificato per questo tipo di trattamento applica degli elettrodi cutanei ai muscoli del busto. Gli elettrodi vengono posizionati in modo tale da permette il più elevato grado di contrazione nel punto in cui la curva scoliotica ha il suo massimo. Gli esperti consigliano che tali terapie di stimolazione elettrica vengano effettuate durante la notte, mentre il paziente dorme, soprattutto nel caso dei bambini.

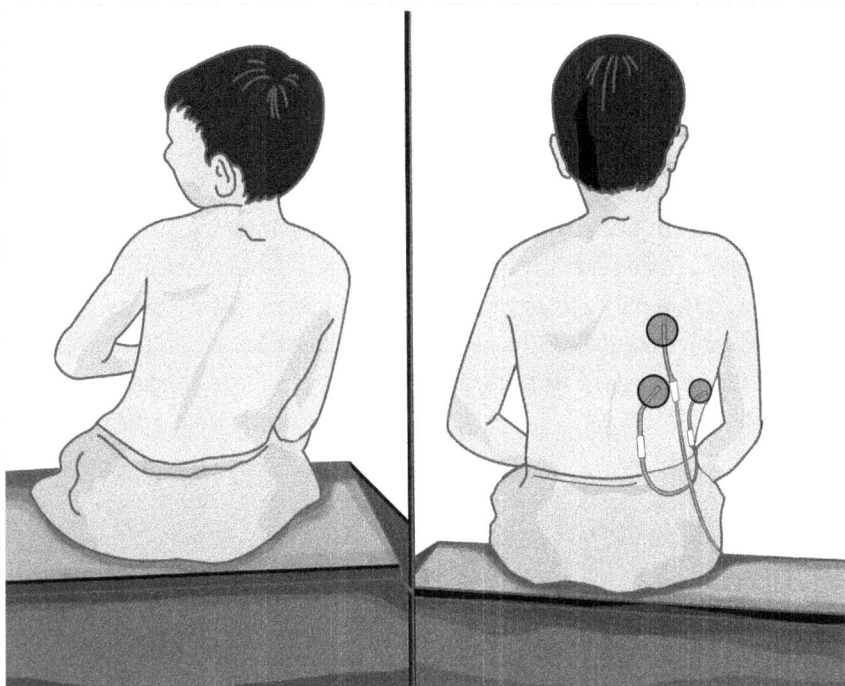

Bambino con curve scoliotiche sottoposto a terapia di elettrostimolazione

---

Informazione importante

Gli esperti sottolineano che, affinché un bambino possa essere sottoposto a elettrostimolazione, la curva spinale deve essere inferiore ai 35 gradi e che inoltre debbano restargli almeno altri due anni di crescita.

Funziona?

Uno studio controllato condotto su un gruppo di pazienti affetti da scoliosi tratti con elettrostimolazione neuromuscolare ha mostrato una percentuale di efficacia attorno al 44%. In base a questo studio, la quantità di correzione ottenuta è aumentata allo stesso livello della lunghezza delle leve dello scheletro, ovvero le costole e il bacino, collegando la muscolatura stimolata con le vertebre della curva spinale.

Tuttavia non mancano le controversie, dato che in un'altra ricerca, l'elettrostimolazione è risultata efficace in 40 pazienti trattati con questo metodo, con un tasso di fallimenti che ha raggiunto il 50%. Comunque, altri studi riportano che l'elettrostimolazione superficiale può essere considerata un'alternativa accettabile al trattamento con il corsetto, come parte integrante di un approccio di cura conservativo. Sullo stesso versante, uno studio a lungo termine che ha interessato 107 pazienti con scoliosi progressiva idiopatica ha mostrato un tasso di successo del 93% nella prevenzione dell'ulteriore progressione delle curve inferiori a 30 gradi.

8) Chiropratica

Le cure chiropratiche sono considerate un approccio olistico alla scoliosi e si concentrano sulla manipolazione spinale e sulla gestione dello stile di vita, piuttosto che dipendere dai farmaci o dalla chirurgia.

In generale, l'approccio della chiropratica deve soddisfare i seguenti obiettivi:

- Migliorare la solidità e la stabilità della colonna vertebrale
- Arrestare la progressione della curva
- Ridurre il grado della curva

Dati a campione dimostrano che le cure chiropratiche possono essere efficaci in quasi il 70% dei casi, nei quali sono usate per alleviare il dolore e il disagio e, talvolta, persino per arrestare la progressione della curva. In base a uno studio recente, le cure chiropratiche sono ritenute abbastanza efficaci per ridurre il dolore e la disabilità associata con la scoliosi dell'adulto. Questi risultati hanno dimostrato che i trattamenti chiropratici sono utili per diminuire la compressione dei nervi nonché per facilitare il corretto allineamento della colonna vertebrale.

Come si esegue?

Durante la tua prima visita dal chiropratico per la scoliosi, scoprirai che i chiropratici seguono una procedura fortemente standardizzata per l'esame iniziale ed eseguono una valutazione approfondita della tua precedente storia clinica. La maggior parte dei chiropratici preferisce inoltre scendere nel dettaglio del tuo stile di vita, della storia familiare e del tuo stato di salute complessivo. A questo scopo, è molto probabile che la tua visita iniziale comprenda il Test di Adam (o della flessione anteriore). Consulta il capitolo 5 per maggiori informazioni su questo test. Esso, accanto ad alcuni studi sull'estensione del movimento, viene eseguito principalmente per stabilire se le cure chiropratiche sono la scelta giusta per il tuo caso.

Il tuo chiropratico eseguirà la terapia per mezzo della manipolazione manuale, cercando di allentare i tendini e i legamenti. Attraverso tale stimolazione spinale, il chiropratico tenterà inoltre di riallenare i tuoi muscoli per riportarli nella loro posizione originaria.

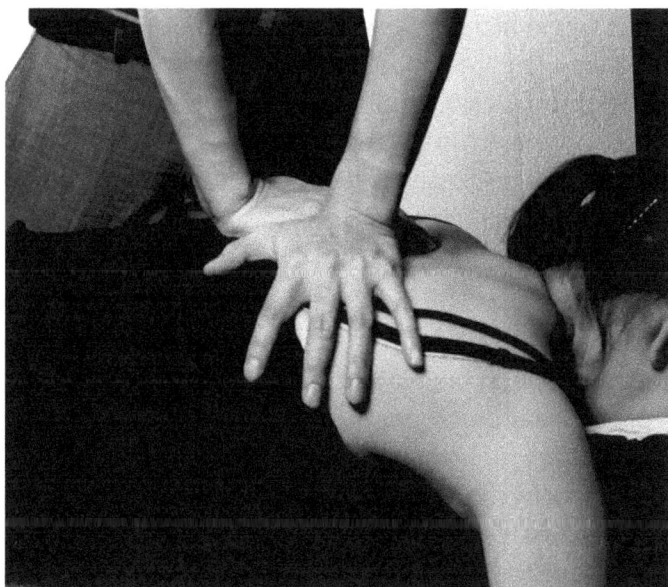

**Un chiropratico che esegue
un trattamento per la scoliosi**

A seconda della gravità della tua curva nonché dei dettagli della tua storia clinica, il chiropratico userà una delle seguenti terapie per il trattamento. Se è il caso, il tuo terapeuta potrà anche decidere di combinare 2 o più di queste tecniche chiropratiche.

→ Massaggio-trazione: lo scopo di questo metodo è rilassare i muscoli attorno alla colonna vertebrale, rendendone i movimenti più efficaci e comodi. Per questo metodo, ti verrà chiesto dapprima di sdraiarti sulla schiena con un cuscino sotto alle ginocchia. Quindi, un massaggiatore di tipo "roller" verrà fatto scorrere su e giù lunga la tua colonna vertebrale per massaggiare e per allungare i muscoli della schiena.

→ Esercizi fisici: come illustrato sopra, gli esercizi fisici possono essere molto utili per alleviare il dolore e il disagio associati con la scoliosi. Nell'ambito del tuo trattamento chiropratico, ti verranno prescritti esercizi specifici per rafforzare la schiena, il collo e gli arti del paziente.

→ Massaggio manuale: eseguito utilizzando la tecnica corretta, il massaggio può ridurre efficacemente il dolore, nonché migliorare la circolazione, migliorando quindi la tua patologia. Per ottenere un effetto maggiore, può essere unito ad altre terapie, quali l'elettrostimolazione, la stimolazione muscolare, gli ultrasuoni o la terapia del caldo e del freddo.

→ Modifica dello stile di vita: i problemi legati allo stile di vita possono avere un impatto sulle cause della scoliosi maggiore di quanto si immagini. Il chiropratico ti consiglierà cambiamenti al tuo stile di vita adeguati a questo scopo, che probabilmente comprenderanno la riduzione del consumo di alcolici, smettere di fumare, osservare una dieta sana, ecc. In effetti, alcuni fra i migliori chiropratici che curano la scoliosi prescrivono anche una dieta dettagliata e un programma di esercizi per aiutare i propri pazienti ad affrontare questa patologia.

Nell'ambito delle cure chiropratiche, il terapeuta potrebbe anche consigliarti trattamenti complementari, quali rialzi plantari, manipolazione spinale, terapia di elettrostimolazione o tecniche per esercizi isotonici/attivi. È interessante sottolineare che si sono osservati parecchi risultati positivi dell'uso di tali dispositivi in pazienti con scoliosi.

Approcci integrati

La scoliosi spesso risponde bene al trattamento quando si integrano assieme vari approcci per una cura naturale e olistica di questa deformità. Per esempio, una combinazione di modifiche corrette all'alimentazione con esercizi adeguati è spesso considerata un approccio efficace per la gestione della scoliosi. Puoi far riferimento all'ampia serie di risorse e metodi del genere illustrati nella serie di libri e DVD La Salute nelle Tue Mani, fra cui il DVD degli Esercizi per la prevenzione e la correzione della scoliosi (edizione internazionale) e altri. Puoi anche prenotare un appuntamento personale in studio per saperne di più sugli approcci integrati di trattamento.

9) Rimedi alternativi

Per la salute umana, i rimedi naturali si dimostrano spesso una soluzione efficace per ripristinare lo stato originale di equilibrio e di vitalità dell'organismo. Gli esperti suppongono che, essendo la scoliosi una deformità vertebrale importante, potrebbe non rispondere altrettanto bene a cure alternative dolci o naturali. Tuttavia, la ricerca ha dimostrato che queste cure naturali, erboristiche e alternative sono efficaci nel ripristinare l'equilibrio fisico dell'organismo nonché per alleviare il dolore, entrambi requisiti essenziali nel trattamento della scoliosi.

Detto questo, è importante che il paziente verifichi prima che la cura alternativa in questione è stata sufficientemente sottoposta a studi e che abbia un ruolo scientificamente provato nella gestione della scoliosi.

In questa sezione, parleremo di alcuni comuni rimedi alternativi disponibili per la scoliosi.

a) Omeopatia

Allo scopo di curare i principali sintomi coinvolti nella scoliosi, si può ricorrere ai seguenti rimedi omeopatici:

- Calcarea Carbonica
- Bryonia
- Calcarea fluorica
- Calcarea fosforica
- Merc cor.
- Silicea
- Acido fosforico
- Nux vomica
- Arsenico
- Belladonna

b) Oli essenziali e aromaterapia

Gli esperti descrivono un'altra tecnica efficace, nota come la Tecnica delle gocce di pioggia, che utilizza nove diversi oli essenziali lungo la schiena, il collo e i piedi, rilasciati in goccioline a diverse pressioni e temperature.

c) Rimedi erboristici

Per soddisfare le necessità di nutrienti essenziali del tuo organismo, quali la silice minerale, fondamentale per la salute delle ossa, puoi ricorrere alle preparazioni erboristiche a base di equiseto. Inoltre, puoi anche aggiungere l'equiseto alle tue tisane. In alternativa, puoi aggiungere circa 10-15 gocce di questa tintura all'acqua e assumerla regolarmente. Anche un cucchiaio da tavola di succo di equiseto assunto ogni giorno può essere una cura efficace.

d) Biofeedback

Si tratta di un'altra tecnica medica complementare che può essere utilizzata per la scoliosi. Il biofeedback sostanzialmente ti insegna a controllare le reazioni del tuo organismo, quali la frequenza cardiaca, con l'aiuto della mente. Collegandoti a sensori elettrici, ti viene insegnato a misurare e ricevere informazioni dal tuo corpo. Alla fine, impari a provocare piccoli cambiamenti nel tuo organismo, i cui principali effetti sono il rilassamento muscolare e l'alleviamento del dolore.

Altre terapie

Nel caso il paziente sia ritenuto un candidato idoneo, è possibile provare una serie di altre terapie. Fra queste ci sono:

- Fiori di Bach
- Tecniche di libertà emozionale (EFT)
- Terapia cranio/sacrale
- Tecnica di Bowen

Il sottile confine tra le diverse scelte – L'approccio multimodale

Fare una scelta tra i metodi di trattamento usati per l'osservazione può non essere facile. C'è una linea sottile che separa i vantaggi dei vari metodi, come l'esercizio fisico, lo yoga, il controllo della postura e così via. L'approccio multimodale, ovvero l'idea di usare una gamma di metodi di cura combinati tra loro, spesso funziona, perché l'unione di terapie diverse è più efficace. In questa fase, devi imparare ad ascoltare le risposte del tuo corpo e individuare il tuo piano personalizzato per la gestione della scoliosi.

A questo punto, si consiglia vivamente ai pazienti di non ricorrere a metodi che non siano stati sottoposti a sufficienti ricerche o che fanno promesse false o irrealistiche di cure o risultati veloci.

10) Corsetti

Cosa sono i corsetti?

Un corsetto è un dispositivo ortopedico personalizzato che ha lo scopo di riportare il corpo al suo allineamento originario. La storia dei corsetti moderni si ritiene abbia avuto inizio nel 1946, quando Blount e Schmidt cominciarono a utilizzare un corsetto per scopi di immobilizzazione post-operatoria o come trattamento non chirurgico. In base a quanto riportato dalla National Scoliosis Foundation, il corsetto viene prescritto ogni anno a 30.000 bambini per controllare la scoliosi.

Un corsetto di solito viene impiegato allo scopo di prevenire la progressione della curva e può non avere grandi effetti sull'inversione della curva o sul trattamento della scoliosi.

Quando si ricorre al corsetto?

Sotto il profilo clinico, il corsetto viene consigliato se la curva scoliotica ricade in una delle seguenti categorie:

→ Curva di dimensione moderata (tra 25 e 40 gradi)

→ Curva progressiva, aumentata di oltre 5 gradi in 1-2 anni

→ Fase giovanile della maturità scheletrica, con la maggior parte di crescita ancora da compiersi (grado di Risser = da 0 a 2)

Tipi di corsetto

Esistono diversi tipi di corsetti che possono essere impiegati per arrestare la progressione della curva scoliotica. I busti possono variare tra loro in base ai materiali di cui sono fatti, alle zone del corpo che ricoprono o al periodo di tempo per cui devono essere indossati ogni giorno.

Fattori da considerare

Il tuo medico o ortesista (un tecnico specializzato nella realizzazione di questi dispositivi), in generale, prenderà in considerazione i seguenti fattori per decidere il tipo di corsetto adatto al tuo caso.

→ Posizione della curva

→ Flessibilità della curva

→ Numero di curve

→ Posizione e rotazione delle vertebre della tua colonna

→ La tua età, sesso e occupazione

→ Precedente storia clinica

Di seguito, diamo una breve descrizione di ciascuno dei tipi di corsetto disponibili.

a) Corsetto Milwaukee – corsetto toracico completo

Il corsetto Milwaukee è un corsetto toracico completo da indossare 23 ore al giorno, che viene rimosso solo per brevi periodi di tempo durante l'attività fisica o per lavarsi. Questo tipo di busto è composto da un'ampia barra piatta anteriore e da due barre più piccole sul retro. Le barre sulla schiena sono collegate a un anello posto attorno al collo. L'anello è dotato di un punto di appoggio per il mento e di uno sul retro per la nuca.

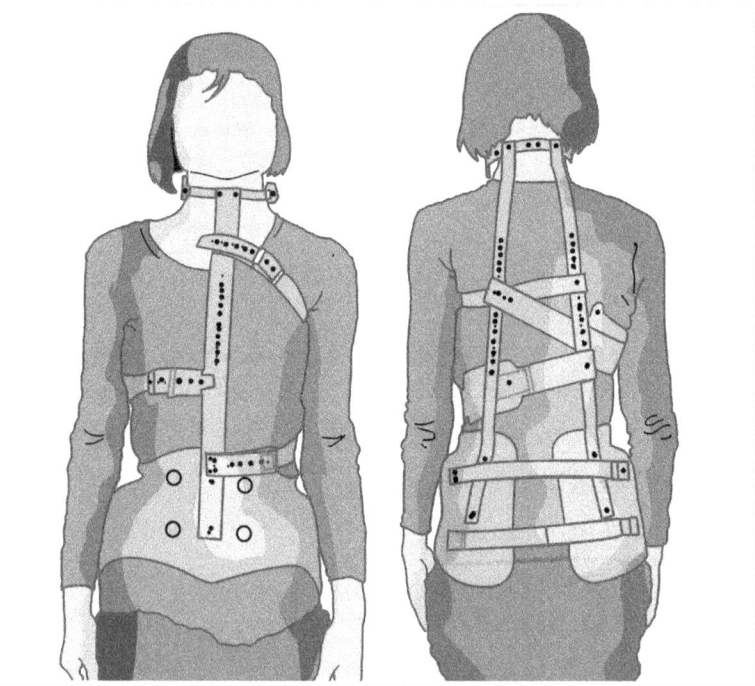

b) Corsetto pieghevole Charleston – corsetto notturno

Il corsetto pieghevole Charleston è un diffuso busto per le ore notturne, prodotto in plastica stampata e fissato saldamente da tre cinghie per facilitarne la regolazione. Il corsetto tipo Charleston ha uno scopo utile perché risparmia ai pazienti il disagio di dover indossare il busto durante il giorno. Gli esperti ritengono inoltre che questi corsetti notturni sfruttino appieno la naturale produzione di ormoni della crescita degli adolescenti, che raggiunge un picco nelle ore tra mezzanotte e le 2 del mattino.

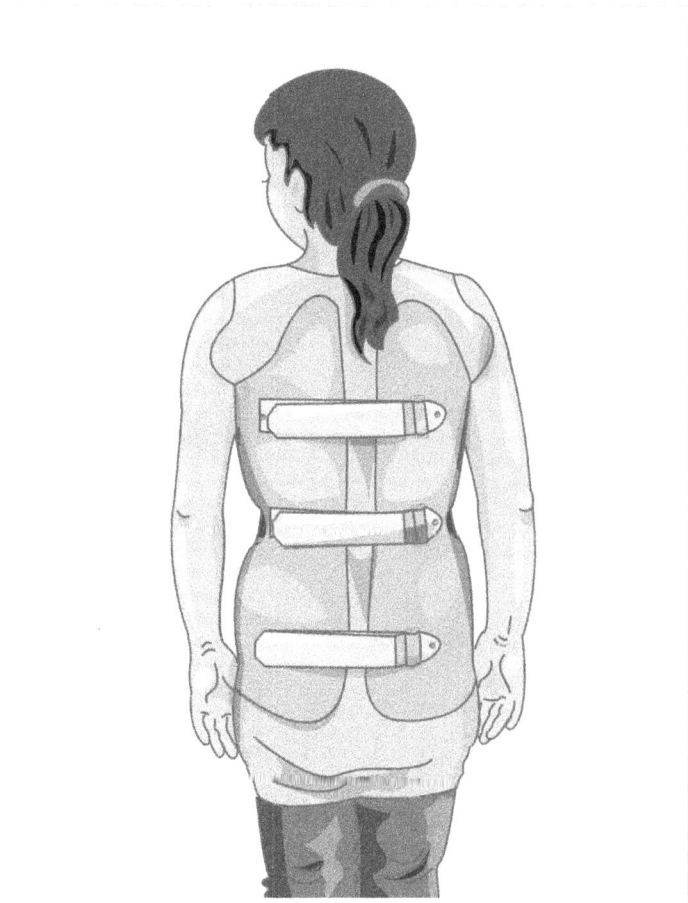

c) Il corsetto Boston – Ortesi toraco-lombo-sacrale (TLSO)

Il corsetto Boston è spesso definito il tipo di corsetto più efficace per il trattamento delle curve della parte centrale o inferiore della schiena. È stato il primo corsetto prefabbricato modulare brevettato al mondo ed è essenzialmente un tipo di ortesi toraco-lombo-sacrale, che significa che questi corsetti con parte posteriore stampata possono essere indossati molto aderenti alla pelle.

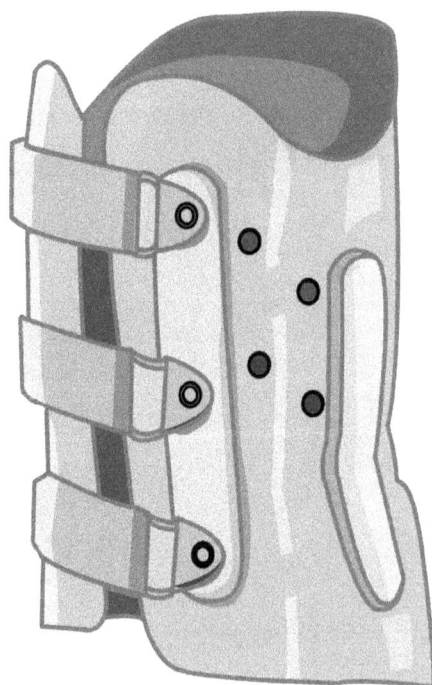

d) Ortesi Providence per le ore notturne

L'ortesi Providence è un altro corsetto notturno pensato per eliminare la scomodità e il disagio di dover indossare il busto nel corso della giornata. Viene realizzato a partire da misure prese facendo sdraiare il paziente su una tavola ortometrica, che predetermina la posizione del cuscinetto correttivo. Può essere utilizzato anche in associazione con il corsetto Boston.

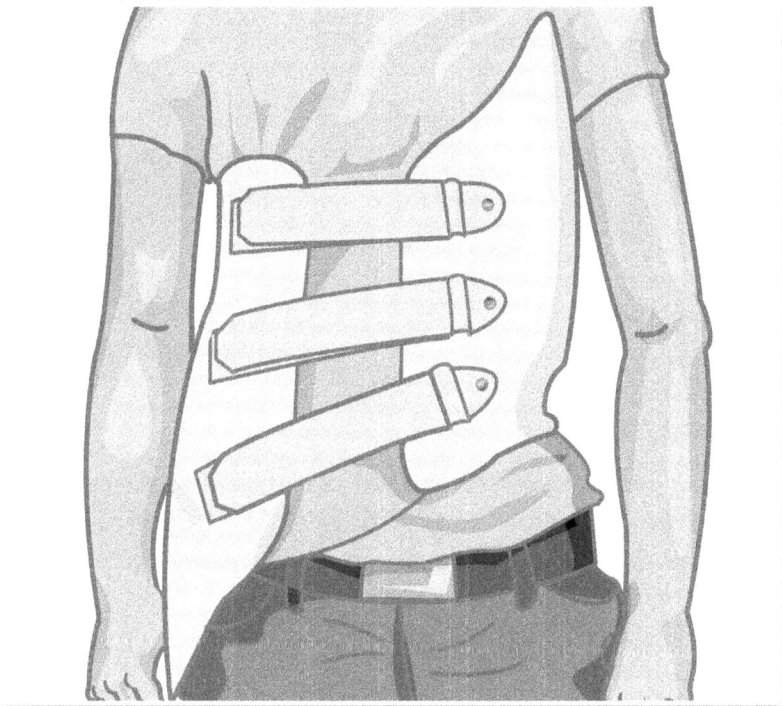

e) Corsetto correttivo per la scoliosi SpineCor – corsetto flessibile

Lo SpineCor è un corsetto flessibile molto conosciuto, che fornice al paziente il sospirato sollievo dai corsetti rigidi e aderenti in metallo e plastica. Lo SpineCor utilizza fasce regolabili ed è composto essenzialmente da un gilè di cotone, quindi non limita i movimenti.

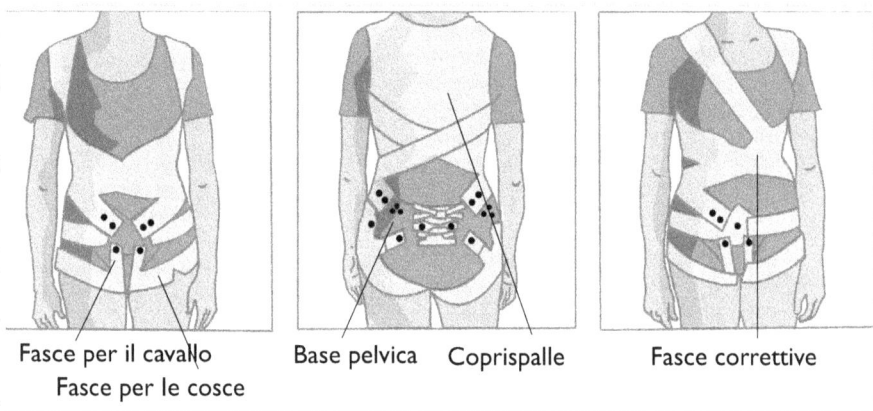

Fasce per il cavallo
Fasce per le cosce   Base pelvica   Coprispalle   Fasce correttive

Il corsetto funziona?

Esistono molte teorie a riguardo dell'utilità o dell'evitabilità dei corsetti. Prima di proseguire a illustrare ciò che la ricerca ha da dire sull'efficacia dei corsetti, esaminiamo rapidamente alcuni dei pro e contro più evidenti del loro utilizzo.

Pro: Fattori positivi dell'utilizzo dei corsetti

→ Possono arrestare la progressione della curva

→ Possono riportare la colonna vertebrale al suo corretto allineamento

→ Le versioni moderne sono pratiche da indossare sotto agli abiti

→ Possono facilitare le attività diurne (corsetti per le ore notturne)

Contro: Motivi per evitare i corsetti

→ Strutture rigide e non flessibili possono limitare i movimenti

→ I materiali di cui sono composti i corsetti possono provocare ulteriori patologie/allergie

→ La curva può anche peggiorare se il busto non viene indossato correttamente

→ La maggior parte di corsetti devono essere indossati tutto il giorno, causando quindi disagio

→ La curva può ricominciare a peggiorare una volta terminato l'uso del busto

→ Possono provocare gravi problemi estetici e di fiducia in se stessi, soprattutto negli adolescenti

Cosa dicono gli esperti?

Il corsetto è stato per lungo tempo la principale opzione per i pazienti affetti da scoliosi e per questo la ricerca è molto divisa sulla reale efficacia di questo trattamento. Prendiamo ad esempio lo studio osservazionale riportato da Goldberg a Dublino nel 1993 su pazienti che non avevano indossato busti. È interessante notare il dato riportato da questa ricercatrice, secondo il quale i pazienti del suo studio presentavano quasi la stessa incidenza di interventi chirurgici anche se in passato avevano utilizzato un corsetto[3].

Possiamo anche prendere in considerazione il gruppo di studi riportato dai Cochrane Summaries, che indica che, in effetti, ci sono molte meno evidenze a sostegno che il corsetto sia più efficace nella gestione della scoliosi rispetto all'osservazione o anche in confronto a cure come l'elettrostimolazione[4]. Tali studi avanzano seri dubbi sulla validità e sull'efficienza del sistema dei corsetti al giorno d'oggi.

Tuttavia, un'analoga ricerca commissionata dalla Scoliosis Research Society ha mostrato che il corsetto era riuscito a evitare l'incremento delle curve rispetto ai casi in cui non era stato applicato alcun trattamento.[5] Anche se questi studi indicano la possibile validità dell'efficacia dei corsetti, le pubblicazioni mediche sottolineano decisamente la decrescente utilità di questa opzione di trattamento.

In effetti, ci sono opinioni diverse sull'argomento. Per esempio, esistono prove che dimostrano che i corsetti notturni come il corsetto tipo Charleston siano abbastanza efficaci, principalmente a causa del fatto di poter essere usati di notte, durante il sonno. In uno di tali studi, il 77% dei 95 pazienti oggetto della ricerca ha mostrato un miglioramento con il corsetto notturno Charleston, con una percentuale di successo dell'80% notata nei pazienti con una curva tra 25 e 30 gradi e del 76% in quelli con una curva maggiore, nell'intervallo tra 31 e 40 gradi.[6]

Tuttavia un'altra analisi condotta dall'SRS Natural History and Prevalence Committee ha rivelato che, mentre i pazienti trattati con elettrostimolazione laterale hanno mostrato una percentuale di successo del 39%, la progressione delle curve può essere arrestata in almeno il 92% dei casi.[7] Una ricerca analoga dimostra inoltre che le curve che sono state ridotte a 50 gradi o meno alla maturità con l'uso del corsetto hanno scarsa probabilità di progredire nel tempo.

Riepilogo – Che cosa comporta?

Abbiamo riepilogato qui per te, in quanto paziente, i punti principali relativi all'efficienza dell'uso del corsetto come strumento di trattamento della scoliosi:

→ Il corsetto è decisamente utile come tentativo di arrestare la progressione della tua curva.

→ È più uno strumento per gestire la tua patologia o arrestare la progressione della curva che per curare la deformità.

→ Il corsetto funziona molto meglio se unito a un approccio proattivo che permette di identificare i segnali e affrontare l'esordio della patologia abbastanza precocemente, come spiegato nel DVD degli Esercizi per la Prevenzione e la Correzione della Scoliosi, nel libro La Salute nelle Tue Mani e in altri lavori collegati.

→ Busti rigidi possono spesso essere causa di atrofia muscolare.

→ Il corsetto, in generale, non è un'opzione molto adatta per gli adolescenti a causa dei problemi estetici.

→ I busti non sono efficaci per curve superiori a 45 gradi.

→ I corsetti danno risultati migliori se il bambino è ancora giovane e indossa il corsetto per il numero di ore al giorno prescritte e per il numero di anni prescritti fino al raggiungimento della maturità scheletrica.

→ I periodi di tempo prolungati per i quali questi corsetti devono essere indossati (soprattutto il corsetto tipo Milwaukee e Boston) possono provocare altri danni fisici e disturbi associati. Possono anche essere causa di problemi della pelle come prurito ed eruzioni cutanee.

→ I corsetti rigidi possono limitare la capacità respiratoria e polmonare.

→ Come può accadere con tutte le altre forme di trattamento non invasivo, il corsetto non può garantire il miglioramento della scoliosi.

→ I risultati variano tra ragazzi e ragazze, come pure in pazienti di gruppi di età diversi.

→ I risultati di studi clinici variano inoltre relativamente alla possibilità di conservare i miglioramenti ottenuti con il corsetto una volta che il suo impiego venga interrotto.

→ Il corsetto non può essere una soluzione per tutta la vita a causa del disagio fisico che comporta e delle limitazioni ai tuoi movimenti.

11) Chirurgia

L'alternativa finale

In base alle stime della National Scoliosis Foundation, circa 38.000 pazienti si sottopongono a intervento di fusione spinale ogni anno. Un altro gruppo di pubblicazioni afferma che almeno il 6% dei casi di scoliosi richiederanno l'intervento chirurgico, a prescindere dal metodo di cura adottato.

Quando parliamo di opzioni di trattamento della scoliosi, l'osservazione e la gestione per mezzo degli strumenti illustrati sopra sono ancora la scelta largamente preferita. C'è un insieme generale di risultati attesi quando si ricorre a interventi quali il controllo della postura, la fisioterapia, l'elettrostimolazione, il controllo della dieta e simili. Le più importanti tra queste aspettative sono:

→ Arresto della progressione della curva

→ Sollievo dal dolore

→ Parziale inversione della curva

→ Aumento dell'efficienza, in precedenza compromessa dalla curvatura

Varie combinazioni di questi approcci vengono utilizzate dagli specialisti coinvolti per ottenere un livello di miglioramento adeguato. Tuttavia, esistono varie situazioni nelle quali la gestione conservativa non ottiene i risultati necessari e si deve quindi prendere in considerazione l'intervento chirurgico. Di seguito elenchiamo le 10 principali ragioni per le quali la chirurgia può essere indicata.

Casi reali di scoliosi: Un'esperienza personale con il corsetto

A una ragazzina di 11 anni fu diagnosticata la scoliosi. Essendo un'appassionata nuotatrice, non se ne preoccupava molto perché pensava che avrebbe superato la deformità grazie al suo stile di vita attivo. Sapeva inoltre che si trattava di un problema genetico della sua famiglia, quindi il manifestarsi di una curva non era un evento inatteso.

Dopo che ebbe saputo della sua curva, il medico la mise sotto osservazione per circa 2 anni. Purtroppo, una successiva visita dal medico dopo un intervallo di 2 anni rivelò che la sua curva era progredita piuttosto drasticamente. Le fu prescritto di indossare un busto per 2 anni, 24 ore al giorno, 7 giorni alla settimana. Avendo uno stile di vita molto attivo, trovò veramente difficile abituarsi al rigido corsetto che la faceva sentire scomoda e sudata.

Comunque, essendo riuscita a utilizzarlo per 2 anni, si aspettava che le venisse detto che la sua curva era migliorata. Invece, fu un colpo per lei venire a sapere che la sua colonna vertebrale aveva sviluppato due grandi curve, una toracica e una lombare, e che entrambe stavano progredendo con un tasso allarmante. Mentre la sua curva lombare aveva raggiunto i 45 gradi, quella lombare arrivò sino a 55 gradi.

Nonostante avesse provato il corsetto per un lungo periodo di tempo, non aveva visto alcun miglioramento della propria curva. Quindi, l'unica possibilità che le restava era una fusione spinale. La mia opinione, maturata lavorando con i miei pazienti, è che il corsetto da solo sia spesso inutile. Il mio primo libro, "Il Tuo Piano per la Prevenzione e il Trattamento Naturale della Scoliosi", spiega la logica per cui il busto da solo non può efficacemente gestire, ridurre o arrestare la progressione della tua curva. In definitiva, i trattamenti naturali comprendono modifiche dello stile di vita, esercizio regolare e riabilitazione attiva che, uniti o meno all'uso del corsetto, di solito si rivelano metodi molto migliori e più efficaci per rafforzare la colonna vertebrale e stabilizzare la curva.

Le 10 principali ragioni per prendere in considerazione l'intervento chirurgico

1. Se la curva della colonna vertebrale è superiore a 40 gradi e altri metodi conservativi producono risultati insoddisfacenti.

2. Se la curva è minore, ma i risultati non sono soddisfacenti per ragioni specifiche, quali problemi estetici o impatto negativo della patologia sulla vita professionale o personale.

3. Se l'estensione della curva rende inefficaci misure quali l'esercizio fisico e l'elettrostimolazione.

4. Se la curva, con qualsiasi grado e qualsiasi trattamento a cui sia stata sottoposta, provoca disagio o inconvenienti intollerabili o se interferisce con la vita normale.

5. Se la curva può verosimilmente condurre a gravi problemi quali funzionalità polmonare anormale o disturbi cardiaci.

6. Se la maggioranza dei pareri medici indica la possibilità di una correzione.

7. Se il parere medico afferma che il paziente si trova in una fase appropriata della maturità scheletrica e del tasso di progressione della curva. Entrambi questi parametri devono essere idonei per l'intervento chirurgico.

8. Se misure quali l'esercizio fisico e il corsetto non sono praticabili, considerato lo stato di salute o lo stile di vita del paziente.

9. Se la curva è progredita al suo massimo livello e non è probabile che possa progredire ulteriormente, ma le complicazioni continuano ad aumentare.

10. Se la curva ha un impatto complessivo sulla qualità di vita.

PARTE SECONDA

In cammino verso l'intervento chirurgico

CAPITOLO 9
La decisione dell'intervento

uesto capitolo è rivolto ai pazienti che hanno già provato tutti i trattamenti non invasivi o a coloro a cui è stato consigliato di prendere in considerazione l'intervento chirurgico come migliore scelta terapeutica. Qui, analizzeremo vari fattori che ti aiuteranno a decidere se sei un candidato idoneo per il trattamento chirurgico della scoliosi.

Scoliosi – La scelta

L'intero processo di trattamento della scoliosi è cominciato nel momento in cui, assieme al tuo terapeuta, hai cominciato ad affrontare l'approccio osservazionale. La tua curva è stata misurata e rilevata per comprendere lo stato della tua patologia. Se non avevi ancora raggiunto la maturità scheletrica e la curva era tra 25 e 30 gradi o se avevi raggiunto il pieno sviluppo scheletrico con una curva attorno ai 15 gradi, è probabile che tu abbia dovuto sottoporti alle difficoltà della gestione della postura e della dieta, a esercizi fisici, yoga, elettrostimolazione, trattamenti di terapia fisica e occupazionale, manipolazioni chiropratiche e così via. Se nel tuo caso la progressione della curva si fosse arrestata e i sintomi ridotti, avresti potuto continuare con queste opzioni di gestione anche nell'immediato futuro.

Tuttavia, la ricerca dimostra che esistono casi in cui la scoliosi può:

→ Rispondere solo alla chirurgia, senza la quale la curva può evolvere fino a una situazione potenzialmente fatale

oppure

→ Causare dolore, sofferenza e significative interferenze nella vita quotidiana del paziente

La chirurgia è l'estrema risorsa all'interno del programma complessivo del trattamento della scoliosi. Comunque, in nessun caso la chirurgia deve essere considerata una forma di cura come le altre. Un intervento per la scoliosi è una decisione per la vita che richiede un'analisi e una riflessione attenta. Dopo tutto, il trattamento chirurgico della scoliosi è una procedura pesantemente invasiva che porta con sé potenziali complicazioni, sia immediatamente dopo l'intervento che in seguito.

Così come in precedenza ti abbiamo guidato attraverso l'intera fase di screening, diagnosi e misura delle curve scoliotiche, ora passeremo ad analizzare insieme una decisione impegnativa, cioè quella di sottoporsi all'intervento. Illustreremo un gruppo di 7 utili fattori che puoi utilizzare come strumento per aiutarti a decidere se affrontare o meno un intervento chirurgico per la scoliosi. Gli ultimi capitoli ti forniranno inoltre una completa conoscenza dell'intervento che subirai, dei suoi effetti post-operatori e dell'influenza che avrà sulla tua vita.

Di seguito troverai un'illustrazione dettagliata di questi 7 fattori decisivi.

7 domande da porre a te stesso

I. Qual è lo stato della tua curva?

Quando devi decidere se affrontare la correzione chirurgica della scoliosi, è importante prendere in considerazione lo stato della tua curva. Dovrai analizzare alcuni fattori fondamentali a riguardo, quali il livello di gravità e la sua posizione. Di seguito, descriviamo ciascuno di questi aspetti della curva:

Livello di gravità: in generale, l'intervento chirurgico verrà suggerito come possibilità di trattamento se l'angolo di Cobb della tua curva è superiore a 45-50 gradi e provoca una grande sofferenza. Questo è vero in particolare per i bambini piccoli, per gli adolescenti e i preadolescenti.

Posizione dalla curva: a seconda che la tua scoliosi sia situata nella parte superiore della colonna vertebrale (toracica), centrale (toracolombare) o inferiore (lombare), il tuo medico deciderà se la chirurgia è l'unica ragionevole opzione rimasta.

2. Qual è la maturità del tuo apparato scheletrico?

Il tuo medico assumerà una decisione in base a quanta crescita della colonna vertebrale ti rimane ancora da compiere. Il punto essenziale qui è se la tua colonna vertebrale sta ancora crescendo o se ha già raggiunto il suo completo potenziale di crescita. Se hai un alto grado di curvatura e sei ancora lontano dall'aver conseguito la maturità vertebrale, il tuo medico potrebbe preferire di ritardare l'intervento. All'opposto, se la tua curva ha raggiunto un livello attorno ai 45 gradi e se la tua maturità scheletrica, o potenziale di crescita, è completa e la curva ti causa gravi problemi, l'intervento può essere la scelta giusta per te. Per approfondire l'argomento della maturità scheletrica, il segno di Risser e l'influenza sul tasso di progressione della curva scoliotica, puoi consultare il capitolo 7.

La questione fondamentale qui è che, nella maggior parte dei casi, la chirurgia può aspettare se è probabile che la tua curva progredisca ancora e se devi ancora raggiungere la maturità scheletrica.

3. Qual il rischio di progressione della tua curva?

I pazienti che hanno un rischio di progressione della propria curva maggiore sono candidati migliori per l'intervento chirurgico. Per approfondire questi fattori che possono essere utili per prevedere il tuo rischio di progressione, puoi consultare il capitolo 7. Per esempio, se non hai ancora raggiunto la maturità scheletrica, la probabilità di progressione della curva è molto superiore. Analogamente, gli adulti che hanno un grado di curvatura superiore a 50 gradi hanno una maggiore probabilità che la loro curva aumenti e quindi hanno bisogno dell'intervento.

4. Quanto sono stati efficaci i metodi conservativi non invasivi?

In generale, la risposta di un individuo all'osservazione viene studiata per un periodo approssimativamente compreso tra 6 e 12 mesi, allo scopo di analizzare l'efficacia di misure quali controllo posturale, gestione della dieta, fisioterapia, yoga, elettrostimolazione, manipolazioni chiropratiche e simili. Un'altra domanda importante da porsi qui è quanto possa essere efficace nel tuo caso l'uso del corsetto. Per esempio, in alcuni ospedali, la chirurgia nei bambini viene evitata a meno che le loro curve non raggiungano un'ampiezza di 80 gradi o simile. Tuttavia, allo stesso tempo, se un bambino ha una curva di 50 gradi accompagnata da una rapida progressione, in questo caso può essere considerato un candidato per un intervento immediato di correzione della scoliosi.

Io ritengo fermamente che la gestione conservativa utilizzando metodi non invasivi dovrebbe rappresentare sempre la prima opzione. Prima di prendere in considerazione la chirurgia, verifica di aver esaurito tutte le altre possibilità. Inoltre, per poter assumere una decisione consapevole è spesso consigliabile verificare i pareri di diversi neurochirurghi e chirurghi ortopedici.

5. Sei abbastanza in salute per sopportare l'intervento chirurgico?

Oltre a quanto detto sopra, dovrai anche considerare il tuo stato di salute. Quali sono le tue condizioni generali? Segui una dieta corretta e un adeguato programma di esercizio fisico? In altre parole, hai già uno stile di vita sano? Tutti questi fattori contribuiscono a determinare se sei abbastanza sano per sopportare i possibili rischi dell'intervento chirurgico e del relativo recupero. Nel prossimo capitolo, parleremo più nel dettaglio dei rischi che la chirurgia comporta.

6. Le tue condizioni economiche sono adeguate?

Un intervento per la scoliosi può essere una delle cure più costose che si possono subire nella vita. La ricerca mostra che negli Stati Uniti ogni anno vengono eseguiti quasi 20.000 interventi di impianto di barre di su pazienti affetti da scoliosi, con un costo medio di 120.000 dollari per operazione. Vuoi sapere quali costi possono essere coperti dal sistema sanitario e da altre assicurazioni, compresi quelli di altre componenti quali le visite specialistiche, i costi della riabilitazione, ecc.? Parleremo ancora di questi costi nel capitolo 11. Questi fattori variano inoltre da paese a paese, quindi informarsi e verificare i costi è estremamente importante.

7. Confronta i possibili scenari

Qual è il costo maggiore? Quello della sofferenza di vivere con la scoliosi o quello dell'intervento chirurgico? Questo costituisce uno degli aspetti più critici della decisione dell'intervento e richiede uno studio comparativo di ciascuno dei tre fattori elencati di seguito.

Ognuno di questi fattori confronta il tipo di vita che fai ora con la vita dopo l'intervento... Dopo aver analizzato ciascuno di essi, sarai in grado di decidere se puoi vivere con la tua deformità piuttosto che sottoporti all'intervento e affrontarne i possibili rischi, conseguenze o effetti collaterali.

Per cominciare, analizza l'impatto della scoliosi sui seguenti tre aspetti della tua vita:

a) La tua salute

Quanto ne soffre complessivamente la tua salute? Stai cominciando ad avere ulteriori complicazioni, come difficoltà respiratorie o incapacità di eseguire attività quotidiane? Domandati se vivere con questi sintomi sia fattibile o se invece non sia meglio ricorrere alla chirurgia.

Dovrai anche verificare se la tua curva sta cominciando a influenzare qualsiasi altro aspetto della tua salute. Per esempio, l'intervento chirurgico potrebbe essere la scelta giusta per te se stai iniziando a presentare sintomi quali complicazioni neurologiche, funzionalità polmonare anormale o compressione del torace.

b) Le tue condizioni economiche

Quanto ti costano le cure quotidiane, le terapie e i farmaci che utilizzi attualmente? Non sarebbe meglio investire in modo adeguato per una dieta corretta, per l'esercizio fisico e uno stile di vita per trattarti meglio, invece che spendere per l'intervento chirurgico?

c) La tua produttività

Quanto è ridotta la tua produttività nelle attività di ogni giorno? Pensi che sia meglio vivere con queste capacità produttive limitate o, invece, vuoi provare a migliorarle sottoponendoti a un'operazione? Un'analisi comparativa di questo aspetto ti aiuterà a decidere se sei a favore o contro l'intervento.

Nota: è utile sapere che ciascuno dei fattori indicati sopra è correlato agli altri. Per esempio, se la tua curva è superiore ai 45 gradi, ma hai già raggiunto la piena maturità scheletrica e se inoltre ritieni di poter tenere sotto controllo la tua patologia con metodi non invasivi, allora potresti essere in grado di gestire la scoliosi anche senza la chirurgia. Comunque, dovrai sempre consultare uno specialista per controllare eventuali segni di progressione della curva, almeno una volta all'anno.

Riepilogo

Come riepilogo finale, lo schema qui sotto ti offre un veloce riassunto delle principali domande cruciali che devi porre a te stesso per decidere se l'intervento correttivo della scoliosi sia o meno la scelta giusta per te.

Riepilogo – Hai bisogno della chirurgia per la scoliosi?

☐ Hai una misura dell'angolo di Cobb attorno ai **40** gradi o superiore, che risulta aumentare attraverso una successione di misure eseguite nel corso di una serie di controlli medici?
Se sì, devi prendere seriamente in considerazione la possibilità di un intervento chirurgico.

☐ Hai un'età nella quale il tuo corpo, la struttura scheletrica e la colonna vertebrale stanno ancora crescendo?
Se sì, puoi pensare di aspettare un po' di tempo prima di decidere se fare un intervento per la scoliosi.

☐ Soffri di qualche fattore specifico che ti rende più vulnerabile alla progressione della curva?
Se sì, prendi in considerazione la chirurgia perché la tua curva potrebbe non rispondere ai metodi non invasivi.

☐ Sei in grado di affrontare tutte le spese relative?
Se pensi che la chirurgia sia l'unica possibilità praticabile, questo è un aspetto cruciale perché si tratta di una procedura costosa che richiede adeguate coperture assicurative o previdenziali.

☐ Sei abbastanza in salute per sopportare l'intervento?
Fai in modo di avere un'alimentazione sana, fare regolarmente esercizio fisico e avere un sistema immunitario in buone condizioni prima di sottoporti all'intervento.

☐ Hai provato una gamma di possibili combinazioni di metodi non invasivi?
Verifica di aver esaurito tutte le altre possibilità di cura.

☐ Hai analizzato i costi di vivere con il dolore e la sofferenza in confronto ai rischi dell'intervento chirurgico?
Esegui un'analisi comparativa di tutti i fattori al meglio delle tue capacità.

Casi reali di scoliosi: Una scelta difficile!

L'estensione della curva è di solito il singolo fattore più importante coinvolto nella decisione a favore o contro l'intervento chirurgico.

A una ragazza di 12 anni era stata diagnosticata una curva di 15 gradi durante uno screening scolastico. Dato che la curva era moderata, fu messa sotto osservazione (una cosa che non consiglio mai). Tuttavia, un altro controllo dopo 2 anni rivelò che la curva era già progredita sino a 30-35 gradi. A questo punto, le fu prescritto un busto, nella speranza che la curva potesse essere tenuta a freno con un tale approccio non invasivo. Purtroppo, l'adolescente raggiunse la pubertà piuttosto tardi, quindi il corsetto non ebbe effetti sulla sua curva. In seconda superiore, la curva aveva già raggiunto i 45-50 gradi. Tuttavia i dottori esclusero la chirurgia per un po', perché aveva pochissimo dolore.

Purtroppo, nel giro di pochi anni, la sua curva raggiunse l'impressionante livello di 70 gradi. Ciò avvenne solo pochi mesi dopo che ebbe dato alla luce il suo primo figlio. I medici finalmente le consigliarono un intervento di fusione spinale immediato, che fu eseguito 7 mesi dopo la nascita del bambino. L'osservazione è un approccio superato che tende a stare a guardare il peggioramento della curva. Al primo segno di scoliosi, il paziente dovrebbe lavorare sul rafforzamento della colonna e sul riequilibrio dei muscoli circostanti. La gravidanza è un periodo cruciale nel quale la futura madre deve scoprire come prendersi efficacemente cura del proprio bambino e prevenire il peggioramento della propria scoliosi. Maggiori informazioni si possono trovare nel mio libro "Guida essenziale per affrontare una gravidanza sana con la scoliosi".

CAPITOLO 10
Valutare i rischi dell'intervento chirurgico

D opo averti assistito nella decisione dell'intervento nell'ultimo capitolo, qui facciamo un altro passo avanti, aiutandoti nel processo decisionale. In questo capitolo, elencheremo i possibili rischi e complicazioni associati con la chirurgia della scoliosi.

In questo capitolo, parleremo dei vari rischi e complicazioni che possono verificarsi durante o dopo l'intervento chirurgico correttivo della scoliosi. Queste informazioni hanno lo scopo di rendere il paziente consapevole dei rischi che potrebbe correre durante o dopo l'intervento. Il paziente, assieme al chirurgo, è quindi in grado di decidere se i potenziali vantaggi dell'intervento chirurgico superano i potenziali rischi.

Nel complesso, i rischi dell'intervento possono emergere nel 5% circa dei pazienti che si sono sottoposti alla procedura per la correzione della curva. Allo stesso tempo, uno studio degli interventi di fusione eseguiti per la correzione delle curve da scoliosi idiopatica tra il 1993 e il 2002 ha rivelato che mentre il tasso di complicazioni tra i bambini si attesta sul 15%, le percentuali raggiungono il 25% negli adulti.

8 rischi sanitari che devi conoscere

In questo paragrafo, elenchiamo i principali 8 gravi rischi sanitari che possono verificarsi a seguito di un intervento chirurgico di correzione della scoliosi.

I. Infezione

Le infezioni post-operatorie che si verificano a causa dell'uso di strumentazione o di altri fattori ambientali sono una delle più comuni complicazioni degli interventi correttivi della scoliosi. Anche se si manifestano solo dall'I al 2% dei casi, le infezioni sono più frequenti nei bambini affetti da paralisi cerebrale, a causa dei loro bassi livelli immunitari.

Una delle principali cause di infezioni è che, dopo l'intervento, il tuo sistema immunitario può cadere in uno stato di indebolimento per un periodo di almeno 3 settimane.

Le ferite infette sono un altro caso comune, sia nella fase intraoperatoria che postoperatoria. Questo rischio è significativamente minimizzato dall'uso di antibiotici prima dell'operazione, continuandolo fino a una settimana o più dopo l'intervento. In rari casi, un intervento minore può essere necessario per pulire e disinfettare la ferita per evitare ulteriori patologie.

2. Danno ai nervi

Durante l'intervento che verrà eseguito per la correzione della tua curva, sulla colonna vertebrale verrà applicata una forza supplementare. La paraplegia è la forma più comune di danno neurologico che un paziente può subire in tali casi.

Quando ciò accade, il paziente potrà quindi subire un parziale o completo indebolimento o intorpidimento di una o di entrambe le gambe. Tale danno nervoso intraoperatorio può provocare in seguito debolezza intestinale o della vescica. È per questo motivo che durante l'intervento chirurgico il paziente è sottoposto a un costante monitoraggio delle condizioni neurologiche.

Sia il tratto sensoriale che motorio del midollo spinale del paziente vengono monitorati continuamente nel corso dell'intervento, utilizzando una combinazione di strumenti e di prove illustrate di seguito.

Innesti e fusione – Cosa succede durante l'intervento?

Anche se nei prossimi capitoli illustreremo in dettaglio gli aspetti pratici della procedura chirurgica, qui è importante comprendere le basi di questo intervento, per capire meglio i rischi associati.

Parlando in generale, l'intervento viene di solito eseguito in due parti, come illustrato nell'immagine sottostante.

Parte 1: La tua colonna vertebrale verrà raddrizzata per mezzo di barre rigide in acciaio.

Parte 2: La posizione corretta ottenuta nella parte 1 viene quindi fusa in loco per mezzo di innesti ossei, che sono sostanzialmente pezzi di osso prelevati da altre parti del tuo corpo, come il bacino, o da una banca dei tessuti ossei. Questa fusione eviterà che la colonna vertebrale si incurvi ulteriormente.

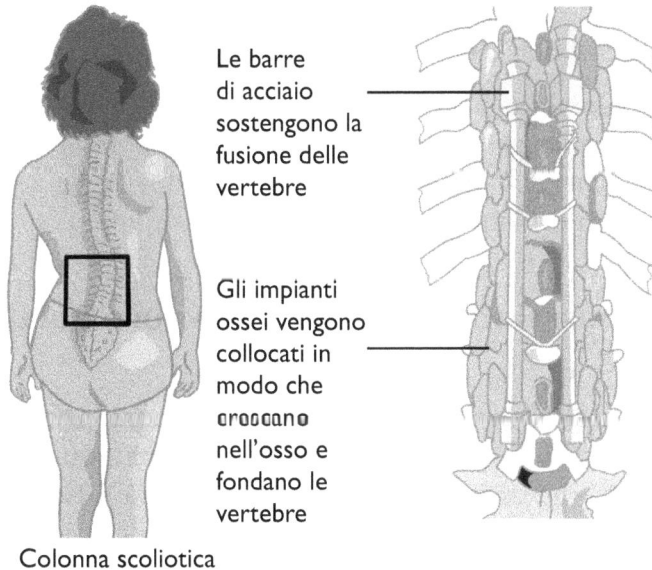

Le barre di acciaio sostengono la fusione delle vertebre

Gli impianti ossei vengono collocati in modo che crescano nell'osso e fondano le vertebre

Colonna scoliotica

Il wake-up test di **Stagnara** o tecnica del risveglio intraoperatorio

Nel corso dell'intervento viene spesso eseguito un test di risveglio allo scopo di valutare la funzione delle terminazioni motorie. In questo test, un paziente viene brevemente risvegliato dall'anestesia nel corso dell'operazione per controllare la sua risposta alle sensazioni corporee. L'anestesista ti risveglierà, ti chiederà di muovere le dita dei piedi, i piedi o di compiere simili azioni. Se vengono notate eventuali anomalie, il medico prenderà le misure adeguate. Altrimenti, l'intervento chirurgico procederà come previsto.

Potenziali evocati somatosensori (SSEP)

Si tratta di un altro test specifico che coinvolge l'uso di piccoli impulsi elettrici che vengono applicati alle gambe, mentre le misure di questi impulsi vengono eseguite sul cervello. Qualsiasi diminuzione in tale risposta elettrica indica un danno al midollo spinale e richiede un'immediata azione correttiva. I potenziali evocati motori (MEP) sono un altro strumento che permette di valutare eventuali danni al midollo spinale nel corso della fase intraoperatoria. Durante questo processo, vengono registrate le risposte dei muscoli a una stimolazione diretta della corteccia motoria.

Oltre a permette di individuare eventuali danni, questi strumenti guidano il chirurgo, aiutandolo a determinare l'ampiezza della correzione che può essere eseguita in modo sicuro nel corso dell'intervento correttivo della scoliosi.

3. Problemi relativi alla strumentazione e ai sistemi di fusione

In molti casi, gli strumenti e i dispositivi utilizzati per la fusione, quali ganci, barre e viti, possono creare problemi postoperatori. I ganci e le viti che escono dalla loro sede sono tra i rischi riportati più comunemente, in ordine di rilevanza. In alcuni casi, i ganci che sono stati usati per raddrizzare la colonna vertebrale possono in pratica spostarsi leggermente dalla loro posizione originaria. Questo spostamento può avvenire nel 5% dei casi circa e di solito la sua correzione richiede un ulteriore intervento, soprattutto se provoca molto dolore o consente un ulteriore margine di progressione della curva.

Inoltre, lo spostamento delle barre e il dolore possono essere un'altra potenziale complicazione. In alcuni casi, il sistema di barre non è correttamente fissato alla colonna vertebrale e ciò può comportare la perdita di una parte della correzione ottenuta in precedenza. Di rado, le barre, che di solito sono di titanio o acciaio inossidabile, possono rompersi, indicando che la fusione della colonna vertebrale non è avvenuta correttamente.

In alcuni altri casi, la barra può cominciare a sfregare su parti sensibili del corpo. Questo problema può manifestarsi da uno a cinque anni dopo l'intervento e, in generale, si osserva in meno del 10% circa dei pazienti che hanno subito l'operazione.

La maggior parte di problemi derivanti da tali attrezzature e strumentazioni richiedono un intervento di revisione per essere risolti, comportando nella maggior parte dei casi lo spostamento delle attrezzature, il loro riaggancio e riallineamento con la colonna vertebrale.

4. Pseudoartrosi

È una patologia che è considerata una tipica conseguenza della mancata fusione delle ossa ai livelli della colonna vertebrale interessati dall'intervento. La pseudoartrosi si verifica dall'1 al 5% dei pazienti circa ed emerge parecchi anni dopo l'operazione. Più precisamente, la pseudoartrosi è tipicamente una patologia dolorosa nella quale una falsa articolazione si sviluppa nel punto dell'intervento. In parole più semplici, si tratta del caso in cui l'innesto osseo utilizzato non guarisce correttamente, provocando ulteriori complicazioni. Per curare questa patologia, il tuo medico inserirà altri innesti ossei nella zona in cui la fusione non è riuscita.

5. Reazioni ai farmaci e all'anestesia

In alcuni casi, il paziente potrebbe sviluppare una reazione avversa all'anestesia o ai farmaci usati per l'intervento. Se sei a conoscenza di eventuali allergie o reazioni che potresti presentare agli anestetici, parlane prima con il tuo anestesista e discuti il tuo caso per evitare eventuali complicazioni nel corso dell'intervento.

6. Problemi polmonari

In alcuni casi, i pazienti possono sviluppare disturbi polmonari da lievi a moderati. Anche se possono verificarsi in qualsiasi tipo di paziente, questo tipo di complicazioni sono più probabili nei bambini affetti da scoliosi a seguito di disordini neuromuscolari quali spina bifida, paralisi cerebrale o distrofia muscolare. Tali disturbi respiratori e altri problemi legati alle funzioni polmonari di norma compaiono dopo una settimana dall'intervento e, se non sono di natura troppo grave, si risolvono nel giro di 3-4 mesi.

7. Degenerazione dei dischi

Gli interventi di fusione eseguiti nella zona lombare possono provocare molta pressione sui dischi, causando quindi la loro degenerazione. A seguito dell'invecchiamento, i pazienti più anziani possono essere colpiti da degenerazione dei dischi dopo un intervento per la correzione della scoliosi. Una volta che la fusione è stata eseguita in una determinata zona della colonna vertebrale, i segmenti sopra e sotto all'area interessata dovranno lavorare più duramente per supportare i movimenti. È lo sforzo che provoca la degenerazione e l'usura precoce.

8. Emorragia

La maggior parte di operazioni comportano il rischio di emorragie o di eccessiva perdita di sangue durante l'intervento, a causa della resezione di grandi aree muscolari e dell'esposizione di zone estese. Per questo motivo, gli esperti consigliano ai pazienti di donare il proprio sangue (donazione di sangue autologa) o di procurarsi del sangue in anticipo, nel caso sia necessaria una trasfusione. Potrai saperne di più sulla preparazione per l'intervento leggendo il capitolo 13.

Una delle ultime scoperte a questo riguardo è stata l'impiego preoperatorio dell'eritropoietina (rhEPO), che si ritiene aumenti la produzione di globuli rossi da parte del midollo osseo.

Altre complicazioni

Anche se rare, possono verificarsi anche altre complicazioni che, se non trattate entro un determinato periodo di tempo, provocano seri danni. Fra questi ci sono:

- Calcoli biliari
- Trombi
- Pancreatite
- Ostruzione intestinale

Cosa ho da perdere?

Nel valutare i rischi per decidere se vale la pena di correrli, poni a te stesso un'unica domanda diretta:

Ti senti meglio vivendo con la tua attuale patologia di quanto staresti considerando la possibilità dei rischi sopracitati?

Pericoli e rischi generali

I. Lungo periodo di convalescenza

Anche se questo è un pericolo associato con la maggior parte di interventi chirurgici, un'operazione correttiva della scoliosi può richiedere un tempo di recupero molto lungo.

Per un bambino, il periodo di recupero sarà almeno di 6 mesi, se non si verificano altre complicazioni per la salute. Anche negli adulti, la convalescenza prevista è lunga, dato che il ritmo di recupero è straordinariamente lento. Durante tutta la fase di recupero, i movimenti possono essere molto limitati, anche se i benefici ottenuti in seguito possono valerne la pena. In pratica, la durata della convalescenza dipenderà da molti fattori quali la propria storia clinica, l'età, il sesso e l'attuale gravità della curva.

Chiedi al tuo medico di illustrarti chiaramente la fase di recupero e di dirti se i rischi superano i benefici previsti.

2. Dolore cronico

Una volta che ti sarai sottoposto all'intervento per la scoliosi, potresti dover vivere con un dolore cronico alla schiena, soprattutto nella regione lombare o inferiore, per parecchio tempo. La spiegazione sostanziale di questo risiede nel fatto che le tue ossa vertebrali sono state fuse, limitando ulteriormente il movimento della colonna e provocando un dolore da moderato a grave a seguito di sforzi. Inoltre, i dispositivi come le barre e le viti usate per la fusione di norma non vengono rimossi. Ma in alcuni casi le viti peduncolari applicate con l'intervento si allentano e fanno male, e di conseguenza devono essere rimosse.

Quando ti sottoponi a un intervento per la scoliosi, puoi subire una perdita della mobilità del busto, dell'equilibrio e della forza muscolare, tutti fattori che possono contribuire al dolore lombare cronico. Probabilmente avrai una minore flessibilità della schiena, che può provocare ulteriore dolore con scatti o movimenti improvvisi.

In rari casi, alcuni pazienti continuano ad avere gravi problemi di dolore alla schiena anche anni dopo l'intervento.

3. Compromissione della crescita

In molti casi, soprattutto quando l'intervento chirurgico riguarda bambini piccoli, esiste un grave rischio di blocco della crescita ossea complessiva a seguito della fusione chirurgica. Il tuo medico dovrà fare un'analisi confrontando i possibili danni per la crescita al rischio che la curva progredisca rapidamente con l'età, se non si interviene chirurgicamente. Anche se la statura di tuo figlio potrebbe non essere influenzata in modo rilevante, è comunque probabile che si verifichi una compromissione generale della crescita.

> ## Interessante da sapere!
>
> Anche se gli esperti sottolineano il rischio del blocco della crescita, negli adulti la chirurgia per la correzione della scoliosi potrebbe invece farti sembrare più alto. La ricerca dimostra che, dopo questo tipo di intervento, un adulto medio potrebbe apparire più alto di 1 o persino 2 cm rispetto alla propria statura prima dell'operazione.

4. Sviluppo di artrite

Anche se l'artrite spinale e di altri tipi è un comune prodotto dell'usura legata all'età, il rischio aumenta nei pazienti che si sono sottoposti a un intervento per la scoliosi. Ciò dipende dal fatto che le forze che vengono trasmesse alla colonna vertebrale con i movimenti di piegamento e torsione si concentrano su un'area più piccola e sono, quindi, più intense e hanno un maggiore potenziale di provocare dei danni.

5. Cicatrici a lungo termine

La maggiore conseguenza estetica della chirurgia della scoliosi è la tua cicatrice, che sarà lunga più o meno come la parte della colonna vertebrale sottoposta alla fusione. Se avevi più di una sola curva, la tua cicatrice potrebbe in pratica iniziare in mezzo alle scapole e scendere giù sino al bacino (vedere l'immagine qui sotto).

Una tipica cicatrice di chirurgia spinale della scoliosi

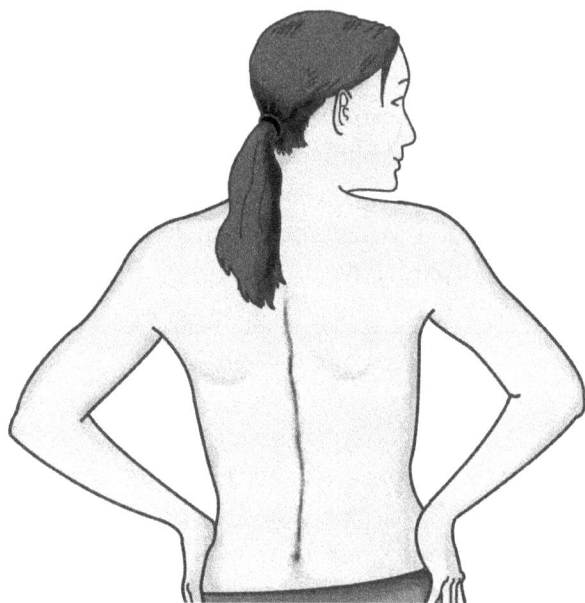

Cosa dice la ricerca?

Le complicazioni e i rischi della chirurgia eseguita per la correzione di una curva scoliotica sono un fattore che la comunità medica ha sempre preso in considerazione prima di consigliare questa procedura a un paziente. Sia il tradizionale metodo Harrington quanto la relativamente nuova procedura di Cotrel-Dubousset presentano i propri rischi associati. La ricerca è inoltre in grado di identificare alcuni gruppi di pazienti più esposti allo sviluppo di complicazioni della chirurgia della scoliosi. Per esempio, uno studio pubblicato su un numero recente di Spine afferma che i bambini con scoliosi neuromuscolare sono più vulnerabili ai rischi legati all'intervento chirurgico, soprattutto se la loro curva misura 60 gradi o più prima dell'operazione[2].

Inoltre, il tasso di complicazioni è risultato più elevato anche nei pazienti che subiscono un'osteotomia (un intervento chirurgico in cui un osso viene tagliato per accorciarlo, allungarlo o per modificare il suo allineamento), delle procedure di revisione o che sono stati oggetto di un approccio posteriore e anteriore combinato. Potrai leggere maggiori informazioni su questi approcci nel capitolo 15.

Contemporaneamente, la percentuale di complicazioni osservata è risultata superiore nei pazienti anziani, anche se i probabili benefici per questo gruppo di età sono anch'essi maggiori. Uno studio condotto a questo scopo ha mostrato che, mentre sono state osservate complicazioni solo nel 17% dei pazienti all'interno del gruppo di età tra 25 e 44 anni, la loro incidenza è risultata del 41% nei pazienti tra 45 e 64 anni, sino a un elevatissimo 71% nel gruppo di età tra 65 e 85 anni. Tuttavia, la popolazione più anziana presenta anche un tasso di miglioramento sproporzionatamente più alto della disabilità e del dolore correlato all'intervento chirurgico rispetto ai gruppi di età più giovanili.

Casi reali di scoliosi: La storia delle barre spezzate!

Una donna di poco più di trent'anni ha subito una procedura di Harrington per correggere la sua scoliosi a metà degli anni Ottanta. Le fu fatto tenere un gesso per circa 6 mesi, seguito da un guscio in plastica per altri 6 mesi. Al momento di toglierlo, entrambe le barre inserite con l'intervento si erano rotte. Entro un periodo totale di 5 anni, si sottopose a un altro intervento per la rimozione delle barre. Tuttavia, attorno ai 39 anni la sua colonna vertebrale cominciò a peggiorare rapidamente. In pochi anni, fu costretta su una sedia a rotelle e a ricorrere a un aiuto per lavarsi e vestirsi.

Secondo i medici, la parte inferiore della sua colonna vertebrale si era praticamente sbriciolata. Era l'unica parte che non era danneggiata. Le fu detto che la sua scoliosi si era ripresentata. La paziente temeva inoltre che i suoi polmoni potessero essere compromessi come era già accaduto nella sua adolescenza a causa della scoliosi.

CAPITOLO 11

La gestione economica – Un vero buco nel tuo bilancio

Sottoporsi a un intervento per la scoliosi, come per qualunque intervento importante, è una grossa decisione. Che riguardi te o un membro della tua famiglia, la decisione di fare un intervento per la correzione della scoliosi dovrebbe comprendere una pianificazione preventiva e un'attenta analisi dei vari aspetti coinvolti. Una volta che hai deciso per la chirurgia, il primo e più importante aspetto da considerare sono le implicazioni economiche della chirurgia. In questo capitolo discuteremo le varie questioni finanziarie coinvolte in un intervento chirurgico.

L'esborso di denaro – I fattori da considerare

Alcune stime mostrano che negli Stati Uniti vengono eseguiti ogni anno più di 20.000 interventi di impianto di barre Harrington, con un costo medio di circa 120.000 dollari a operazione.

La pianificazione economica di un intervento correttivo della scoliosi nel prossimo futuro è certamente di per sé un grosso lavoro. Quando cerchi di comprendere gli aspetti economici del tuo intervento chirurgico, la tua necessità primaria è riuscire a definire l'esatto importo che potrebbe essere richiesto. Tuttavia, dato che ogni individuo e ogni situazione sono diversi, anche il costo necessario per rettificare la tua curva scoliotica può variare notevolmente.

Nel tentare di determinare una stima del costo del tuo intervento, ci sono una quantità di fattori che dovrai prima prendere in considerazione. Qui elenchiamo alcuni dei più importanti che dovrai valutare per riuscire a determinare il costo.

1. Gravità della tua curva

Il primo e più importante fattore per determinare il costo del tuo intervento per la scoliosi è la curva stessa. La gravità della tua curva, la sua esatta posizione e cosa è necessario per correggerla sono tutti fattori da considerare per determinare l'esatto costo della tua operazione. In effetti, la gravità della tua curva determinerà anche il costo della maggior parte di altri fattori connessi, quali la durata del ricovero in ospedale, il tipo di attrezzature da utilizzare, nonché il tipo di chirurgo cui dovrai rivolgerti.

2. Durata del ricovero ospedaliero

Dovrai farti un'idea di quanto potrà essere lungo il tuo soggiorno in ospedale. Questo dipenderà dalla tua età, dal tipo preciso di intervento che devi fare, nonché dal tuo stato di salute. La durata del tuo ricovero in ospedale dipende anche da eventuali complicazioni postoperatorie che potrebbero verificarsi.

3. L'ospedale e il chirurgo che scegli

Ogni medico, istituzione sanitaria e ogni paese ha le proprie politiche finanziarie. In effetti, ogni nazione ha politiche specifiche per quanto riguarda l'assistenza offerta ai pazienti che si sottopongono a un intervento per la scoliosi. Per esempio, lo Shriners Hospital negli Stati Uniti e in Canada offre tariffe scontate a tutti i pazienti scoliotici di età inferiore ai 18 anni. Contemporaneamente, secondo alcune fonti, in determinati paesi come la Germania, il prezzo di un intervento di scoliosi è di norma inferiore del 75% al costo del trattamento negli Stati Uniti, anche se i dati possono variare.

Dovrai analizzare attentamente il tuo budget disponibile in rapporto alle varie possibilità che ti sono offerte. Il particolare ospedale e chirurgo che scegli per il tuo intervento determineranno in larga parte il costo della tua operazione. Nel capitolo 12, troverai informazioni specifiche sulla selezione del chirurgo giusto per il tuo caso.

4. Tipi di strumentazione necessaria

Il costo dell'intervento dipenderà anche dal tipo di strumentazione coinvolta nella tua operazione. Inoltre, il costo può dipendere anche dal grado di novità della procedura. Alle volte, le nuove procedure ancora in fase di test sono meno costose rispetto ad altre che sono in uso da molto tempo. Può essere utile capire le caratteristiche dei tipi e i modelli di ganci, barre e viti che verranno utilizzati, perché anche i loro prezzi possono variare.

5. La tua copertura previdenziale e assicurativa

Devi verificare l'esatta copertura previdenziale di cui puoi godere per l'intervento cui intendi sottoporti. Per esempio, alcune assicurazioni potrebbero non coprire alcuni elementi dei costi chirurgici, come la strumentazione. Parla con un responsabile per approfondire tutti gli elementi coinvolti nel tuo caso. Dovrai inoltre verificare questi aspetti con l'ufficio amministrativo dell'ospedale per essere certo che tutte le questioni economiche siano risolte prima dell'intervento.

Le stime – Spese previste

Come per qualsiasi trattamento sanitario importante, la chirurgia per la scoliosi è una procedura costosa. Devi programmare accuratamente e prendere in considerazione tutti i fattori per fare in modo di essere adeguatamente preparato per tutte le spese, compresa l'eventualità di imprevisti.

Il costo di un intervento per la scoliosi di solito varia in base ai molti fattori di cui abbiamo parlato sin qui. Tenendo presenti tutti i fattori, un normale intervento correttivo della scoliosi può costare da 75.000 a 300.000 dollari a operazione.

Di seguito, forniamo una breve analisi dei costi totali relativi alle spese previste per l'intervento.

i) Costi infrastrutturali

I costi infrastrutturali di norma includono gli addebiti per il ricovero ospedaliero del paziente, nonché quelli per il soggiorno di familiari o personale di assistenza privato.

ii) Costo dell'intervento

Comprende il costo della procedura chirurgica vera e propria, che in sostanza corrisponde alla tariffa del tuo chirurgo o dell'ospedale per l'intervento correttivo della scoliosi.

iii) Costi per farmaci

Comprendono il costo di tutti farmaci, compresi antibiotici, antidolorifici e anestetici nel corso della tua operazione, nonché prima e dopo l'intervento.

iv) Costi delle attrezzature

Il tuo chirurgo userà una serie di viti, barre, fili, ganci e altri strumenti per correggere la tua curva. A seconda del tipo esatto di attrezzature impiegate, il costo degli interventi può variare.

v) Costo della terapia

Una volta terminata l'operazione, avrai bisogno di una serie di terapie aggiuntive per la riabilitazione. Per tornare alle tue attività quotidiane, ti servirà l'aiuto di un fisioterapista e di altri professionisti sanitari i cui costi andranno ad aggiungersi al costo totale dell'intervento chirurgico.

vi) Costi per assistenza

Alcuni ospedali di norma permettono a una o due persone di restare con te per assisterti in ospedale. La loro permanenza è un costo, che deve comprendere soggiorno, pasti e altre necessità e deve essere incluso nelle stime totali.

La tabella seguente ti fornisce uno schema da usare per la pianificazione delle spese, fino a ottenere una stima approssimata del costo del tuo intervento.

Tabella della stima dei costi

Tipo di spesa	Costi stimati
Costi infrastrutturali	
Costo dell'intervento	
Costi per farmaci	
Costi della strumentazione	
Costi della terapia	
Costi per assistenza	
Totale	

Copertura previdenziale e assicurativa

A causa degli importi significativi dei costi coinvolti in un intervento per la scoliosi, è molto importante verificare le possibilità di strumenti alternativi per coprire le spese, oltre ai tuoi risparmi. Tra le varie possibilità, un'assicurazione sanitaria privata risulta una delle scelte più naturali per contribuire a coprire tutti i costi.

Costi inclusi ed esclusi

Anche se, di norma, la chirurgia della scoliosi è inclusa nelle coperture delle assicurazioni private, ci sono alcuni particolari sui quali è necessario informarsi. In diversi casi, il tuo assicuratore potrebbe affermare che alcuni aspetti della procedura chirurgica da te proposta potrebbero non essere necessari, sperimentali o estremi. La copertura assicurativa per tali costi viene spesso negata al primo tentativo. L'équipe del tuo chirurgo dovrà farsi carico della discussione con l'assicurazione o l'ente previdenziale, per definire le modalità essenziali, come illustriamo più avanti nel paragrafo "Autorizzazione preventiva".

In questo paragrafo, abbiamo riassunto alcuni punti importanti relativi alla copertura assicurativa disponibile per il tuo intervento correttivo della scoliosi:

→ L'innesto osseo è un elemento essenziale dell'intervento. Tuttavia, alcune assicurazioni considerano la tecnica dell'applicazione della BMP per gli innesti ossei come una procedura sperimentale e negano la copertura.

→ Dal momento che le strumentazioni in titanio sono più costose rispetto alle barre in acciaio inossidabile, la tua assicurazione potrebbe definirle una spesa non necessaria.

→ Il costo di alcuni assistenti chirurgici o sanitari in sala operatoria potrebbe essere rifiutato, anche se si tratta di elementi integranti dell'équipe chirurgica del tuo medico.

→ In alcuni casi, gli enti previdenziali pubblici e privati potrebbero coprire il 100% dei costi ospedalieri. Tuttavia, alcuni specialisti coinvolti nel tuo intervento, come l'anestesista, il patologo o il fisioterapista potrebbero non essere convenzionati con le strutture sanitarie, che quindi non pagherebbero, o pagherebbero solo una percentuale ridotta, dei loro servizi. D'altra parte, la copertura previdenziale potrebbe comprendere questi servizi, purché svolti da uno specialista convenzionato.

Autorizzazione preventiva

Prima di programmare la data definitiva della tua operazione, devi ottenere l'autorizzazione preventiva da parte dell'ente previdenziale, della struttura del sistema sanitario o dell'assicurazione privata che coprirà le spese. Nella maggior parte dei casi, il tuo chirurgo metterà a disposizione personale specializzato a questo scopo, che ti garantirà di ottenere l'autorizzazione preventiva. All'interno di questa fase, l'équipe del tuo medico potrà anche essere in grado di negoziare la migliore compensazione possibile per il tuo intervento.

Comunque, è importante che tu sappia che questa procedura di autorizzazione preventiva può richiedere settimane o persino mesi. Quindi, devi considerare questo margine di tempo prima di programmare altri aspetti del tuo intervento per la scoliosi.

Oltre a quanto detto sin qui, è importante anche sapere che le politiche assicurative e previdenziali per quanto riguarda gli interventi correttivi della scoliosi variano da paese a paese. Per esempio, negli Stati Uniti, le assicurazioni di solito coprono almeno la metà delle spese totali. Invece in Canada, di solito gli interventi per la scoliosi sono coperti al 100% dal sistema sanitario canadese. La logica di questo sistema è che, se il tuo medico decide che l'intervento è necessario, e non per meri motivi estetici, allora esso deve essere a carico dello Stato.

Il tuo piano in 5 fasi per la gestione economica

1. Studia i fattori che ti riguardano per averne una conoscenza adeguata

Passa in rassegna tutti i fattori che abbiamo illustrato sopra e raccogli tutte le informazioni importanti relativamente al tuo intervento. Devi fare un'analisi attenta di tutti i fattori per buttare giù una stima accurata del denaro che ti servirà realmente.

2. Butta giù una stima

Una volta superata la fase 1, puoi quindi passare alla preparazione di una stima più precisa dei costi coinvolti, buttando giù un costo corrispondente a ciascuna voce, per ottenere un preventivo di spesa approssimato.

3. Chiarisci le modalità della tua copertura assicurativa o previdenziale

Fai riferimento alle informazioni fornite sopra per determinare l'esatta copertura previdenziale o assicurativa di cui puoi godere. Ci possono essere casi in cui la copertura potrebbe risultare inadeguata e quindi si devono cercare strumenti alternativi. Tali situazioni possono verificarsi in questi due casi:

- Non hai una copertura sanitaria
- La tua copertura sanitaria non copre tutte le spese

In tale situazione, puoi pensare a una seconda assicurazione o verificare se puoi rivolgerti a un altro ente previdenziale. Tuttavia, la maggior parte di assicurazioni ed enti hanno regole definite per la copertura di patologie preesistenti.

4. Evidenzia l'eventuale differenza

Nei casi in cui, nonostante tu abbia fatto tutti gli sforzi economici possibili per finanziare il tuo intervento, ci sia ancora una differenza non coperta, puoi prendere in considerazione alcune altre possibilità per coprire le spese. Di seguito, elenchiamo alcune delle possibilità che potresti avere:

→ Alcuni chirurghi potrebbero offrirti uno sconto accettando di prendere parte a uno studio di ricerca

→ Le cliniche del gruppo Shriners Hospitals offrono interventi chirurgici gratuiti per ragazzi fino all'età di 18 anni. Questi ospedali sono presenti in molte città fra cui Chicago in Illinois, Greenville in South Carolina, Honolulu nelle Hawaii, Houston (Texas), Lexington in Kentucky, Los Angeles in California, Minneapolis nel Minnesota e Philadelphia in Pennsylvania. Al di fuori degli Stati Uniti, esistono cliniche Shriners Hospitals a Montreal e a Città del Messico.

→ Verifica se puoi avere un anticipo sul TFR.

→ Parla con l'ufficio amministrativo dell'ospedale per conoscere eventuali piani di pagamento dilazionati, come quelli con rateizzazione mensile.

→ Chiedi un finanziamento per spese sanitarie o un prestito ipotecario alla banca.

5. Tieni a portata di mano un piano di emergenza

Anche dopo aver completato tutto il processo illustrato qui sopra, devi sempre avere pronto un piano di emergenza. Prendi in considerazione la possibilità di chiedere l'aiuto di un parente o di un amico, a cui ricorrere nel caso di spese impreviste o per qualsiasi altro problema relativo agli aspetti finanziari della tua operazione.

Casi reali di scoliosi: L'ostacolo previdenziale!

La storia di Mathew, sin dall'inizio, è stata particolare. Aveva solo 6 mesi quando i medici gli diagnosticarono una scoliosi infantile idiopatica. Il suo stato era tale che i dottori temevano che fosse a rischio di problemi respiratori già a questa età. Il motivo risiedeva nella natura della sua curva scoliotica, che era progressiva e aveva un'elevata probabilità di aumentare molto rapidamente.

Per tenerla a freno, i medici consigliarono l'uso del busto, che era di per sé piuttosto difficile in un bambino così piccolo. Tuttavia anche il busto non riuscì a impedire la progressione della curva. A questo punto, la famiglia di Mathew decise per un intervento correttivo della scoliosi. Purtroppo, un altro ostacolo si frappose a questo punto del percorso. Lo specialista della scoliosi era disponibile solo a San Diego, in California, una distanza che non rientrava nel piano di assicurazione sanitario della famiglia. Fu solo dopo l'intervento del loro specialista locale in Nevada e del chirurgo di San Diego che a Mathew fu consentito di cominciare il suo trattamento con lo specialista di San Diego.

CAPITOLO 12

Scegliere il momento, il luogo e il chirurgo

Nei paragrafi che seguono, ti guideremo attraverso tutto il processo di scelta del tuo chirurgo, assieme al momento e al luogo del tuo intervento. Troverai anche informazioni sugli argomenti da approfondire allo scopo di fare una scelta consapevole.

Perché è importante?

La medicina e la chirurgia sono forse fra le professioni più scelte oggi nel mondo. Le specializzazioni sono molte, così come le opportunità di fare esperienza sul campo. Tuttavia, dato che la chirurgia è un settore della medicina ad alta specializzazione, i servizi offerti da ciascun singolo chirurgo non sono adatti a ogni tipo di paziente. Un chirurgo che ha eseguito una fusione spinale su un tuo conoscente può essere assolutamente un ottimo professionista, ma potrebbe non essere l'abbinamento migliore per te o per la tua patologia.

È il fatto di sentirsi a proprio agio con il chirurgo e con l'ospedale prescelti che conta alla fine, una volta appurate le relative qualifiche professionali e l'esperienza!

Quando decidi di sottoporti a una procedura complessa come un intervento chirurgico per la correzione della scoliosi, sicuramente metti in gioco parecchio, ma puoi aspettarti buoni risultati con un'analisi attenta e una pianificazione preventiva. Molto probabilmente, hai preso in considerazione i possibili rischi e complicazioni che possono verificarsi durante e dopo l'intervento. Dato che molti di questi rischi possono verificarsi con le migliori precauzioni, è consigliabile programmare e prepararsi a minimizzare qualsiasi eventuale problema successivo. La scelta del chirurgo, accanto al momento e al luogo dell'intervento, è forse una delle scelte più importanti che puoi fare volontariamente per assicurare il massimo successo della tua operazione.

Stabilisci una data

Quindi, hai deciso di sottoporti a un intervento di correzione della curva della tua colonna vertebrale? A questo punto, avrai probabilmente già valutato i rischi e anche pianificato i costi, come abbiamo illustrato nei capitoli precedenti. Adesso è il momento di fare un piano concreto per l'intervento. Come può apparire evidente, ci sono tre cose principali da decidere, ovvero:

- la data dell'intervento
- il luogo dell'intervento
- il chirurgo

In questo paragrafo, cominciamo guidandoti attraverso il processo della scelta della data del tuo intervento attraverso alcune semplici fasi.

Fase I – Valuta la tua curva

Devi partire dalla comprensione dello stato della tua curva. Consultando il tuo medico, devi verificare la progressione della tua curva e stabilire il momento migliore per l'operazione. Per esempio, se il tuo chirurgo considera eventuali ulteriori dilazioni pericolose per la tua salute, allora hai buoni motivi per fissare presto la data dell'intervento. Decidi quanto hai bisogno di aspettare e potrai fissare una data corrispondente.

Fase 2 – Analizza il tuo stato patologico

Sempre assieme al tuo chirurgo e specialista della colonna vertebrale, analizza eventuali patologie che devono essere curate prima di sottoporsi all'intervento. Per esempio, potresti soffrire di un'eruzione cutanea o di un episodio di artrite, che devono essere curati prima dell'operazione. Dato che l'intervento per la correzione della scoliosi non è quasi mai urgente, dovrebbe essere possibile attendere fino a che tali disturbi sono stati risolti.

Fase 3 – Risolvi gli aspetti logistici

Dopo aver fatto quanto illustrato sopra, puoi prendere in considerazione altri fattori che potrebbero determinare la data migliore per il tuo intervento. Di seguito elenchiamo alcuni fattori comuni da valutare, anche se possono esistere altre considerazioni in base alle specifiche circostanze personali. Alcuni fattori che potrebbero influenzare la tua decisione sono:

→ Se ci sia un impegno professionale importante che devi completare prima di poterti assentare dal lavoro per un periodo di tempo.

→ Se siano previsti eventi importanti nella tua famiglia, come nascite, matrimoni, cerimonie di diploma o laurea e simili.

→ Se sei una donna, cerca di stabilire una data lontana dal tuo ciclo.

→ Se c'è una stagione dell'anno che, sotto il profilo climatico, possa influire sulla tua riabilitazione.

→ Se hai programmi di viaggio nell'immediato futuro.

→ Se sarà disponibile un tuo familiare che potrebbe assisterti nella fase postoperatoria.

Scelta dell'ospedale

Questa fase potrebbe essere svolta in combinazione con le altre due. Per chiarire la logistica del tuo intervento, dovrai ora cercare l'ospedale dove sarà eseguita la tua operazione.

In questo paragrafo, ti indicheremo una serie di fattori che influenzeranno la scelta del luogo e dell'ospedale per il tuo intervento.

I fattori che contano

1. Posizione e distanza

In generale è utile scegliere un ospedale facilmente raggiungibile da casa. In pratica, questa potrebbe essere una delle decisioni più difficili da prendere. Si deve trovare un equilibrio tra la qualità dell'assistenza e l'accessibilità dalla propria zona di residenza. Alla fine, la vicinanza a casa potrebbe diventare irrilevante. Comunque, il fatto che l'ospedale si trovi in un luogo facilmente accessibile è più pratico sia per il trattamento che per la fase postoperatoria.

2. La tua copertura previdenziale

Alcune assicurazioni offrono coperture inferiori per gli ospedali al di fuori del proprio circuito. Verifica le informazioni relative con la tua assicurazione o copertura previdenziale prima di fare la tua scelta, per poter godere della massima copertura dei costi. Per farlo, puoi cercare un chirurgo ortopedico qualificato negli elenchi che le assicurazioni e le strutture del sistema sanitario di solito mettono a disposizione.

3. La reputazione dell'ospedale e la sua percentuale di successi

Ecco alcune delle fonti che puoi consultare per saperne di più sulla reputazione di uno specifico ospedale e sulla sua percentuale di successi. Esse comprendono:

- I racconti di pazienti e dei loro familiari
- Il parere del tuo medico di base
- I resoconti delle attività degli ospedali, che possono fornire informazioni utili, quali un elenco degli interventi eseguiti lo scorso anno suddivisi per categorie.

4. Infrastrutture e servizi

Molti ospedali hanno zone specifiche dedicate ai pazienti di ortopedia. Potrebbe esserti utile visitare queste aree della struttura e magari dare un'occhiata alle stanze. Controlla i dettagli importanti, come il numero di infermieri e il personale di assistenza disponibile e il rapporto pazienti/infermieri.

È importante anche che il tuo ospedale abbia a disposizione le attrezzature e le tecnologie che servono per la chirurgia della scoliosi, tra cui ad esempio:

- Sistemi professionali di ricambio dell'aria per evitare la proliferazione di germi
- Sistemi di monitoraggio avanzati
- Sistemazioni speciali per i soggetti disabili

5. L'équipe

La scelta del chirurgo è estremamente importante e ne parleremo più approfonditamente nei paragrafi successivi. Tuttavia, la chirurgia richiede un'intera équipe di professionisti sanitari. Cerca di scoprire qualcosa di più su questi specialisti, che sono:

- Radiologi
- Anestesisti
- Terapisti fisici
- Infermieri

Il luogo o il chirurgo – qual è la priorità?

Potresti chiederti perché devi scegliere sia il luogo che il chirurgo. Dopotutto, potresti pensare che la decisione più importante sia la scelta del chirurgo e che lo specifico ospedale sia irrilevante. Invece, non tutti gli ospedali offrono le stesse strutture per un intervento di correzione della scoliosi. La cosa migliore è cercare un equilibrio tra questi due aspetti, un chirurgo qualificato che operi in un ospedale accessibile e ben attrezzato.

La scelta del tuo chirurgo – Uno sguardo dietro alle quinte

Nella ricerca del chirurgo migliore per il tuo intervento di correzione della scoliosi, è naturale controllare alcune cose ovvie, come le qualifiche professionali del medico, la sua esperienza e la sua reputazione. Oltre alla conoscenza di questi fattori, è utile sapere anche altre cose sul tuo medico, che potrebbero essere meno ovvie.

Nei paragrafi che seguono, ti forniremo una guida dettagliata degli aspetti da verificare nella scelta del tuo chirurgo, degli elementi della reputazione da privilegiare e, ancora più importante, degli eventuali segnali negativi a cui prestare attenzione.

A proposito del tuo chirurgo – 10 cose da sapere

1. È in possesso delle qualifiche, abilitazioni e certificazioni professionali previste?

Fai le tue ricerche per determinare i requisiti standard di un chirurgo spinale. Verifica che il medico soddisfi tali requisiti e sia correttamente qualificato per eseguire interventi correttivi della scoliosi. Esistono anche requisiti di legge obbligatori per l'esecuzione di questo tipo di operazioni.

Come regola generale, è utile scegliere un chirurgo spinale che abbia conseguito una specializzazione che preveda un addestramento specifico nella chirurgia della colonna vertebrale.

2. È membro di organizzazioni professionali?

È importante che tu verifichi che il chirurgo che ti proponi di scegliere sia iscritto a eventuali organizzazioni professionali. Ogni branca della medicina e della chirurgia ha le proprie organizzazioni professionali che riconoscono l'iscrizione ai medici del settore.

Per esempio, negli Stati Uniti, l'iscrizione di tali chirurghi all'American Academy of Orthopedic Surgeons è di norma obbligatoria.

Inoltre, specificamente per quanto riguarda la scoliosi, puoi far riferimento alla Scoliosis Research Society (SRS), che prevede rigorosi requisiti di iscrizione agli specialisti membri. In effetti, la SRS può fornirti un elenco aggiornato di chirurghi ortopedici qualificati nella tua zona.

3. È specializzato/a nella chirurgia della colonna vertebrale?

Anche se il chirurgo che stai prendendo in considerazione è qualificato per operare, potrebbe non esserlo per quanto riguarda la chirurgia della scoliosi. È importante sapere se il tuo medico ha esperienza specifica nell'esecuzione di fusioni spinali per la correzione della scoliosi. Controlla che il tuo specialista sia in possesso dell'esperienza necessaria per l'esecuzione di tali procedure.

4. Quanta esperienza ha nell'esecuzione di interventi correttivi della scoliosi?

Scopri quanti interventi di correzione della scoliosi il tuo chirurgo ha eseguito sinora. In generale, può essere una buona regola cercare un chirurgo i cui interventi spinali rappresentino almeno il 50% dei suoi casi totali. Se un chirurgo è iscritto a un'associazione come la SRS, di solito ha svolto almeno il 20% della propria esperienza operatoria nel trattamento di deformità della colonna vertebrale. Hai un fondato motivo di rivedere la tua scelta se il tuo chirurgo ha eseguito una quantità modesta di interventi per la scoliosi.

5. Qual è la sua percentuale di successo?

Una volta accertato il grado di esperienza del tuo medico, è il momento di verificare la sua percentuale di successo. Cerca opinioni di prima mano da parte dei precedenti pazienti operati che hanno subito interventi simili. Parla con il chirurgo dello stato di salute dei pazienti sia durante che dopo l'operazione e chiedi se abbiano subito serie complicazioni. Potrai quindi chiedere al tuo chirurgo di chiarirti meglio le eventuali domande che potrebbero esserti sorte.

6. Cosa ne dicono i membri della sua équipe?

È utile ottenere informazioni dalle persone che lavorano con il tuo chirurgo. Nella maggior parte dei casi, gli assistenti e gli altri sanitari hanno una chiara visione del modo di lavorare del medico. Per esempio, puoi sentire le loro impressioni a riguardo della sua attenzione per i dettagli, che è un aspetto molto importante quando si parla della gestione di un intervento di precisione come la chirurgia spinale.

7. Ti senti a tuo agio nei suoi confronti?

Questo aspetto è importante quanto tutti gli altri discussi sinora. Devi fare in modo di essere completamente a tuo agio con il chirurgo che stai prendendo in considerazione. Un intervento per la scoliosi è un evento che modifica l'esistenza ed essere a proprio agio con la persona che lo esegue è estremamente importante per il successo dell'operazione. Per cominciare, il tuo medico deve essere franco e diretto nel rispondere alle tue domande, non deve scoraggiarti dal sentire un secondo parere e, soprattutto, deve essere paziente di fronte alle tue richieste.

8. È impegnato/a in attività di ricerca?

Spesso è utile sapere se il chirurgo che stai selezionando è coinvolto in ricerche nel settore di cui si occupa. Ciò costituisce un'indicazione del fatto che il tuo specialista sia coinvolto nell'elaborazione di innovazioni e scoperte e quindi di avanzamenti nel campo della sua specializzazione. Puoi anche cercare di scoprire se partecipa a eventi internazionali del suo settore, utili ai professionisti per essere sempre aggiornati sugli ultimi sviluppi nel proprio campo.

9. Adotta tecnologie e strumenti innovativi?

È utile anche sapere se il tuo medico crede nell'aggiornamento delle tecniche e degli strumenti, in base agli sviluppi più recenti della sua professione. In teoria, un chirurgo di successo dovrebbe sempre cercare di migliorare le proprie metodiche impiegando le tecniche e gli strumenti disponibili più recenti.

10. La tua assicurazione o ente previdenziale copre le sue parcelle?

Parlando di costi, è utile sapere se i servizi del chirurgo che hai scelto sono coperti dalla tua assicurazione sanitaria o ente previdenziale. Verifica con l'ente interessato in base al luogo in cui opera e alla parcella preventivata.

> ## Una cosa da ricordare...
>
> Ricordati sempre che non esiste una formula perfetta per misurare l'esperienza di un chirurgo. I parametri variano in base al tipo di intervento a cui ti devi sottoporre e a molti altri fattori.

Siamo onesti

Oltre alle domande standardizzate e di natura accademica elencate sopra, ci sono diverse altre domande a cui è più difficile rispondere, che in teoria dovresti porre quando stai scegliendo il tuo chirurgo. Le risposte a queste domande potranno probabilmente fornirti un'indicazione migliore dell'adeguatezza del medico per il tuo caso.

Il mio consiglio: il tuo chirurgo potrebbe non essere del tutto franco nel rispondere a queste domande. Fatti furbo e cerca i segnali del linguaggio del corpo, le espressioni e le risposte indirette per individuare eventuali pecche nelle sue risposte.

Le 5 temute domande che devi porre

D1. Le è mai stato legalmente impedito di operare o ha subito azioni legali relative alla sua professione?

D2. Qual è la complicazione peggiore che si è verificata a seguito di un suo intervento di chirurgia della scoliosi o altro?

D3. Quando ha eseguito la prima volta questo tipo di intervento e quanti ne ha fatti da allora?

D4. I bambini si trovano bene con lei?

D5. Le dispiace se chiedo un secondo parere?

I segnali negativi

Anche se eventuali problemi seri relativi al tuo chirurgo dovrebbero esserti già noti, ci sono questioni sul tuo medico che potrebbero rivelarsi nel corso della tua interazione con lui. Stai attento a eventuali segnali negativi, che indicano chiaramente che devi decisamente stare alla larga da quel particolare specialista.

Alcuni segnali negativi sono:

→ Se il tuo chirurgo ha subito in passato una causa legale

→ Se il tuo chirurgo non accetta volentieri un secondo parere

→ Se il tuo chirurgo non è paziente di fronte alle tue domande

→ Se il tuo chirurgo tenta di influenzare la tua decisione di fare o non fare l'intervento

→ Se il tuo chirurgo mostra disprezzo per le altre cure che stai seguendo al momento

→ Se ci sono ambiguità nel modo in cui ti presenta i costi o altri aspetti logistici

→ Se la tua ricerca del feedback dei pazienti rivela importanti complicazioni postoperatorie

→ Se l'équipe del tuo chirurgo o altri medici fanno commenti negativi

→ Se apprendi notizie o commenti negativi su questo chirurgo dai media

CAPITOLO 13
Prepararsi per l'intervento

Avendo ormai preso tutte le decisioni essenziali, è ora il momento di cominciare a prepararsi per l'intervento. Dovrai ora pensare in anticipo a programmare il grande giorno. In questo capitolo, ti guideremo negli aspetti fondamentali della preparazione per la chirurgia della scoliosi. Ti forniremo linee guida complete per prepararti sotto l'aspetto medico, prendendo in considerazione sia gli esami che i farmaci. Ti forniremo anche un elenco dettagliato di cosa portare con te all'ospedale per essere più comodo e a tuo agio prima e dopo l'operazione.

Un intervento per la correzione della scoliosi è veramente una grande decisione. Si porta dietro una serie di possibili implicazioni e una sconcertante gamma di complicazioni e circostanze impreviste. Le emergenze mediche sono sempre frequenti dentro e fuori dalla sala operatoria e raramente ricadono nell'ambito del controllo volontario del paziente e, spesso, neanche di quello degli esperti. Quindi, è consigliabile pianificare avendo ben presente la possibilità di potenziali complicazioni, in modo da minimizzare l'ampiezza dei danni e ottenere risultati positivi.

Continua a leggere mentre ti guidiamo in un approccio passo per passo alla preparazione del tanto atteso giorno della tua operazione.

1) Esercizio, fitness e dieta

Più sano e robusto sei prima dell'intervento, più rapidamente riuscirai a recuperare.

Essere in buone condizioni fisiche ti aiuterà ad affrontare molto meglio le difficoltà di un intervento per la scoliosi. Per il tuo stesso interesse devi fare attività fisica regolare, perché più in forma sarai prima dell'operazione, più rapidamente potrai recuperare quando l'intervento sarà finito. In effetti, l'attività fisica regolare presenta un duplice beneficio:

→ Ti mantiene sano e in forma
→ Allevia l'ansia e lo stress associati all'intervento

Con ogni probabilità, il tuo medico ti consiglierà di praticare sport per quanto possibile prima dell'operazione, in modo regolare e facendo attenzione a evitare sforzi eccessivi.

Ciò che il tuo dottore potrebbe non dirti...

Non tutti i chirurghi prescrivono esercizi specifici o una dieta alimentare. Alcuni specialisti ti consiglieranno genericamente di fare attività fisica e seguire una dieta sana. Tuttavia, è utile cercare un ulteriore aiuto per capire il tipo specifico di esercizi da fare e gli alimenti da mangiare e da evitare.

Tipi di esercizio

Il tuo chirurgo potrebbe consigliarti di fare esercizi specifici per raggiungere alcuni obiettivi importanti, come la flessibilità e il miglioramento dell'arco di movimento. In generale, è meglio combinare un regime di base di attività aerobica con l'allenamento muscolare. L'allenamento aerobico comprenderà essenzialmente esercizi per rafforzare cuore e polmoni, come le camminate, il nuoto o la bicicletta.

Allo stesso tempo, l'allenamento muscolare comprenderà esercizi che ti aiuteranno a migliorare la forza delle gambe e delle braccia. Questo è essenziale perché la forza di gambe e braccia ti servirà per passare da una posizione all'altra dopo l'operazione.

Forse non sai che...

A meno che tu non sia obeso, il tuo chirurgo potrebbe non volere che tu perda i chili in eccesso prima dell'intervento. Dato che è comunque probabile che tu perda molto peso dopo l'operazione, la riserva in più costituita da qualche chilo di troppo in realtà può essere un vantaggio!

Preparazione per l'intervento – esercizi che puoi fare

Di seguito, descriviamo alcune delle forme di esercizi più utili che puoi utilizzare per mantenere e sviluppare la forza e per assicurarti un recupero rapido.

a) *Per l'arco di movimento (o ROM)*

Questi esercizi produrranno l'effetto che ti servirà maggiormente, perché dopo l'intervento i tuoi muscoli saranno rigidi. Nella maggior parte dei casi, il paziente non sarà in grado di piegarsi o girarsi normalmente.

I tipi di esercizi più utili a questo scopo sono quelli che comportano contrazioni e distensioni ripetute dei grandi gruppi di muscoli del corpo. Dato che richiedono movimenti ampi, questi esercizi contribuiscono a migliorare il tuo arco di movimento. Le forme più comuni di attività fisica consigliate a questo fine sono:

- Camminata
- Bicicletta

- Corsa
- Nuoto

b) Per prevenire la trombosi sanguigna

I passi indicati qui sotto descrivono un esercizio utile ed efficace che puoi fare per prevenire le trombosi che possono essere provocate dall'intervento per la scoliosi.

Esegui questi tre esercizi fase per fase per prevenire la formazione di trombi.

Esercizio 1

- Lentamente, con le punte dei piedi in avanti, allungale dolcemente verso il fondo del letto.
- Ora, tenta di portare le punte dei piedi verso il mento.
- Ripeti 10 volte.

Esercizio 2

- Delicatamente, piega un ginocchio.
- Ora, fai scorrere il calcagno lungo l'altra gamba, verso l'anca.
- Lentamente, allunga di nuovo la gamba e rilassala.

Esercizio 3

Questo esercizio dev'essere eseguito sdraiati.

- Lentamente, ma con decisione, muovi il piede come se tu stessi disegnando dei cerchi sul letto con il tallone.

c) Per la prevenzione di complicazioni polmonari

Le complicazioni polmonari e respiratorie sono un problema molto comune associato alla chirurgia della scoliosi. Per prevenirle, puoi eseguire esercizi respiratori preventivi per evitare il più possibile le complicazioni polmonari.

Esegui i passi indicati sotto per fare uno degli esercizi respiratori e con colpi di tosse volontari più efficaci per questo scopo:

- Fai un'inspirazione dal naso lunga e profonda
- Trattieni il respiro, contando fino a 5
- Ora, espira lentamente, solo attraverso la bocca
- Ripeti per cinque volte
- Durante la quinta espirazione, cerca di tossire forte spingendo dall'addome

Puoi trovare un'ulteriore guida nel volume "Il tuo piano per la prevenzione e il trattamento naturale della scoliosi", una ricca fonte di utili informazioni per il trattamento naturale della scoliosi. Vi troverai le descrizioni dettagliate di tutti i tipi di esercizi utili per i pazienti scoliotici, come quelli che si concentrano sulla flessibilità, sul riequilibrio e sul rafforzamento, con un'attenzione particolare per la stabilità del core.

Controllo della dieta

Il segreto qui è l'equilibrio. Nella preparazione per l'intervento spinale, devi seguire una dieta controllata. La tua alimentazione deve essere nutriente e completa, per darti l'energia e il vigore che contribuiscono a un rapido recupero.

Qui di seguito trovi alcuni utili consigli da utilizzare:

→ Elimina le calorie in eccesso e i grassi dalla tua dieta almeno 6 settimane prima dell'intervento.

→ Inserisci molta frutta e verdura nella tua alimentazione quotidiana, soprattutto immediatamente prima dell'intervento. Il loro contenuto di fibre contribuirà a facilitare il transito intestinale, che altrimenti potrebbe essere piuttosto doloroso dopo un'operazione di questo genere.

→ Bevi regolarmente molta acqua e liquidi.

→ Assumi pasti regolari e fai attenzione a non creare disturbi al tuo apparato digerente mangiando troppo o troppo poco.

→ Se necessario, assumi integratori di ferro.

→ Ti verrà detto di non mangiare o bere per almeno 8 ore prima del tuo intervento.

→ Non consumare cibi salati o alcolici il giorno prima di quello previsto per l'intervento.

Per dotarti del corretto piano dietetico, basta consultare "Il tuo piano per la prevenzione e il trattamento naturale della scoliosi". È una guida completa che ti offre informazioni dettagliate sui cibi da scegliere e sui nutrienti che aiutano il recupero e fanno bene alla salute della colonna vertebrale e delle ossa.

2) Donazione di sangue

Durante un intervento di chirurgia spinale è molto comune che i pazienti perdano una certa quantità di sangue. In mancanza di un'immediata sostituzione, il paziente può subire seri danni organici. Per mettersi al riparo da possibili danni dovuti alla perdita di sangue, nonché per risparmiare tempo prezioso, ti verranno illustrate varie possibilità per procurarti preventivamente del sangue. Di seguito, elenchiamo le due principali opzioni che avrai a disposizione, in modo che tu possa fare una scelta pianificata e consapevole per il tuo intervento.

a) Donazione di sangue autologa

Il tuo chirurgo ti inviterà a donare il tuo sangue prima dell'intervento. Con questo sistema, chiamato donazione autologa, ti verrà chiesto di donare 2-3 unità di sangue.

Se decidi di donare il tuo sangue, ti potrebbe essere prescritto di assumere un integratore di ferro, come il solfato ferroso. Puoi aggiungergli anche un dosaggio regolare di vitamina C. Se prendi queste pillole, fai in modo di includere sufficiente frutta, verdura e fluidi nella tua alimentazione perché gli integratori di ferro possono provocare costipazione intestinale.

La donazione di sangue autologa può avere un effetto negativo sul mio intervento?

Decisamente no! Se il tuo stato di salute è buono, il tuo organismo sostituirà il sangue molto rapidamente e molto prima del momento dell'operazione. In pratica, la donazione di sangue autologa riduce notevolmente i rischi associati con la donazione di sangue omologa. Basta che tu assuma un pasto nutriente circa 3-4 ore prima di donare il sangue.

Chi non può fare una donazione di sangue autologa?

Ti verrà sconsigliato di donare il sangue se:

✓ Pesi meno di 27 Kg

✓ Sei anemico

✓ Non sei in buone condizioni cliniche o sei debole

b) Altri metodi

Si può ricorrere a questa opzione se non sei in condizioni cliniche idonee per una donazione autologa o se non desideri farlo per qualsiasi altro motivo. In questo caso, avrai bisogno di un volontario che ti doni il sangue. Puoi scegliere un parente o un amico oppure chiedere aiuto a una banca del sangue accreditata.

Le unità di sangue raccolte con donazione autologa o da volontari saranno sottoposte a una serie di test per verificare la loro idoneità per la trasfusione.

c) Altri metodi

Oltre a procurare del sangue in anticipo, il tuo chirurgo potrebbe prendere anche altre misure per limitare la perdita di sangue nel corso dell'intervento. Alcune possibilità fra cui potrebbe scegliere sono:

- **Anestesia ipotensiva** – Considerata un metodo efficace per minimizzare la perdita ematica nel corso dell'operazione, l'anestesia ipotensiva può essere somministrata a livello locale o generale. Con questa tecnica si ottiene l'ipotensione per mezzo dell'impiego di un anestetico per inalazione, che provoca quindi la dilatazione del sistema arterioso. Gli studi rilevano che se la pressione arteriosa viene mantenuta a 50 mmHg nel corso dell'intervento, la perdita di sangue intraoperatoria può ridursi di 2-4 volte.

- **Tecnica Cell Saver** – Questa tecnologia, anche se un po' più costosa, permette di risparmiare fino al 50% di massa di globuli rossi durante l'intervento e attualmente sta diventando sempre più diffusa. Con questa tecnica, il sangue del paziente viene raccolto dai siti chirurgici. Questo sangue viene quindi ritrasfuso, come e quando richiesto durante l'intervento.

- **Emodiluizione normovolemica** – Anche questa tecnica serve a ridurre la perdita di globuli rossi. Con questo metodo, il sangue viene dapprima prelevato fino a raggiungere il livello di 9 g/dl o superiore con emodiluizione (un processo in cui il contenuto di fluido nel sangue viene incrementato). Una volta fatto, il volume viene mantenuto per mezzo della sostituzione dei cristalloidi e l'intervento viene eseguito a pressione sanguigna normale. Infine, il fluido in eccesso viene separato dopo la fine dell'intervento, quando il sangue che era stato prelevato inizialmente viene ritrasfuso nel paziente.

- **Eritropoietina** – Usata come alternativa idonea della trasfusione autologa, l'eritropoietina (EPO) è essenzialmente un ormone somministrato al paziente subito prima dell'intervento. L'EPO agisce incrementando i livello di emoglobina fino a eliminare il problema della perdita di sangue.

3) Esami e test

Prima di un intervento per la scoliosi, vengono eseguiti test ed esami clinici con due scopi principali, cioè:

→ Per assicurare che il paziente sia in buone condizioni cliniche e che sia idoneo per l'intervento

→ Per fornire una guida per la procedura chirurgica

Ti verrà chiesto di presentarti per questi esami preventivi 1-2 settimane prima dell'intervento. In quell'occasione, chiamata anche pre-ricovero, dovrai restare in ospedale per almeno 5-6 ore, a seconda dei test e degli esami che il tuo chirurgo ti ha prescritto.

(a) Esame obiettivo

I tuoi test cominceranno probabilmente con un esame fisico obiettivo. Verranno controllati febbre, pressione del sangue e frequenza cardiaca. Questa fase serve sostanzialmente per accertare che tu non sia affetto da problemi di salute di base che potrebbero dover essere curati prima dell'operazione.

(b) Test specifici

Oltre a un semplice controllo fisico, potresti doverti sottoporre a una serie di test per verificare la tua idoneità per l'intervento. Di seguito, elenchiamo alcuni degli esami più comuni che potrebbero esserti prescritti, assieme ai loro scopi fondamentali.

1. **Radiografie** – Vengono eseguite principalmente per aiutare il chirurgo a pianificare il proprio approccio. Il tuo medico dovrà decidere dove piazzare viti, barre, ganci e simili.

2. **Test della funzionalità polmonare (PFT)** – Questi test vengono prescritti in caso di curve gravi. In alternativa, ti potrebbero essere consigliati se presenti difficoltà respiratorie o mancanza di fiato, che potrebbero essere o meno legate alla curva scoliotica.

3. **Mielografia e MRI** – Vengono eseguite per escludere la possibilità di siringomielia, diastematomielia e sindrome del midollo ancorato.

4. **Elettrocardiogramma (ECG)** – Eseguito per verificare i livelli della funzione cardiaca.

5. **Elettroencefalogramma (EEG)** – Questo test viene eseguito per analizzare lo stato degli impulsi nervosi trasmessi lungo la tua colonna.

6. **Esami del sangue** – Esami di routine per verificare dati quali il tuo gruppo sanguigno e i livelli di emoglobina.

7. **Esami delle urine** – Altri esami di routine per verificare eventuali anomalie.

8. **Fotografie cliniche** – Nella maggior parte dei casi, il tuo chirurgo vorrà scattare alcune foto della tua curva prima e

dopo l'intervento. La visita per il pre-ricovero potrebbe essere una buona occasione per farlo.

4) Farmaci

A proposito dell'uso di farmaci in preparazione dell'intervento correttivo della scoliosi, ci sono due aspetti principali da comprendere, ovvero:

→ Farmaci che devi smettere di prendere

→ Farmaci di cui potresti avere bisogno prima dell'intervento per alleviare il dolore e per altri scopi.

Per cominciare, devi informare il tuo chirurgo di tutti i farmaci prescritti e da banco che stai assumendo. Per esempio, alcuni dei più comuni antidolorifici sono controindicati nella chirurgia spinale e interferiscono con gli effetti dell'anestesia.

Di seguito, elenchiamo alcune indicazioni importanti relative all'uso di farmaci prima dell'intervento per la scoliosi:

→ Sospendi tutti i farmaci con effetto anticoagulante almeno 2 settimane prima dell'intervento, come l'aspirina e gli integratori erboristici come il Ginkgo Biloba, la vitamina E e le pillole di iperico e aglio.

→ Sospendi tutte le forme di antinfiammatori non steroidei (FANS) e inibitori della COX 2. Alcuni esempi comuni sono:

• Motrin
• Advil
• Aleve
• Actron
• Oruvail

Una cosa che devi sapere...

La ricerca dimostra che sia i FANS che l'aspirina possono provocare l'aumento del volume delle perdite ematiche durante gli interventi chirurgici, nonché inibire il processo postoperatorio di fusione ossea.

→ Interrompi tutti i farmaci antidolorifici soggetti a prescrizione e fatti consigliare dal tuo chirurgo quali farmaci puoi usare al loro posto senza problemi. Potresti dover interrompere farmaci tipo:

- Lodine
- Indocin
- Celebrex
- Relafen
- Ultram
- Voltaren
- Cataflam

→ Sospendi tutti gli integratori vegetali almeno 1-2 settimane prima dell'intervento.

→ Per alleviare il dolore, l'uso di prodotti come il Tylenol o il paracetamolo è di norma considerato sicuro prima di un intervento.

→ Inserisci un integratore multivitaminico adeguato nella tua alimentazione alcune settimane prima dell'intervento. Il tuo medico dovrebbe potertene prescrivere uno idoneo allo scopo.

→ Inoltre, il tuo chirurgo potrebbe anche prescriverti farmaci ansiolitici, come il Valium, da assumere se necessario prima dell'intervento.

Prima di uscire di casa

Dopo aver fatto tutto quanto è necessario, ora devi occuparti di tutte le cose da fare prima di uscire di casa per andare all'ospedale per l'operazione. A partire dal portare con te all'ospedale alcune cose utili di base, al fare alcuni cambiamenti importanti al tuo stile di vita e alcune modifiche alla tua casa, c'è una serie di operazioni preparatorie che dovrai compiere.

Continuando a leggere, ti forniremo indicazioni dettagliate per preparare te stesso e la tua casa per l'intervento.

Cambiamenti del tuo stile di vita – Prepara la tua zona di comfort

→ Dormi bene nelle notti precedenti l'intervento, fai attività fisica regolarmente e attieniti ad abitudini complessivamente sane.

→ Smetti di fumare perché il fumo interferisce con il processo di fusione spinale, oltre ad aumentare il rischio di complicazioni dell'anestesia. Inoltre, il fumo rallenta il processo organico di guarigione.

→ Evita di assumere alcolici alcune settimane prima dell'intervento, perché potrebbe compromettere le tue capacità di guarigione.

→ Sistema gli oggetti in casa tua per renderli più accessibili, poiché dopo l'operazione non sarai in grado di compiere alcune attività quotidiane. Per esempio, sposta gli oggetti che usi di solito dagli armadietti più alti a quelli più bassi.

→ Prepara in anticipo alcuni pasti e congelali per averli a disposizione.

→ Verifica che gli interruttori che usi più spesso, come la lampada accanto al letto, siano a una distanza raggiungibile.

→ Procurati strumenti utili come una spugna per la doccia e un rasoio con manico lungo, in modo da poterti lavare e raderti le gambe facilmente. Parla con il tuo terapista occupazionale, che potrà darti consigli utili per le tue attività quotidiane, come lavarti, vestirti, ecc. Consulta l'elenco delle venti cose più importanti da portare con te alla fine di questo capitolo.

→ Metti in ordine gli spazi più ingombri della tua casa, in modo da poter camminare facilmente con un bastone. Elimina anche tutte le superfici scivolose come i tappeti.

→ Fatti un taglio di capelli ordinato. Passerà del tempo prima che tu possa andare a tagliarti i capelli di nuovo. In effetti, nel periodo postoperatorio, potresti aver bisogno di aiuto per la tua toeletta quotidiana.

→ Prenditi cura della tua pelle, soprattutto di quella della schiena. Rivolgiti immediatamente al medico se noti lesioni o eruzioni cutanee in questa zona.

→ Paga tutti i conti in anticipo e, se possibile, domiciliali in banca per almeno un paio di mesi dopo l'intervento.

→ Fai tutte le visite previste in anticipo. Fra queste ci possono essere il dentista, il ginecologo, il commercialista, il veterinario e così via.

→ Preparati dal punto di vista emotivo. Impara a rilassarti. Per quanto possa sembrare difficile, devi imparare a rilassarti volontariamente per sopportare l'impatto dell'intervento. Pratica le tecniche di rilassamento, con qualsiasi metodo possibile.

La conoscenza è potere

Procurati più informazioni possibili. Più sai cosa ti riserva il futuro, meglio è.

Fatti aiutare

Cerca un gruppo di supporto. Trova qualcuno che abbia voglia di passare del tempo con te dopo l'operazione, perché avrai molto bisogno di cura e di aiuto.

→ Rivolgiti a uno psicoterapeuta qualificato se ti senti sopraffatto dall'ansia per il tuo intervento.

→ Se non sei sposato e vivi solo, trova in anticipo parenti, vicini, colleghi e amici disponibili ad aiutarti.

→ Accetta sempre un aiuto quando ti viene offerto. Sii preciso quando esprimi agli altri le tue necessità.

→ Cerca un supporto nei gruppi e nelle associazioni di sostegno per pazienti scoliotici in rete, che conoscono la patologia e le conseguenze dell'intervento chirurgico.

→ Spiega ai tuoi familiari e amici che, dopo l'operazione, potresti essere un po' instabile sul piano emotivo. Quindi, potresti aver bisogno della comprensione e del supporto degli amici e della tua famiglia.

Un punto su cui riflettere...

Se questo è il primo intervento chirurgico a cui ti sottoponi nella vita, l'esperienza emotiva complessiva potrebbe essere particolarmente spaventosa e sconcertante. Preparati psicologicamente in anticipo per i mesi che verranno.

---

20 cose che devi portare con te*

1. Farmaci quotidiani
2. Articoli per l'igiene personale di base
3. Calzature che si infilano comodamente
4. Burro di cacao
5. Musica (con cuffie)
6. Cellulare
7. Grattaschiena
8. Mini scaletta
9. Vestaglia lunga al ginocchio
10. Attrezzo per afferrare oggetti alti
11. Bastone
12. Campanello

13. Elenco numeri telefonici

14. Asciugamani da bagno

15. Sedile del WC rialzato

16. Shampoo secco

17. Doccetta portatile

18. Carta igienica

19. Assorbenti (per le donne)

20. Salviette per il viso

* Dato il tuo ospedale potrebbe fornirti alcuni di questi articoli, potrebbe essere utile verificare la loro disponibilità prima di preparare la tua borsa.

Casi reali di scoliosi: La parte più difficile!

Ci sono alcuni pazienti, soprattutto i più giovani, che fanno veramente molta fatica a prepararsi mentalmente per il proprio intervento.

Lara, un'adolescente alta 1,73 m e ottima nuotatrice rimase scioccata quando seppe di dover affrontare un intervento per la scoliosi. Anche se usava il busto da due lunghi anni, un successivo controllo medico rivelò che aveva 2 curve nella colonna vertebrale, una toracica (di 45 gradi) e una lombare (di 55 gradi). Le fu consigliata una fusione spinale anteriore-posteriore, con l'impiego di barre e viti.

Tuttavia, ciò che Lara trovò particolarmente intimorente fu la serie di test, esami e i relativi picchi di nervosismo prima dell'operazione. Fu sottoposta a una serie di test e dovette fare anche una donazione di sangue da mettere da parte per eventuali emorragie nel corso dell'intervento. Altri esami furono un ECG per verificare lo schema della frequenza cardiaca, esami del sangue generali, radiografie del torace ed esami delle urine.

L'aspetto più notevole della preparazione di Lara fu il modo in cui lei e sua madre si organizzarono per gestire i momenti difficili. Sua madre fece in modo di sostenere adeguatamente la figlia, facendo passare la voce tra i suoi amici. Realizzò magliette stampate personalizzate che inviò a tutti i suoi amici. Fu un momento emozionante e di grande incoraggiamento per Lara, quando vide le foto di tutti i suoi amici che indossavano la stessa maglietta.

Lara si ricorda con emozione anche del suo ultimo giorno di scuola prima dell'intervento. I suo amici la salutarono molto affettuosamente, donandole fiori, palloncini e biglietti augurali. Una volta all'ospedale, Lara riuscì a contrastare il proprio nervosismo parlando continuamente con i suoi amici per tutto il tempo. Parlare al telefono con gli amici le permise di non pensare all'operazione imminente, rendendo tutta la situazione molto più sopportabile.

CAPITOLO 14
Uso dell'anestesia

L a ricerca medica è progredita sino al punto di consentire una vasta gamma di possibilità chirurgiche. Allo stesso tempo, esistono ora una quantità di strumenti per un trattamento preoperatorio, intraoperatorio nonché postoperatorio sicuro. Dopo aver preso in esame la dinamica della preparazione e le decisioni chiave per determinare la pertinenza del tuo intervento, adesso è il momento di scoprire le effettive procedure. In questo capitolo, parleremo della procedura più essenziale che, in pratica, contraddistingue l'inizio del tuo intervento. Analizzeremo in dettaglio ogni aspetto della gestione dell'anestesia nella chirurgia della scoliosi, a partire dai tipi di metodi anestetici impiegati, per passare ai risultati più rilevanti della ricerca. Ancora più importante, ti forniremo una guida pratica approfondita all'effettiva procedura dal punto di vista del paziente, specificando passo per passo come viene eseguita precisamente e altre informazioni rilevanti.

Termini chiave

La conoscenza è lo strumento essenziale che puoi usare per rendere tutto il tuo viaggio attraverso la chirurgia della scoliosi il più confortevole possibile. La comprensione del complesso gergo medico può farti sentire a tuo agio a riguardo dell'intera procedura.

Il mondo della medicina ha aperto oggi una sbalorditiva gamma di possibilità per i pazienti con patologie gravi, che fino a poco tempo fa erano fuori della portata della chirurgia. I pazienti con varie copatologie preoperatorie quali problemi cardiovascolari e respiratori di solito non venivano considerati idonei per l'intervento correttivo della scoliosi per il timore di complicazioni. Tuttavia, l'avvento delle moderne tecniche anestetiche è utile per prevenire potenziali complicazioni quali:

- Gestione delle vie respiratorie
- Perdita ematica eccessiva
- Effetto prolungato dell'anestesia
- Gestione del dolore postoperatorio

Prima di proseguire oltre alla scoperta del misterioso mondo dell'anestesia, delle fasi in cui viene somministrata e dei modi e degli strumenti che il tuo specialista adotterà per metterti sotto l'effetto dell'anestetico, diamo uno sguardo veloce ad alcuni dei termini più importanti che devi conoscere riguardo a questo aspetto del tuo intervento chirurgico.

a) Cos'è l'anestesia?

L'anestesia si definisce sostanzialmente come il processo di somministrazione di farmaci a un paziente per permettere lo svolgimento di procedure chirurgiche senza dolore. Il paziente può trovarsi a vari livelli di coscienza, a seconda del tipo di anestesia somministrata. L'anestesia rappresenta una disciplina specialistica della medicina e richiede un monitoraggio attento della quantità e del tipo di anestetico da somministrare per evitare complicazioni temporanee o permanenti per il paziente.

Per dirla in termini semplici, l'anestesia è l'"addormentamento" che un medico induce nel paziente prima dell'inizio di un intervento chirurgico.

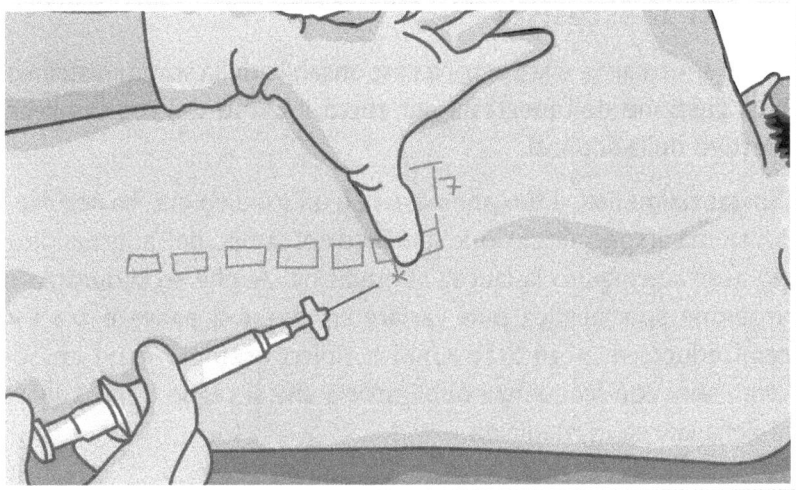

Esistono fondamentalmente quattro tipi di anestesia che uno specialista può prendere in considerazione per qualsiasi tipo di intervento chirurgico, ovvero:

1. Anestesia generale, contraddistinta dalla totale assenza di coscienza.

2. Anestesia regionale, nella quale viene addormentata la regione del corpo che può provare dolore, mentre il paziente mantiene uno stato complessivo di coscienza e di consapevolezza.

3. Anestesia locale, anch'essa contraddistinta da stato di completa vigilanza, ma da assenza di sensibilità nella zona specifica dell'intervento.

4. L'Assistenza Anestesiologica Monitorizzata (MAC), o sedazione cosciente, nella quale il livello di coscienza del paziente viene costantemente monitorato e le variazioni del suo stato di veglia e della sua consapevolezza nel momento dell'intervento vengono continuamente regolate dallo specialista per mezzo della somministrazione di farmaci, che consentono al paziente di non provare dolore o sofferenza nel corso l'intervento.

L'intervento chirurgico per la scoliosi di solito viene eseguito in anestesia generale, con il paziente in stato di totale incoscienza.

b) Il tuo anestesista

Il tuo anestesista è la persona responsabile della somministrazione e della gestione dell'anestesia per tutto il corso del tuo intervento correttivo della scoliosi.

Sostanzialmente, il tuo anestesista è un medico che ha seguito un programma di specializzazione specifico nel campo dell'anestesiologia, dopo aver conseguito la laurea in medicina. Anche se la durata della formazione specialistica può variare da paese a paese e tra i vari sistemi educativi, negli Stati Uniti il tipico esempio è un corso di quattro anni con frequenza obbligatoria che si segue dopo i quattro anni della laurea in medicina.

Obiettivi principali

Gli obiettivi che un anestesista deve conseguire sono tre, ovvero:

- Assicurare una sedazione sufficiente per cominciare l'intervento chirurgico
- Assicurare una vigilanza sufficiente nel corso dell'intervento per garantire il monitoraggio intraoperatorio di eventuali complicazioni
- Occuparsi dell'analgesia intra e postoperatoria, cioè alleviare il dolore durante e dopo l'intervento

Chirurgia della scoliosi – Il ruolo dell'anestesista

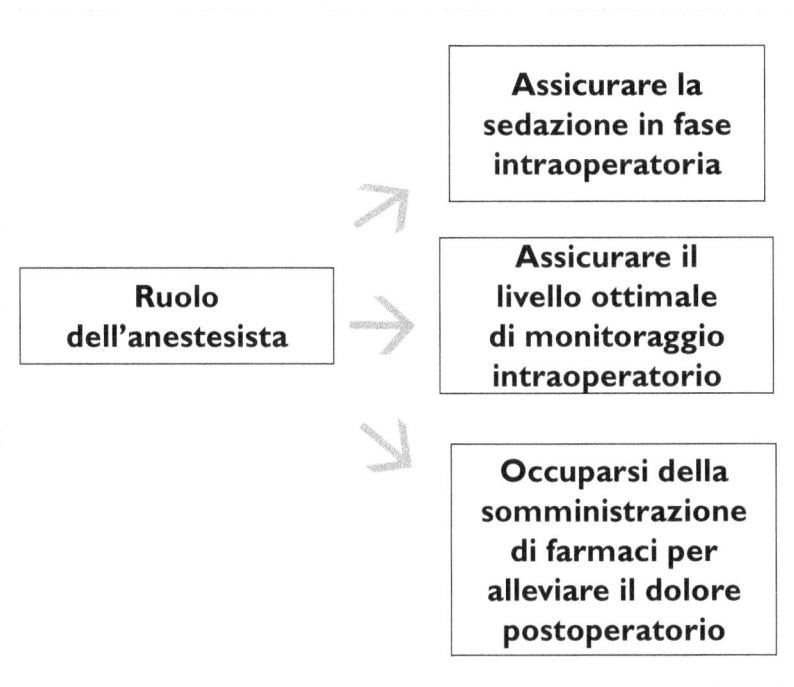

```
┌──────────────────┐        ┌─────────────────────┐
│                  │   ↗    │   Assicurare la     │
│      Ruolo       │        │   sedazione in fase │
│  dell'anestesista│        │   intraoperatoria   │
│                  │   →    └─────────────────────┘
└──────────────────┘
                            ┌─────────────────────┐
                            │   Assicurare il     │
                            │   livello ottimale  │
                            │   di monitoraggio   │
                            │   intraoperatorio   │
                        ↘   └─────────────────────┘

                            ┌─────────────────────┐
                            │   Occuparsi della   │
                            │   somministrazione  │
                            │   di farmaci per    │
                            │   alleviare il dolore│
                            │   postoperatorio    │
                            └─────────────────────┘
```

c) Agenti anestetici

Un agente anestetico è un farmaco che provoca la sedazione e altera i livelli di coscienza del paziente. Quando decidi di sottoporti a un intervento, il tuo anestesista userà diversi tipi di farmaci o agenti anestetici, in differenti fasi della tua operazione, in particolare prima, durante e dopo, allo scopo di ottenere il livello richiesto di coscienza e di sollievo dal dolore. Nei paragrafi seguenti, troverai ulteriori informazioni sugli agenti anestetici.

Valutazione preoperatoria – I parametri

Dato che tutta la procedura del tuo intervento per la scoliosi dipende e comincia dall'anestesia, è importante prevedere e prepararsi per qualsiasi potenziale complicazione in questa fase. Prima di tutto, il tuo specialista in anestesia dovrà calcolare il tasso di complicazioni possibili a seguito delle seguenti ragioni:

- Durata prolungata dell'intervento
- Posizione prona del paziente
- Ampiezza della perdita di sangue intraoperatoria
- Regolazione della temperatura corporea
- Necessità di consentire il monitoraggio intraoperatorio del midollo spinale

È stato notato che, in alcuni casi, la causa principale della scoliosi può influenzare i rischi associati all'anestesia. Per esempio, se la scoliosi si è verificata a seguito di un disturbo di natura neuromuscolare, i rischi associati all'uso dell'anestesia possono aumentare considerevolmente. Per questo motivo, gli esperti spesso consigliano di eseguire un'appropriata valutazione preoperatoria, per scegliere la tecnica anestetica corretta a seconda del caso[1].

Per poter evitare qualsiasi complicazione derivante dai fattori indicati sopra, il tuo anestesista prenderà in considerazione alcuni parametri di valutazione standardizzati, in fase preoperatoria. In questo paragrafo, illustreremo ognuno di questi parametri, indicandoti le funzioni corporee vitali che devono essere controllate nel corso della valutazione preoperatoria.

a) Valutazione delle vie aeree

La gestione delle vie aeree è forse una delle aree più critiche che lo specialista debba valutare, a causa del suo ruolo cruciale nell'intubazione e nella corretta somministrazione di farmaci. Esistono un certo numero di situazioni e fattori che rendono alcuni pazienti sottoposti alla chirurgia della scoliosi più soggetti a difficoltà nella gestione delle vie aeree, che comprendono principalmente quanto segue:

→ se l'intervento riguarda il tratto toracico superiore o cervicale della colonna vertebrale

→ se hai una storica clinica precedente di difficoltà di intubazione o limitazioni nel movimento del collo

→ se il tratto cervicale della colonna vertebrale presenta qualsiasi instabilità

→ se si utilizzano dispositivi come l'"halo traction"

→ se sono presenti patologie come la distrofia muscolare di Duchenne che possono provocare l'ipertrofia della lingua

Esami richiesti: radiografie cervicali laterali con flessione e proiezioni laterali, TAC e/o MRI.

b) Problemi respiratori

È molto comune che i pazienti sottoposti a chirurgia della scoliosi o ad altri interventi spinali presentino problemi delle funzioni respiratorie. Ulteriori accorgimenti dovranno essere predisposti per i pazienti con gravi traumi cervicali o toracici, per evitare eventuali difficoltà dell'apparato respiratorio, che di solito richiedono la ventilazione artificiale.

In generale, la patologia della scoliosi provoca di per sé un deficit polmonare e una riduzione della capacità polmonare totale (CPT). In termini semplici, ciò comporta che un paziente affetto da scoliosi può presentare un rischio elevato di complicazioni respiratorie, soprattutto nel corso dell'intervento. Tali pericoli potenziali rendono la valutazione delle funzioni respiratorie una componente importante della valutazione preoperatoria.

Esami richiesti: radiografia del torace, emogasanalisi arteriosa, spirometria (FEVI, FVC)

c) Problemi cardiovascolari

Nei pazienti affetti da scoliosi, un'anomalia dell'apparato cardiaco può verificarsi a seguito di una delle due ragioni illustrate di seguito. È essenziale condurre una valutazione preoperatoria per verificare qualsiasi possibilità che si verifichino tali complicazioni. Queste ragioni possono essere:

→ A seguito di patologie preesistenti specifiche, per esempio nel caso il paziente sia affetto da distrofia muscolare

→ Presenza di una conseguenza secondaria della scoliosi, che provoca dislocazione del mediastino e ipertensione polmonare

d) Sistema neurologico

La valutazione neurologica complessiva del paziente è uno degli esami più importanti da eseguire in fase preoperatoria al fine di evitare danni irreversibili nel corso dell'intervento. In particolare, una valutazione neurologica dettagliata è essenziale, principalmente per le due seguenti ragioni:

→ I pazienti di chirurgia cervicale spinale sono particolarmente a rischio di un ulteriore deterioramento neurologico quando si eseguono procedure come l'intubazione tracheale e il posizionamento

→ I pazienti con distrofie muscolari potrebbero essere soggetti a un ulteriore rischio di aspirazione postoperatoria a causa della disfunzione dei muscoli bulbari

Principali agenti anestetici

L'intero processo di somministrazione dell'anestesia nel corso di un intervento di scoliosi richiede l'uso di vari tipi di agenti in fasi diverse. Vari farmaci e agenti vengono impiegati per ottenere l'effetto desiderato in ciascuna fase dell'intervento.

La procedura

Per cominciare, illustreremo le fasi principali di un intervento per la scoliosi, dall'inizio dell'operazione, assieme agli agenti usati per ottenere i risultati voluti.

Fase 1 – Prima di tutto, l'anestesia viene indotta per via endovenosa. Alle volte l'uso di gas anestetici può rendersi necessario a causa di particolari fattori di rischio del paziente. Comunque, i farmaci per via endovenosa tipicamente usati sono il propofol e il thiopental. Gli anestetici endovenosi di solito hanno un effetto breve, con una durata attorno ai 5 minuti.

Fase 2 – Ora viene somministrato un agente bloccante neuromuscolare, al fine di ridurre le funzioni dei muscoli della respirazione.

Fase 3 – Un tubo endotracheale viene inserito nella trachea. Le palpebre vengono tenute chiuse con nastro e garza.

Fase 4 – Per tutto il corso dell'intervento, l'effetto dell'anestesia viene mantenuto con l'impiego di una miscela volatile di gas anestetici assieme a ossigeno e ossido di azoto. In questa fase l'anestesia viene somministrata per mezzo di un'apposita macchina, attraverso il tubo endotracheale inserito in precedenza.

Agenti anestetici importanti

Il ruolo dell'anestesista comincia in fase preoperatoria e continua sino a includere l'analgesia postoperatoria. Il tipo di tecnica usato per ciascun obiettivo dipende da una serie di fattori, quali l'ampiezza della curva scoliotica, la modalità operatoria adottata e, soprattutto, il livello di monitoraggio intraoperatorio richiesto. Cerchiamo di comprendere meglio questo meccanismo, prima di procedere oltre. Consultandosi con altri specialisti, il tuo anestesista dovrà dapprima stabilire il livello di monitoraggio necessario durante l'intervento. Ciò è particolarmente importante nel caso in cui il rischio di complicazioni chirurgiche quali danno al midollo spinale e della risposta motoria sia elevato. Tale monitoraggio viene eseguito per mezzo di prove come il wake-up test di Stagnara, di cui abbiamo già parlato nel capitolo 10.

A partire dalla fase di somministrazione di farmaci per la preanestesia, sino ai farmaci per alleviare il dolore postoperatorio, la tecnica adeguata di somministrazione dell'anestesia deve essere determinata in anticipo. In questo paragrafo, illustreremo le opzioni che il tuo anestesista prenderà in considerazione nella scelta dei diversi agenti anestetici e dei modi di somministrazione nel corso delle varie fasi, cioè:

1. Preanestesia
2. Induzione
3. Intubazione
4. Mantenimento
5. Monitoraggio intraoperatorio
6. Analgesia postoperatoria

Di seguito, illustriamo in dettaglio ciascuna delle fasi elencate sopra.

1) Preanestesia

La regola principale per la somministrazione di farmaci nella fase della preanestesia è evitare l'uso di narcotici, soprattutto in pazienti con rischio di complicazioni polmonari. Invece, in questa fase, il tuo anestesista ricorrerà ad altre misure e somministrerà farmaci diversi, fra cui quelli evidenziati qui sotto:

→ Il tuo anestesista potrebbe decidere di usare un broncodilatatore per regolare la funzionalità polmonare.

→ Nel caso l'incisione sulla tua colonna vertebrale debba durare a lungo o comprendere l'inserimento di fibre ottiche, lo specialista prenderà in considerazione la somministrazione di un anticolinergico, come il glicopirronio bromuro o l'atropina.

→ Potrebbe esserti somministrata una dose di un antagonista dei recettori H2 dell'istamina, come la ranitidina, se sussistono uno o più dei seguenti fattori di rischio[2]:

• Si può verificare un rischio collegato alla tua funzione gastrica, come un'aspirazione o rigurgito del contenuto gastrico, per esempio di oppioidi assunti in precedenza

• Una lesione recente del midollo spinale

• Un incidente o trauma recente di qualsiasi altra natura

→ Potrebbe essere impiegato un farmaco che riduce la salivazione se l'intervento viene eseguito in posizione prona, per evitare che il nastro che fissa il tubo endotracheale si inumidisca e si stacchi.

2) Induzione

Induzione è un termine medico che indica la procedura di somministrazione di un farmaco anestetico a un paziente. La tua condizione patologica al momento dell'intervento, unita alle difficoltà di intubazione previste, sono i due fattori principali che contribuiscono a determinare una scelta tra le due maggiori possibilità, cioè la via inalatoria o quella endovenosa. Comunque, in qualsiasi di questi due casi, la preossigenazione è importante in tutti i pazienti chirurgici.

Ricerche recenti indicano prove che sconsigliano l'uso di succinilcolina in pazienti sottoposti a chirurgia della scoliosi già affetti da distrofie muscolari o denervazione, che possono provocare ipercaliemia[3]. Inoltre, l'uso di questa sostanza può essere causa di ipertermia maligna in pazienti affetti da patologie come la sindrome di King Denborough o la deficienza dell'adenilato chinasi[4].

Se sei affetto da una di queste patologie, il tuo anestesista potrebbe decidere di usare invece un agente bloccante neuromuscolare non depolarizzante per l'intubazione.

3) Intubazione

La decisione più critica che il tuo anestesista prenderà durante la valutazione preoperatoria è se intubarti mentre sei sveglio o addormentato. In termini semplici, l'intubazione è una procedura nella quale un tubo di plastica flessibile viene inserito all'interno della trachea. L'operazione viene eseguita allo scopo di mantenere aperta una via aerea e fornire un passaggio per i farmaci da somministrare.

Le tue possibilità in questo caso ti verranno probabilmente illustrate prima dell'intervento. In generale, il tuo anestesista preferirà intubarti da sveglio nelle seguenti situazioni:

→ Se esiste un eventuale rischio di ritardo nello svuotamento del contenuto gastrico

→ Se il tuo medico vuole valutare la tua condizione neurologica dopo aver eseguito l'intubazione, soprattutto se il tratto cervicale della tua colonna vertebrale è instabile

→ Se è previsto che tu debba usare un dispositivo di stabilizzazione del collo come l'halo traction

In situazioni in cui tali circostanze sono assenti, il normale metodo seguito per l'intubazione prevede di indurre prima l'anestesia e quindi usare un farmaco bloccante neuromuscolare non depolarizzante.

4) Mantenimento

Una volta indotta l'anestesia ed eseguita correttamente l'intubazione, il prossimo obiettivo del tuo anestesista è mantenere un livello di anestesia stabile o ottimale. Ciò è importante affinché il tuo medico possa monitorare, individuare e interpretare i potenziali evocati somatosensori (SSEP) o i potenziali evocati motori (MEP).

Di solito, per ottenere questo stato di anestesia stabile allo scopo di permettere il necessario monitoraggio intraoperatorio, viene somministrato un farmaco endovenoso come il propofol.

Inoltre, per permettere un adeguato monitoraggio degli SSEP, alle volte gli esperti possono decidere di usare una tecnica che prevede l'uso del 60% di ossido di azoto assieme all'isoflurano, a meno di 0,5 MAC[5]. Tuttavia, si deve tenere presente che, con il 60% di ossido di azoto, concentrazioni "end-tidal" di isoflurano superiori allo 0,87% renderanno il monitoraggio pratico dei MEP difficilmente interpretabile[6].

Una delle sfide maggiori che può presentarsi in questa fase per il tuo anestesista è l'improvviso calo della pressione arteriosa, che richiede una modifica immediata della profondità dell'anestesia. Un'altra complicazione è un'improvvisa instabilità cardiovascolare, che può essere conseguenza della stimolazione del tronco encefalico e dei riflessi del midollo spinale, oppure di una perdita ematica. Infine, una diversa tecnica può essere richiesta anche nel caso di dislocazione del mediastino.

5) Monitoraggio intraoperatorio

Per poter rilevare eventuali anomalie o gravi complicazioni nel corso dell'intervento, è importante mantenere sempre un livello minimo di monitoraggio di base. Agenti anestetici appropriati vengono impiegati per permettere un monitoraggio continuo per mezzo di misure quali NIBP, ECG, pulsiossimetria, capnografia e con l'impiego di uno stetoscopio esofageo.

Il monitoraggio intraoperatorio deve essere eseguito al fine di evitare eventuali possibili complicazioni che possono interessare varie parti dell'organismo. Di seguito elenchiamo brevemente le diverse funzioni corporee che devono essere monitorate nel corso dell'operazione, quando si utilizzano agenti anestetici.

a) Monitoraggio cardiovascolare, soprattutto nei casi in cui il paziente venga posto in una posizione inusuale o in cui si prevedano significativi effetti emodinamici di un intervento toracico.

b) Monitoraggio respiratorio, principalmente relativo alla misura della concentrazione dell'ETCO2 e della pressione di picco delle vie aeree, per individuare eventuali complicazioni respiratorie a seguito di una prolungata esposizione all'anestesia.

c) Monitoraggio della temperatura, in particolare perché un'anestesia prolungata può causare una significativa perdita di calore, la temperatura di base corporea deve essere monitorata e correttamente regolata tramite l'impiego di fluidi caldi endovenosi nonché di dispositivi quali materassi ad aria calda.

d) Posizionamento del paziente, che potrebbe dover essere modificato nel corso dell'intervento, a seconda delle circostanze.

e) Monitoraggio del midollo spinale, soprattutto nella zona critica tra T4 e T9, in cui l'apporto vascolare è minimo. Il tuo anestesista eseguirà una serie di test, elencati di seguito, nel corso dell'intervento, per controllare il verificarsi di eventuali possibili complicazioni:

→ Il wake-up test di Stagnara, in cui il paziente è sottoposto a un test di base della funzione motoria spinale.

→ Potenziali evocati somatosensori (SSEP), un tipo di risposta sensoria evocata che permette il monitoraggio delle aree sensoriali in un paziente sotto anestesia, sottoposto a un intervento spinale.

→ Potenziali evocati motori (MEP), un indicatore molto sofisticato in cui la corteccia motoria viene stimolata con mezzi elettrici o magnetici, al fine di verificare le sue risposte.

→ Test del riflesso miotatico, nel quale il dorso del piede viene flesso con forza in corrispondenza della caviglia, al termine dell'intervento chirurgico o durante un test di risveglio, per controllare eventuali danni al midollo spinale. La totale assenza di movimenti ripetuti dell'articolazione della caviglia indica una probabile lesione spinale.

6) Analgesia postoperatoria

Al fine di facilitare l'analgesia postoperatoria ottimale e di alleviare il dolore, il tuo anestesista ricorrerà probabilmente a una serie di agenti anestetici, quali i seguenti:

→ Oppioidi per via parenterale, che comprendono oppioidi somministrati per diverse vie fra cui epidurale, intrapleurale e intratecale.

→ Analgesia epidurale, somministrata per mezzo di catetere epidurale posizionato nel corso dell'intervento chirurgico, sia da sola che in combinazione con oppioidi.

→ Analgesia intratecale, nella quale un farmaco intratecale viene iniettato nel corso della procedura chirurgica spinale, prima della sutura del taglio chirurgico.

Casi reali di scoliosi: È successo in un attimo!

Nella maggior parte dei pazienti, soprattutto quelli più giovani, l'effetto dell'anestesia si manifesta spesso in un istante, senza che il paziente si ricordi del momento in cui ha effettivamente perso conoscenza. Maria (il nome è stato cambiato), una ragazza di 12 anni sottoposta a un intervento per la scoliosi, ha avuto un'esperienza di questo tipo. Come tutti gli altri bambini della sua età, era molto preoccupata per l'intervento e, quando l'hanno portata in sala operatoria, era estremamente nervosa. Dopo aver firmato il modulo di consenso, il suo anestesista le aveva spiegato brevemente l'agente che avrebbe usato. Anche se riusciva a capire meno della metà di ciò che le veniva detto, tuttavia apprezzava che lo specialista si sforzasse di spiegarglielo e di farla sentire a suo agio.

Poco dopo, veniva condotta in sala operatoria. In quel momento le fu inserito il catetere venoso e uno degli infermieri presenti le iniettò il farmaco anestetico. Maria cominciò immediatamente a sentirsi stordita e rilassata. Questa è l'ultima cosa che riuscì a ricordarsi. Quando si svegliò, il suo intervento era finito e vide i suoi genitori ai lati del suo letto.

CAPITOLO 15
Tipologie di intervento chirurgico

I trattamento chirurgico della scoliosi è, di gran lunga, considerato l'ultima spiaggia per i pazienti affetti da tale curvatura spinale. Nei capitoli precedenti, abbiamo scoperto che la comunità medica ci consiglia di ricorrere a una serie di opzioni non invasive prima di prendere in considerazione un intervento correttivo della curva esistente, nonché per bloccare la sua ulteriore progressione.

Comunque, dopo aver superato tutte le difficoltà della decisione relativa ai vantaggi della chirurgia per il tuo caso specifico, diventa fondamentale cercare di comprendere i diversi approcci chirurgici disponibili. Anche se sarà il tuo chirurgo a fare le principali scelte sullo specifico approccio chirurgico da seguire, dal tuo punto di vista è utile capire le implicazioni di ciascun approccio, perché è stato scelto per il tuo tipo di curva e, soprattutto, quali sono i vantaggi e i rischi associati con ogni tipo di intervento.

La chirurgia della scoliosi – Una panoramica

Prima di proseguire oltre, è essenziale comprendere il concetto di base della chirurgia della scoliosi. Questo concetto chiave si compone di due parti fondamentali:

→ Cosa viene fatto esattamente durante un intervento correttivo della scoliosi

→ Qual è l'approccio utilizzato per l'esecuzione dell'intervento

In altre parole, il tuo chirurgo segue un metodo specifico per correggere la curva della tua colonna vertebrale. Tuttavia, in base al tipo e alla gravità della curva, nonché a qualsiasi altro elemento della tua storia clinica, tale metodo può essere eseguito in vari modi. Il tuo chirurgo può arrivare alla tua curva dal lato anteriore del tuo corpo, da dietro o anche da entrambe le direzioni assieme. Il particolare "modo" nel quale il chirurgo approccia la tua colonna vertebrale viene determinato dal medico al fine di ottenere l'esposizione ottimale e minimizzare i rischi associati all'intervento.

Quindi, come abbiamo scoperto, la comprensione dei tipi di intervento chirurgico comincia prima di tutto con l'imparare ciò che l'intervento prevede e quindi cosa comportano i diversi modi di eseguirlo. Perciò, in questa sezione, analizzeremo due concetti fondamentali:

→ Parte 1: Intervento chirurgico – Che cosa comprende

→ Parte 2: Modi diversi di eseguire tale intervento

Per prima cosa, cominciano col comprendere la parte 1, come accennato sopra.

La maggior parte di approcci moderni alla scoliosi utilizzano una combinazione di barre, ganci e viti diversi per correggere la curva della tua colonna. A prescindere dall'approccio deciso per l'intervento, una normale procedura chirurgica per la correzione di una curva della colonna vertebrale in generale seguirà questa sequenza:

1. Per prima cosa, alcune lunghe barre vengono utilizzate per mettere la colonna vertebrale nella posizione corretta.

2. Diverse viti e ganci vengono quindi usati per fissare o sostenere queste barre. Troverai altre informazioni su tutti questi strumenti nel capitolo 16.

3. Queste barre dovranno mantenere la colonna al suo posto; nel frattempo, il nuovo tessuto osseo inserito avrà il tempo di fondersi con l'osso già presente.

4. Una volta che le ossa si saranno fuse correttamente, saranno in grado di tenere al suo posto la colonna.

5. Nella maggior parte dei casi, le barre vengono lasciate all'interno del corpo. Di norma, non causano alcun problema. Tuttavia, in alcuni casi, queste barre possono cominciare a irritare i tessuti molli attorno alla tua colonna; il tuo medico potrebbe quindi scegliere di rimuoverle chirurgicamente.

La spiegazione qui sopra è soltanto una panoramica dell'intero procedimento chirurgico, fornita principalmente per permetterti di comprendere il concetto fondamentale di un intervento correttivo della scoliosi. Illustreremo i dettagli delle procedure di fusione e del posizionamento di barre, viti e ganci in modo più approfondito nel capitolo 18.

A questo proposito, il presente capitolo si concentrerà unicamente sui diversi tipi di intervento chirurgico, sulle curve per le quali sono più idonei e, soprattutto, sui vantaggi e rischi specifici associati con ciascuno di tali approcci.

(A) L'approccio anteriore – Dal davanti

Definizione

Per definizione, quando un chirurgo usa un approccio anteriore nella chirurgia della scoliosi, ciò implica che raggiungerà la tua colonna vertebrale dal suo lato frontale. Il termine "anteriore", ovvero dalla parte frontale, chiarisce già di per sé la natura di questo approccio chirurgico.

L'approccio chirurgico anteriore di solito è preferito per le curve delle seguenti categorie:

→ Curve del tratto medio o inferiore della colonna

→ Curve gravi e rigide, in particolare negli adulti

L'approccio chirurgico anteriore o "frontale" è di norma scelto per le curve localizzate nella regione toracolombare, cioè T12-L1. In generale, l'intervento verrà eseguito attraverso la gabbia toracica, una procedura tecnicamente detta toracotomia, che segue le seguenti fasi standardizzate:

1. Viene eseguita l'incisione del torace
2. Un polmone viene sgonfiato dall'aria
3. Si rimuove una costola
4. Si eseguono l'approccio alla colonna e la fusione

Capiamo ora in maggiore dettaglio questo approccio anteriore dell'intervento, analizzando ciascuna delle fasi elencate sopra.

Fase 1 – Incisione, deflazione polmonare, rimozione della costola

Il tuo medico terrà conto prima di tutto del tratto della colonna vertebrale che deve subire l'operazione. Come primo passo, eseguirà un'incisione lungo il torace o all'estremità inferiore dell'addome, a seconda della localizzazione della curva. Anche se il suo nome può far pensare diversamente, nell'approccio anteriore il chirurgo praticherà in realtà un incisione sul lato del corpo, per accedere alla colonna vertebrale dal davanti.

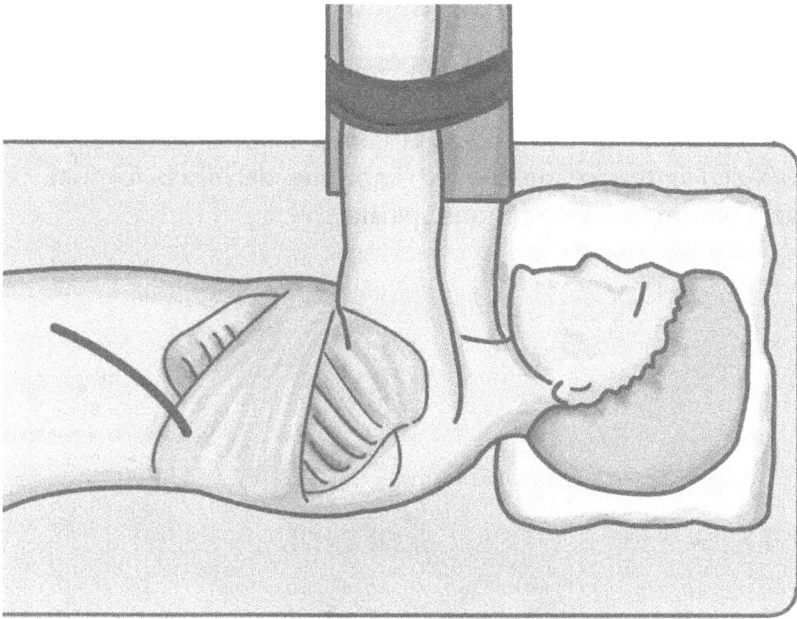

Fase 1 – Incisione, deflazione polmonare, rimozione della costola

Un'informazione interessante...

La costola che viene rimossa per esporre la colonna vertebrale può essere usata sia per sostenere la colonna durante l'intervento, sia come materiale per l'innesto nella procedura di fusione. Comunque, ciò che ai pazienti interessa di più a proposito della costola è che nel tempo ricresce, specialmente nei pazienti più giovani.

Una volta praticata l'incisione, il chirurgo eseguirà la deflazione del polmone e rimuoverà la costola per esporre la colonna vertebrale. Nei casi in cui la curva sia prominente nella regione toracolombare, il medico probabilmente eseguirà una resezione del diaframma allo scopo di esporre meglio la tua colonna vertebrale.

Fase 2 – Rimozione del disco

Dalla colonna vertebrale esposta, il chirurgo rimuoverà ora lentamente il materiale del disco dall'area compresa tra le vertebre nella regione della curva. Questa fase è importante nell'approccio chirurgico anteriore perché la rimozione del disco fornisce uno spazio più ampio per la fusione spinale.

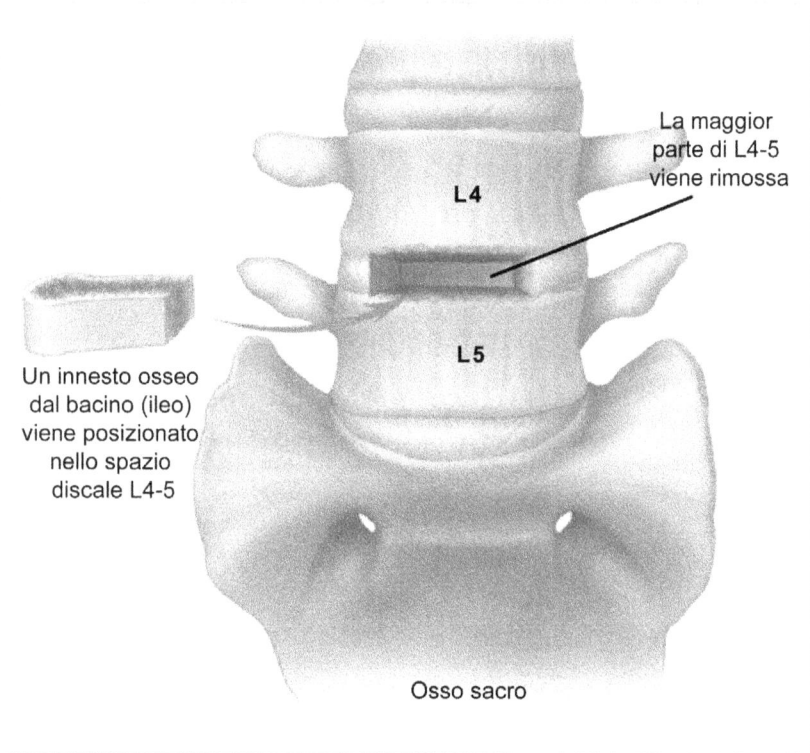

La maggior parte di L4-5 viene rimossa

L4

L5

Un innesto osseo dal bacino (ileo) viene posizionato nello spazio discale L4-5

Osso sacro

Fase 3 – Posizionamento della strumentazione

Al fine di correggere la deformità vertebrale, il chirurgo posizionerà quindi una serie di strumenti, fra cui viti e barre, davanti alla colonna. Nell'approccio anteriore, ciò viene eseguito inserendo una singola vite nel corpo vertebrale all'altezza di ogni vertebra compresa nella curva. A ciascuno di questi livelli, le viti vengono quindi collegate a una barra singola o doppia. La compressione provocata dalla barra, assieme alla sua rotazione, porteranno infine alla correzione della deformità vertebrale.

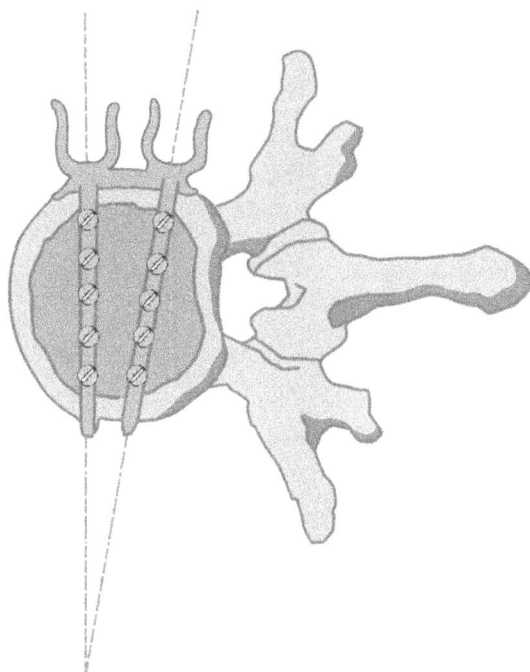

Fase 3 – Posizionamento della strumentazione

Fase 4 – Fusione: la procedura

Una volta che gli strumenti sono stati messi nella posizione corretta, viene infine eseguita la procedura di fusione spinale. Quest'ultima comporta l'irruvidimento delle superfici ossee tra i corpi vertebrali e quindi l'inserimento dell'impianto osseo nello spazio tra i corpi vertebrali stessi. Il materiale per tale impianto osseo può essere preso da varie fonti, ovvero:

• Cresta iliaca

• Costola rimossa

• Alloimpianto osseo

• Altri sostituti delle ossa

Nella maggior parte dei casi, la fusione si verifica entro un periodo da 3 a 6 mesi, anche se in casi più rari può richiedere sino a un anno.

Fase 5 – Chiusura dell'incisione

Una volta completate le fasi da uno a quattro, il chirurgo chiuderà l'incisione e applicherà la medicazione. Nel caso che l'accesso alla colonna vertebrale sia avvenuto attraverso la cavità toracica, verrà inserito anche un drenaggio toracico laterale, per garantire che il polmone rimanga correttamente espanso durante e dopo l'intervento chirurgico.

L'analisi

Gli esperti hanno opinioni diverse su quasi tutti i tipi di intervento, sia nel caso di approccio anteriore, posteriore o combinato, o della più recente tecnica endoscopica. I principali vantaggi dell'impiego dell'approccio anteriore nella chirurgia della scoliosi sono due. Esso comporta una minore incidenza di lesioni della schiena e un ricorso inferiore a trasfusioni di sangue. In effetti, la ricerca dimostra che, anche se questo approccio è stato studiato per permettere una migliore esposizione della colonna vertebrale, i chirurghi lo utilizzano anche per esporre l'intera aorta, assieme ai reni e alla loro vascolarizzazione. L'esposizione dell'area retroperitoneale per l'escissione di tumori estesi è un'altra possibile applicazione di questo approccio.

Tuttavia, la ricerca indica ora due rilevanti possibilità di fallimento di questo approccio, cioè un più elevato rischio postoperatorio di compromissione della funzionalità polmonare, nonché una maggiore incidenza di guasti degli strumenti rispetto all'approccio posteriore.

(B) Approccio posteriore – Da dietro

Definizione

Quando il tuo chirurgo afferma di voler usare un approccio posteriore, ciò che intende in pratica è che vuole raggiungere la tua colonna vertebrale da dietro il tuo corpo. Più precisamente, nell'approccio posteriore, il tuo chirurgo praticherà una lunga incisione diritta sulla tua schiena e sposterà gradualmente i tuoi muscoli dorsali di lato per esporre la colonna vertebrale e correggere la curva. Una volta raggiunta la colonna, il chirurgo vi collegherà una serie di strumenti quali barre, viti, fili e ganci, riposizionandola e fissandola, per dare tempo al nuovo innesto osseo di fondersi correttamente e quindi di correggere la curva.

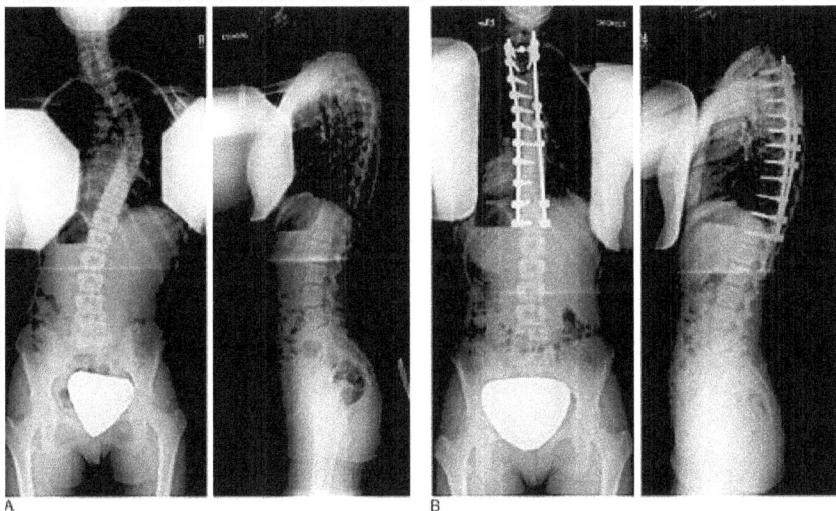

L'APPROCCIO posteriore – rappresentazione grafica

Anche se è l'approccio più utilizzato nei casi di scoliosi idiopatica dell'adolescente (AIS), l'approccio posteriore può essere impiegato per quasi tutti i tipi di curva. In effetti, l'approccio posteriore è sia uno dei più tradizionali, sia uno dei più frequenti approcci usati per gli interventi spinali.

La procedura completa di chirurgia della scoliosi utilizzando l'approccio posteriore segue una sequenza abbastanza simile a quella illustrata in precedenza per l'approccio anteriore.

Nei paragrafi che seguono, spiegheremo ogni parte di questa procedura fase per fase.

Fase 1 – La preparazione

Come nel caso della maggior parte di interventi spinali, il tuo chirurgo comincerà l'intera procedura con la somministrazione dell'idonea anestesia da parte dell'anestesista. Una volta sedato, ti verrà inserito un tubo per la respirazione, nonché altri cateteri nelle vene appropriate per eseguire un adeguato monitoraggio di aspetti quale la pressione del sangue e la funzionalità cardiaca nel corso dell'operazione. Una delle ragioni più importanti per cui questi cateteri vengono inseriti è il monitoraggio continuo della profondità dell'anestesia, per garantire che tu rimanga completamente addormentato per l'intera durata dell'intervento.

Fase 2 – Posizionamento

Dopo che sei stato sedato e che tutti i dispositivi di monitoraggio sono stati collocati, verrai messo nella posizione corretta per l'approccio posteriore, che sarà utilizzato per il tuo intervento correttivo della scoliosi. A questo scopo, verrai accuratamente posto in posizione prona sul piano operatorio. Le gambe e le braccia, inoltre, verranno appoggiate ad apposite imbottiture per evitare qualsiasi ulteriore complicazione o lesione.

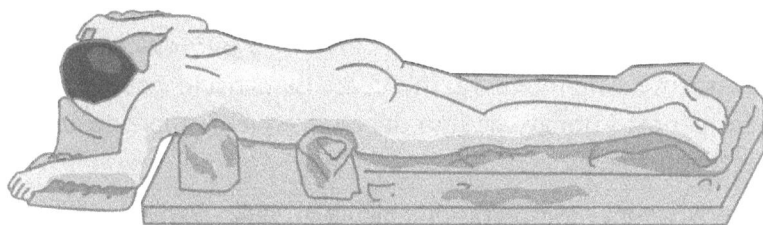

Posizionamento – L'approccio posteriore

Fase 3 – L'incisione

Usando una serie di strumenti, il chirurgo prenderà la fondamentale di decisione di raggiungere la tua colonna vertebrale dal retro del tuo corpo. Per farlo, praticherà un'incisione al centro della tua schiena, scendendo lungo la tua colonna vertebrale.

La lunghezza dell'incisione dipende dall'esatta localizzazione della tua curva. Nella maggior parte dei casi, i chirurghi che utilizzano l'approccio posteriore preferiscono fare un'incisione un po' più lunga, rispetto allo spazio effettivamente richiesto dalla fusione spinale.

Fase 4 – Posizionamento della strumentazione

Il successo dell'intervento per la scoliosi dipende dal modo in cui il chirurgo riesce a tenere insieme la tua colonna vertebrale, nella sua posizione originale. Quando si usa l'approccio posteriore, i medici preferiscono usare principalmente:

- Due barre metalliche (in acciaio inossidabile o titanio)
- Ganci che si attaccano alla lamina vertebrale
- Viti peduncolari che vengono inserite nel peduncolo al centro della colonna
- Fili che tengono assieme gli strumenti e ne assicurano il corretto posizionamento

Vengono inserite viti peduncolari per conferire maggiore robustezza alla vertebra sottoposta a fusione

Posizionamento di viti peduncolari

Vite peduncolare

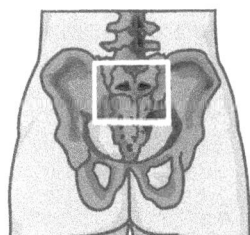

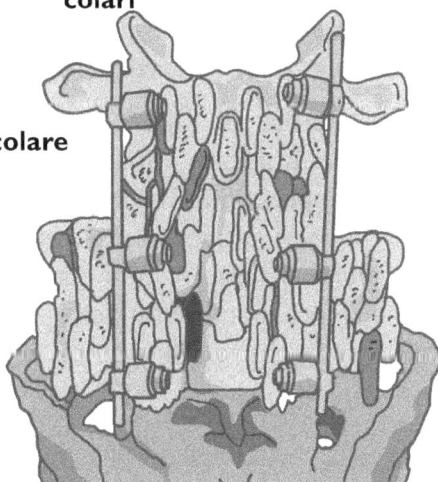

Dopo che tutti gli strumenti sono nella loro posizione corretta, la barra sagomata in modo da adattarsi alla tua colonna viene collegata e si esegue la correzione della curva.

Fase 5 – Serraggio

In questa fase, breve ma importante, il chirurgo verificherà dapprima che tutti gli impianti siano nella posizione corretta e siano stati collocati adeguatamente. Una volta fatto, tutti gli impianti verranno correttamente serrati per l'ultima volta.

Fase 6 – Chiusura dell'incisione

Infine, l'incisione viene ricucita e si applica la medicazione. In alcuni casi, il medico può decidere di aggiungere una protezione in più all'incisione, inserendo un drenaggio nella ferita dopo la conclusione dell'intervento.

L'analisi

L'intervento posteriore è, di gran lunga, l'approccio più comunemente impiegato nella chirurgia correttiva della scoliosi. In effetti, la ricerca dimostra che l'uso dell'approccio posteriore in patologie quali la scoliosi è un'efficace opzione di trattamento chirurgico che si effettua in un unico intervento e può essere utile per evitare le gravi complicazioni associate con l'approccio anteriore.

Tuttavia, anche se l'approccio posteriore è una metodologia comunemente praticata, non è esente anch'esso da una serie di potenziali complicazioni. Tra le più diffuse ci sono gli eventuali danni a tessuti o nervi provocati dallo scorretto posizionamento degli impianti e una ritardata o non corretta saldatura dei componenti, nonché una pressione sulla pelle in pazienti con una copertura tissutale insufficiente sull'impianto.

(C) Posteriore e anteriore – L'approccio combinato

La chirurgia correttiva della scoliosi è forse l'ultima risorsa per i pazienti affetti da questa patologia. La tecnica impiegata per l'intervento ha un grande peso sulla percentuale di successo dell'intero trattamento. Tutto ciò rende particolarmente importante per gli specialisti evolvere nuove tecniche per questi interventi spinali: l'approccio combinato anteriore e posteriore è una di queste evoluzioni.

Ricerche recenti hanno evidenziato risultati positivi in relazione all'impiego di questo approccio, anche se le opinioni sono comunque variabili. Per esempio, è stato spesso notato che utilizzando questo approccio in pazienti giovani si riesce a evitare il riprodursi della scoliosi. Inoltre, l'approccio combinato è spesso utile per curve ampie e rigide, accanto al trattamento di determinate curve del tratto toracico. Tuttavia, la ricerca dimostra inoltre che, in confronto all'approccio combinato, anche l'approccio posteriore da solo è altrettanto efficace per la scoliosi lombare dell'adulto, soprattutto per curve tra 40 e 70 gradi.

Il riprodursi della scoliosi (o crankshaft phenomenon)

Si tratta di un fenomeno che di solito si manifesta nei bambini più piccoli, specialmente con apparato scheletrico immaturo. Nel fenomeno del riprodursi della scoliosi, si osserva un tipo di progressione della curva in cui la porzione anteriore della colonna fusa continua a crescere anche dopo l'intervento. Dato che la colonna vertebrale fusa non può più crescere, comincia a ruotare sviluppando quindi una nuova curvatura.

La procedura – Come si esegue l'approccio combinato?

Per definizione, l'approccio combinato nella chirurgia della scoliosi utilizza sia l'approccio anteriore che quello posteriore. Ognuno dei due approcci viene impiegato per ottenere un diverso obiettivo.

Seguendo questo approccio, il tuo chirurgo utilizzerà sia un accesso anteriore che posteriore. Ciò comprende l'approccio anteriore per accedere alla colonna vertebrale e quello posteriore per eseguire la fusione spinale. Riassumendo, con l'approccio combinato, il tuo medico userà:

→ l'approccio anteriore per accedere alla tua colonna vertebrale

→ l'approccio posteriore per eseguire la fusione spinale

Perché l'approccio combinato?

Sia l'approccio anteriore che quello posteriore della chirurgia della scoliosi hanno proprie limitazioni. Per esempio, quando il tuo chirurgo cerca di operare sulla colonna vertebrale utilizzando l'approccio posteriore, i nervi spinali sono sempre in mezzo e tendono a ostacolare la procedura. Ciò inoltre rende difficoltoso posizionare gli impianti tra le vertebre.

È per questi motivi che gli specialisti stanno cominciando a considerare l'approccio combinato come quello forse più efficace, soprattutto nel caso di curve gravi. In tali casi, il tuo chirurgo praticherà dapprima un'incisione separata nell'addome e utilizzerà quindi l'approccio posteriore per eseguire la fusione spinale in due fasi distinte.

Proviamo a dare uno sguardo più da vicino al modo in cui l'approccio combinato posteriore/anteriore viene implementato.

Le fasi

La procedura comincia con l'approccio anteriore nel quale il chirurgo praticherà dapprima un'incisione nel tuo torace o nell'addome, a seconda dei casi, mentre ti trovi sdraiato supino. Il materiale del disco verrà rimosso dallo spazio tra le vertebre per rendere la tua curva più flessibile. Come nel caso dell'approccio anteriore, potrebbe anche essere rimossa una costola per permettere al chirurgo un accesso più facile all'area interessata.

Una volta raggiunta la colonna vertebrale dal davanti, viene eseguita la procedura richiesta, già illustrata per l'approccio anteriore e l'incisione viene chiusa. Quindi vieni messo in posizione prona e si pratica un'incisione per eseguire la porzione posteriore del tuo intervento.

Tipi di intervento – rappresentazione grafica

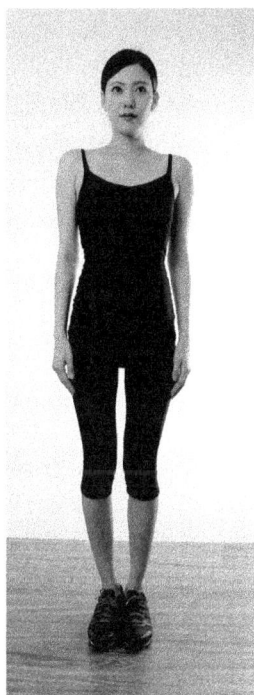 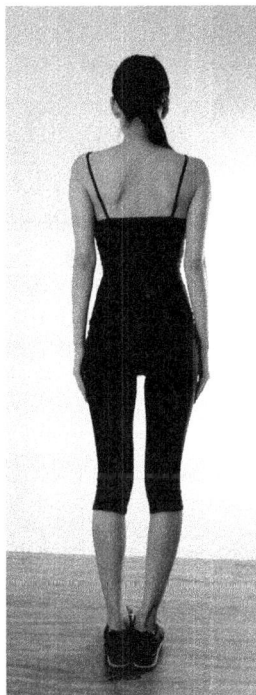 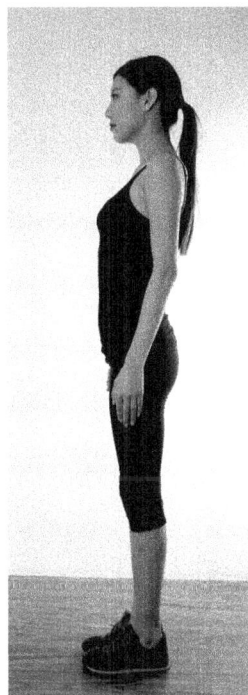

Anteriore   Posteriore   Approccio combinato
                                           anteriore e posteriore

(D) Approccio endoscopico
– La tecnica mini-invasiva

Il mondo della medicina e della chirurgia è in continua evoluzione per ottenere la massime percentuali di successo e per minimizzare i traumi del paziente oggetto del trattamento. Per esempio, una tecnica mini-invasiva come quella endoscopica offre al paziente un'alternativa alle tradizionali forme di chirurgia "a cielo aperto" nelle quali si pratica un'incisione, lunga almeno 8-13 cm, per prelevare l'osso dalla zona dell'anca o da una costola. Le statistiche dimostrano in pratica che almeno il 27% dei pazienti, in tali casi, provano ancora dolore all'anca anche due anni dopo l'intervento a cielo aperto e ciò spiega perché le tecniche mini-invasive sono sempre più preferite.

Gli ultimi anni hanno visto un importante incremento nell'uso delle tecniche mini-invasive per l'esecuzione di interventi chirurgici di vario genere, compresa la fusione spinale. Una tecnica mini-invasiva è sostanzialmente quella che utilizza dispositivi avanzati quali telecamere a fibre ottiche e altri strumenti per eseguire interventi con incisioni minime. In effetti, si è verificato un drastico aumento del numero degli interventi di impianto osseo autologo eseguite con tecniche mini-invasive per interventi quali la fusione spinale.

Passiamo quindi a illustrare ciò che la tecnica endoscopica della chirurgia della scoliosi comporta esattamente.

La definizione

Per cominciare, un endoscopio è uno strumento molto piccolo che, posizionato su un breve cavo e inserito nel corpo per mezzo di una piccola incisione, permette al chirurgo di vedere all'interno del corpo del paziente. La tecnica endoscopica per la chirurgia della scoliosi fa uso dell'endoscopio per consentire al chirurgo di vedere chiaramente la cavità toracica assieme alla colonna vertebrale su un monitor televisivo. Ciò serve a facilitare la correzione della curva spinale utilizzando la procedura illustrata di seguito.

Prima di andare oltre, diamo uno sguardo ai criteri ideali che stabiliscono quali pazienti siano i candidati migliori per l'approccio endoscopico alla chirurgia della scoliosi. Sei il candidato ideale per la tecnica endoscopica, chiamata anche VATS (Video Assisted Thoracoscopic Technique, o videotoracoscopia), se:

- hai una curva toracica (nella zona intermedia della colonna vertebrale)
- hai già subito un intervento fallimentare per la correzione della curva

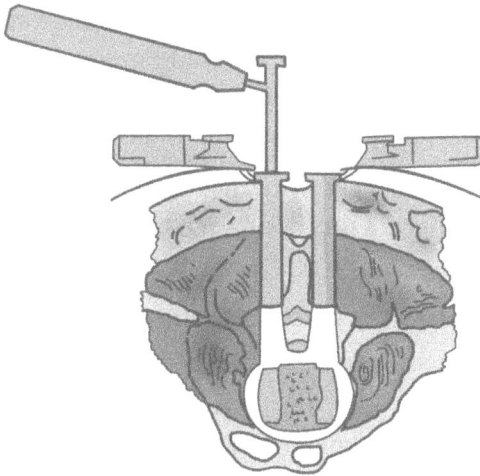

Accessi di piccole dimensioni creati per l'intervento in endoscopia di correzione della curva

Le fasi

Gli specialisti di solito seguono le fasi indicate qui sotto nell'esecuzione di un intervento endoscopico per la correzione della scoliosi.

Il chirurgo, prima di tutto, monterà un endoscopio all'estremità di un breve cavo e lo posizionera correttamente. L'endoscopio verrà quindi inserito attraverso una piccola incisione per ingrandire la zona dell'intervento. L'intera area della tua curva spinale sarà visibile su un grande schermo. Diverse piccole incisioni, lunghe sino a 1 cm ciascuna, verranno praticate al posto di una sola lunga incisione. Il chirurgo praticherà una serie di accessi endoscopici o passaggi molto sottili, attraverso i quali verrà eseguita l'intera procedura di correzione della curva. Attraverso queste piccole gallerie, saranno inseriti piccoli strumenti chirurgici per eseguire la necessaria procedura di innesto e fusione ossei.

Il vantaggio

La tecnica endoscopica per la chirurgia della scoliosi è considerata un'alternativa rilevante ai tradizionali interventi a cielo aperto a causa di una serie di ragioni. La ricerca mostra in modo evidente che una breve fusione anteriore endoscopica per scoliosi toracica permette la correzione di una curva importante con una minima cicatrice.

Diamo un rapido sguardo ai motivi per cui questa forma di chirurgia mini-invasiva è considerata una buona scelta per il trattamento della scoliosi:

→ Conserva le masse muscolari sane.

→ Riduce drasticamente il dolore e la durata del recupero postoperatorio.

→ Provoca un danno minimo ai tessuti circostanti.

→ Riduce le cicatrici rispetto agli interventi tradizionali, grazie alla durata e alla prolungata retrazione muscolare più brevi. Una ridotta dimensione dell'incisione significa anche cicatrici più ridotte.

→ Provoca minore sofferenza e meno traumi complessivi per il paziente.

→ Riduce l'entità dei problemi respiratori durante e dopo l'operazione.

Tuttavia, esistono alcune conseguenze o complicazioni potenziali associate all'uso della tecnica endoscopica, anche se con un impatto variabile. Per esempio, alcuni studi segnalano che, dopo gli interventi correttivi della scoliosi in endoscopia, possono verificarsi rotture delle barre. Tuttavia, queste rotture possono non essere associate con significativi danni della correzione della curva.

(E) Toracoplastica

Scoliosi toracica

Quando un paziente soffre di scoliosi toracica, la curva si presenta nelle vertebre toraciche, che si trovano nella parte posteriore del torace, provocando quindi il gibbo. Sappiamo già che la colonna vertebrale di un paziente affetto da scoliosi prende una forma a "S", deformando tutto il suo aspetto fisico. Tuttavia, quando la curva si trova nel tratto toracico (superiore) della colonna, tende ad assumere la forma di una deformità verso l'esterno, comunemente conosciuta come gibbo, con il caratteristico aspetto di una gobba.

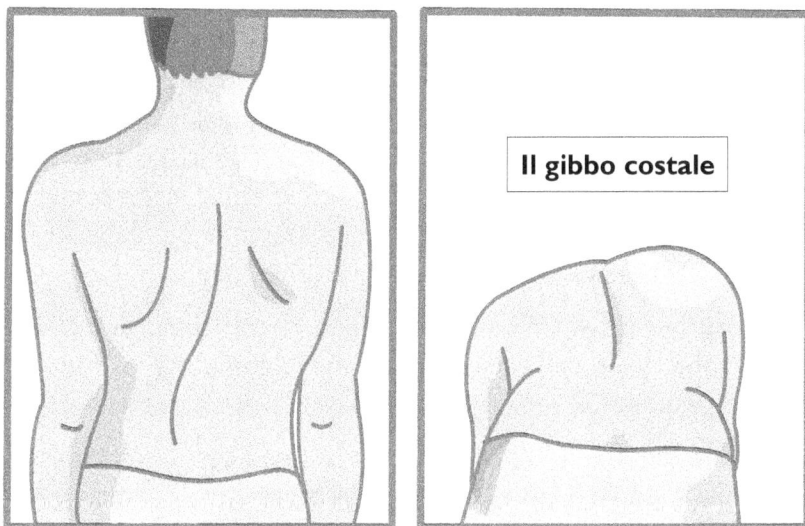

Il gibbo costale

In tali casi, è necessario eliminare o ridurre questo gibbo, accorciando o rimuovendo alcune costole selezionate. La toracoplastica è una procedura diffusa per pazienti con curve scoliotiche toraciche, perché può essere efficace per ridurre la deformità verso l'esterno. Come il suo nome suggerisce, la procedura di toracoplastica è utile principalmente per i pazienti affetti da scoliosi toracica o con prominenza di costole nell'area del torace o nella parte superiore della schiena.

Toracoplastica e scoliosi

Per definizione, la toracoplastica è una procedura che accorcia o rimuove alcune costole selezionate al fine di ridurre il caratteristico gibbo costale. Continuando a leggere, scoprirai maggiori informazioni su questa procedura chirurgica e sulla sua importanza per la scoliosi.

Nella maggior parte dei casi, la toracoplastica verrà praticata solo dopo che la normale correzione della curva è stata eseguita per mezzo dell'approccio anteriore/posteriore o di un altro degli approcci menzionati in precedenza.

I vantaggi

Eseguita per patologie quali la scoliosi idiopatica dell'adolescente (AIS), soprattutto con strumentazione con viti peduncolari, la toracoplastica è stata spesso considerata capace di offrire una migliore correzione del gibbo costale senza rilevante compromissione polmonare e altre complicazioni correlate. In effetti, è stato anche segnalato che la finalità della correzione della curva viene conseguita molto meglio se l'intervento di toracoplastica viene combinato con la fusione spinale, piuttosto che con la sola fusione.

Inoltre, nei casi in cui viene eseguita la toracoplastica assieme alla fusione spinale, essa può servire anche come ottima fonte per l'innesto osseo.

Oltre a ridurre il gibbo per motivi medici, la toracoplastica rappresenta anche un rilevante miglioramento estetico per il paziente. Un tipico esempio di questo è il caratteristico fastidio o dolore che un paziente affetto da tale deformità prova quando cerca di appoggiarsi allo schienale di una sedia. Grazie alla toracoplastica, i gibbi costali vengono ridotti e il comfort del paziente ripristinato.

La procedura

Il numero di costole da accorciare o rimuovere dipenderà interamente dall'ampiezza e dalla gravità della curva, nonché dalle dimensioni del gibbo costale. Tuttavia, gli esperti sono dell'opinione che, se si vuole ottenere una differenza significativa nel gibbo, si deve lavorare almeno su 5 costole, anche se questo numero può variare a seconda dei casi.

Come accennato sopra, nella maggior parte dei casi, la toracoplastica verrà eseguita dopo che un intervento chirurgico di fusione spinale è già stato praticato, ma rimane ancora un gibbo costale.

Nel corso dell'intervento, il chirurgo raggiungerà le costole designate aprendo il periostio, che è un livello che costituisce lo strato esterno delle costole, simile alla corteccia sul tronco di un albero. Una volta fatto, le costole selezionate verranno rimosse. L'estremità aperta verrà quindi premuta verso il basso e infine collegata per mezzo di fili, fissati attraverso fori praticati con il trapano. La costola accorciata, una volta completamente guarita, sarà più robusta di quella originale.

(F) I progressi più recenti

Fusione – La premessa chiave

Il trattamento chirurgico della scoliosi in passato è stato di natura molto invasiva ed estesa. Gli interventi tradizionalmente comprendevano l'accesso alla colonna vertebrale, sia per mezzo di una completa esposizione o per mezzo dell'endoscopia, per eseguire la fusione spinale per correggere la curva.

Tuttavia, a causa delle gravi complicazioni e rischi potenziali coinvolti, la ricerca medica sviluppa continuamente tecniche nuove, più sicure e, soprattutto, molto meno invasive per ottenere la correzione della curva. Mentre alcune di queste tecniche hanno un'efficacia dimostrata e sono state completamente adottate dalla comunità medica, altre sono tuttora oggetto di dibattito e vengono impiegate con alcune modifiche o solo per specifici pazienti. Prendiamo ad esempio il caso della tecnica di Luque moderna, che prevede una barra ad autoaccrescimento. Gli esperti ritengono che questa tecnica potrebbe essere utile per gestire l'esordio precoce della scoliosi (EOS) in giovani pazienti, ma in una forma modificata, perché presenta rischi quali la produzione di frammenti da usura, nonché il pericolo di fusioni spontanee.

Intervento chirurgico senza fusione

La fusione spinale è sempre stata la premessa fondamentale per la chirurgia correttiva delle curve scoliotiche. La fusione, tradizionalmente eseguita con interventi a cielo aperto, ha rappresentato il metodo più comunemente utilizzato. Tuttavia, ricerche recenti sottolineano un'elevata percentuale di successo associata a interventi chirurgici senza fusione spinale. La chirurgia senza fusione è mini-invasiva e particolarmente utile nella scoliosi progressiva in bambini che stanno ancora crescendo. Procedure chirurgiche invasive quali la fusione spinale possono creare complicazioni nei bambini con esordio precoce della scoliosi (EOS) o anche in quelli che si avviano verso l'adolescenza, nei quali si deve ancora verificare uno sviluppo fisico rilevante. Anche il trattamento con corsetti, che potrebbe essere non invasivo, non permette una correzione della curva, ma ne arresta semplicemente la progressione, ritardando l'intervento di un po' di tempo.

È per questi motivi che le opzioni di trattamento che non prevedono la fusione vengono considerate un'alternativa importante alle tradizionali fusioni spinali, soprattutto nei bambini ancora in crescita.

Continuando, potrai leggere un elenco di alcuni fra gli sviluppi più recenti nel campo della chirurgia della scoliosi e tentare di comprendere i concetti e l'efficacia di ciascuno di essi.

a) Applicazione di cambre sui corpi vertebrali

In questa procedura, alcune cambre vengono posizionate lungo la piastra di crescita vertebrale per compensare la crescita asimmetrica della colonna. Lo scopo è ridurre il tasso di crescita del lato anteriore della colonna vertebrale, in modo che quello laterale possa recuperare. In effetti, studi controllati mostrano un miglioramento sino all'80% dei pazienti su cui è stata provata l'applicazione di cambre sui corpi vertebrali come trattamento chirurgico della scoliosi senza fusione spinale.

Gli esperti suggeriscono che i migliori candidati per questo tipo di intervento siano i pazienti nel gruppo di età tra 8 e 11 anni, con una curva compresa tra 25 e 35 gradi.

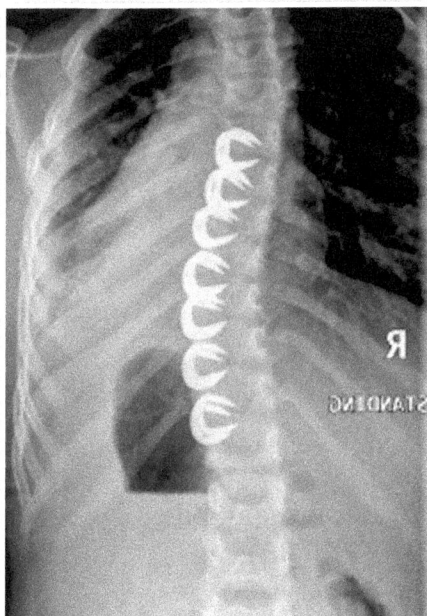

Applicazione di cambre sui corpi vertebrali

b) Protesi costale in titanio espandibile verticalmente (VEPTR)

La VEPTR è una delle più recenti tecniche che gli specialisti medici stanno prendendo in considerazione, soprattutto nei casi di scoliosi congenita. In questa tecnica, per mezzo di un intervento chirurgico viene inserito nella colonna vertebrale del bambino uno strumento, che in seguito può essere adatto con la crescita.

La VEPTR agisce espandendo il tratto toracico della colonna vertebrale, permettendo la crescita di quest'ultimo e dei polmoni. La sua azione si espleta con il crescere dell'età del bambino, correggendo infine la curvatura.

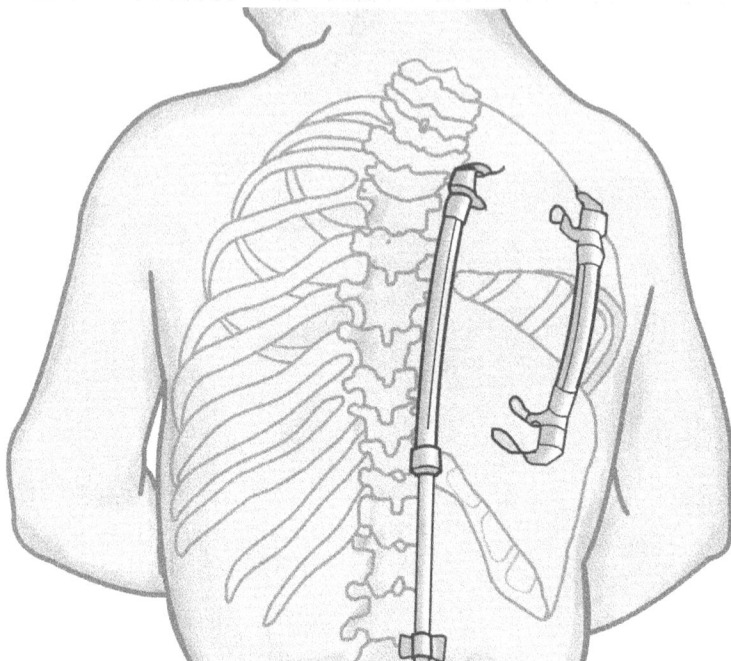

Protesi costale in titanio espandibile verticalmente (VEPTR)

c) Il sistema di crescita guidata SHILLA™ di Medtronic

Studiata per curare i bambini piccoli che presentano scoliosi a esordio precoce (EOS), SHILLA™ è il primo strumento di crescita guidata, prodotto da Medtronic, per aiutare i bambini in crescita affetti da scoliosi. Lo strumento è commercializzato in Europa come opzione di trattamento per bambini molto piccoli affetti da EOS. Il suo scopo è permettere la crescita naturale, riducendo allo stesso tempo la deformità della colonna vertebrale senza intervento chirurgico.

Usando la tecnica SHILLA™, viene dapprima corretto l'apice della curva, fondendolo e fissandolo con un insieme di barre doppie. Il sistema SHILLA™ guida quindi la crescita da entrambi i lati delle barre doppie per mezzo di una procedura programmata predefinita.

Tale crescita è resa possibile da viti peduncolari inserite in modo estraperiosteale.

Cosa significa estraperiosteale?

Il collegamento o impianto estraperiosteale comporta che le viti non sono attaccate al periostio, o membrana del tessuto fibroso connettivo.

Le viti scorrono lungo le barre su entrambi i lati della struttura. La ricerca dimostra che, alla fine, la colonna vertebrale crescerà nella sua posizione normale con gli impianti posizionati, permettendo la regolare crescita nei bambini affetti da scoliosi a esordio precoce.

Questo innovativo sistema SHILLA™ ha ricevuto il marchio CE di conformità europea durante la conferenza della settimana della colonna vertebrale di Amsterdam per la capacità di fornire un'adeguata alternativa a interventi chirurgici debilitanti e limitanti in bambini piccoli affetti da curve della colonna vertebrale potenzialmente fatali.

Il parere dell'autore

Gli interventi chirurgici minimamente invasivi e senza fusione spinale sembrano essere decisamente la scelta migliore rispetto ai tradizionali interventi chirurgici per la correzione delle curve scoliotiche. Ci sono alcuni vantaggi caratteristici associati con quasi tutti i tipi di procedure chirurgiche mini-invasive per la scoliosi, fra cui cicatrici minime, tempi di recupero più brevi, perdita di sangue e dolore minori. Tuttavia, parecchi di questi interventi sono rivolti a bambini con curve spinali in età di crescita, una fase nella quale le fusioni permanenti possono provocare ulteriori complicazioni. D'altro canto, i tradizionali interventi a cielo aperto sono maggiormente testati nel tempo e universalmente utilizzati.

È sempre utile analizzare ogni possibilità disponibile con il tuo chirurgo, in particolare in relazione alla propria età, tipo e gravità della curva, nonché soprattutto al tuo stato di salute, prima di scegliere uno specifico tipo di intervento chirurgico per la cura della scoliosi.

Casi reali di scoliosi: La tecnologia fa la differenza

La signora Richard (il cui vero nome è stato cambiato) aveva circa 49 anni quando le fu diagnosticata la scoliosi. Al culmine della sua vita attiva, l'idea che la sua efficienza fosse ostacolata dalla sua deformità la faceva disperare. Il fatto che tutto ciò che sapeva sulla chirurgia della scoliosi era che è dolorosa e richiede di inserire una serie di strumenti all'interno del proprio corpo non le era d'aiuto.

Tuttavia, circa all'età di 51 anni, cioè 2 anni dopo, incontrò finalmente un chirurgo che le offrì di eseguire un intervento chirurgico mini-invasivo per correggere la sua curva. La nuova tecnica richiedeva praticamente di raggiungere la colonna vertebrale con un'incisione laterale sul fianco del paziente sotto le costole. Secondo gli esperti, sia la perdita di sangue che le complicazioni e il tempo di recupero necessario risultano inferiori utilizzando tali tecniche. La paziente fu in grado di tornare al lavoro dopo 3 settimane e riuscì a recuperare uno stile di vita sufficientemente indipendente.

CAPITOLO 16
La strumentazione e l'attrezzatura del tuo chirurgo

A desso sai tutto sui preparativi per il tuo intervento, sui rischi che presenta e sulle opzioni disponibili in relazione alla specifica procedura chirurgica. Procedendo oltre, adesso è il momento di scoprire la procedura in se stessa, a partire dagli strumenti utilizzati fino a ciò che succede in sala operatoria e a come viene eseguita in pratica la fusione spinale. In questo capitolo, potrai leggere informazioni dettagliate su tutti i principali sistemi di strumentazione e sull'attrezzatura, su come e dove vengono utilizzati e così via.

Gli strumenti del chirurgo

Sin dai tempi in cui Jules René Guérin, il medico francese, pensò di applicare la chirurgia per correggere la scoliosi e il dott. Russel Hibbs inventò gli interventi di fusione spinale al New Orthopedic Hospital nel 1914, la strumentazione e le attrezzature utilizzate nella chirurgia della scoliosi sono stati i fedeli compagni dei chirurghi spinali.

Dopo gli albori, si giunse all'epoca della famosa rivoluzione compiuta negli anni Cinquanta da Paul Harrington. La procedura prevedeva sostanzialmente un'unica barra di acciaio rigida, utilizzata per raddrizzare la colonna vertebrale. Questa barra, chiamata dal nome del suo inventore barra di Harrington, fu uno dei primi strumenti usati nella chirurgia della scoliosi.

Le attrezzature e gli strumentari usati dai chirurghi in sala operatoria costituiscono la base su cui si fonda il successo o, nel caso, il fallimento di un intervento di correzione della scoliosi. Dopo tutto, esistono solide ricerche che dimostrano quanto sia importante per chirurghi spinali e radiologi conoscere approfonditamente i diversi tipi di strumentazione per il trattamento della scoliosi ed essere in grado di identificare qualsiasi problema relativo alle attrezzature in tali casi. Anche se possono esistere alcune prove del fatto che gli strumenti non siano completamente responsabili di un'accurata correzione della curva, tale evidenze sono scarse e richiedono ulteriori approfondimenti.

Quindi, ciò rende importante per chiunque si sottoponga a un intervento chirurgico per la scoliosi di possedere una conoscenza completa di ciascuno di tali strumenti, dello scopo per cui sono utilizzati e via dicendo.

Strumenti da conoscere

Gli strumenti e le attrezzature più importanti utilizzati dal tuo chirurgo possono di norma essere suddivisi in due principali categorie, ovvero:

1. Elementi di aggancio alle ossa – Ganci, viti, fili e fili sublaminari
2. Elementi di collegamento longitudinali – Barre, piastre

Continuando a leggere, ti forniremo una serie di informazioni chiare e dettagliate su tutti questi strumentari

I. Barre

a) Barre di Harrington

Come accennato prima, la procedura di Harrington è una delle procedure spinali di più vecchia concezione, anche se la tecnologia continua a evolversi e nuove procedure danno il loro contributo nel campo della chirurgia vertebrale.

La procedura di Harrington sostanzialmente ottiene la correzione della colonna rafforzandola o distraendola. Nelle fusioni spinali eseguite prima che dell'invenzione del dott. Harrington, la procedura veniva praticata in modo rudimentale. L'intervento era eseguito senza usare alcun impianto metallico e, dopo l'operazione, veniva applicato un gesso nella direzione di trazione, per mantenere dritta la curva fino all'avvenuta fusione. Tuttavia, dato che le percentuali di insuccesso della fusione o di casi di pseudoartrosi associati a questa procedura erano elevate, la rivoluzionaria invenzione di Paul Harrington divenne una scelta di gran lunga preferita nell'ambito della comunità medica.

Fusione spinale

Barre in acciaio che supportano la fusione delle vertebre

Gli innesti ossei vengono inseriti affinché crescano all'interno dell'osso fondendo le vertebre

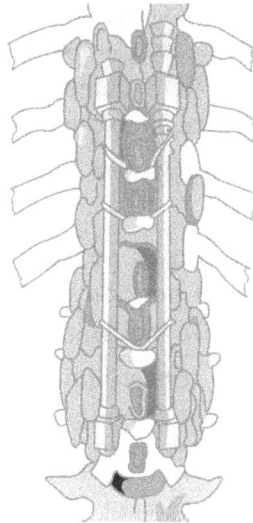

Quindi, in cosa consiste la procedura di Harrington?

Il dott. Harrington introdusse un sistema di strumentazione metallica spinale che contribuiva a mantenere dritta la curva fino all'avvenuta fusione. Anche se ormai obsoleto e non più impiegato, l'originale sistema di Harrington utilizzava un sistema a cricchetto. Era collegato alla colonna vertebrale con ganci, nella parte superiore e inferiore della curva, per contribuire a distrarre o raddrizzare la curva.

Nella versione moderna della procedura di Harrington, viene utilizzata una barra di acciaio che corre dalla parte inferiore della curva a quella superiore. Dopo l'intervento, ti verrà chiesto di indossare un gesso e di osservare il riposo a letto prescritto per alcuni mesi. Anche se possono esserci delle variazioni, la procedura di Harrington segue una serie di fasi standard, elencate di seguito:

- Primo, viene usata una barra di acciaio che, a partire dalla parte inferiore della curva, risale fino a quella superiore. Il tuo medico potrà anche utilizzare due barre su ciascun lato delle vertebre spinali.

- La barra viene quindi collegata per mezzo di ganci, sostenuti da pioli che vengono inseriti all'interno dell'osso.

- La barra di acciaio viene quindi sollevata con un cricchetto, in modo abbastanza simile a quanto si fa quando si cambia la ruota di un'auto. Viene quindi bloccata nella posizione corretta al fine di stabilizzare la colonna vertebrale.

- La situazione è ora pronta perché la fusione delle vertebre abbia luogo.

- Come accennato sopra, di solito viene prescritto il riposo a letto per un periodo da 3 ai 6 mesi, assieme a un gesso che il paziente deve indossare, almeno per questo periodo.

- La barra di acciaio di norma rimane all'interno a meno che non inizi a dare problemi.

Le rotture delle barre con la strumentazione di Harrington di solito non sono comuni e gli studi dimostrano che, anche nel caso di fusione solida, si rompono solo dal 10 al 15% delle barre. Tuttavia, due possibili complicazioni sono di norma associate all'impiego della procedura di Harrington.

Di seguito, le illustriamo entrambe brevemente.

i) Il riprodursi della scoliosi (o crankshaft phenomenon)

Questo fenomeno di solito si verifica nei bambini più piccoli, specialmente con apparato scheletrico immaturo. Si tratta essenzialmente di un tipo di progressione della curva in cui la porzione anteriore della colonna vertebrale continua a crescere anche dopo l'intervento. Dato che la colonna vertebrale fusa non può più crescere, comincia ad avvitarsi, sviluppando una curvatura.

ii) La sindrome della schiena dritta

Questa complicazione si verifica quando la zona lombare della schiena perde la sua normale curvatura verso l'interno, chiamata anche lordosi. Dopo alcuni anni, anche i dischi sotto al punto di fusione possono cominciare a cedere, rendendo difficile per il paziente stare in piedi e provocando molto dolore.

b) Il sistema di Cotrel-Dubousset (CD)

L'obiettivo principale rimane l'equilibrio tridimensionale ottimale della colonna vertebrale e non la percentuale di miglioramento dell'angolo di Cobb!
Jean Dubousset

È un sistema di strumentazione di tipo segmentale, nel quale due barre parallele vengono incrociate usando diversi ganci allo scopo di facilitare una maggiore stabilità delle vertebre soggette a fusione. Strumenti idonei vengono posizionati in ogni parte della colonna vertebrale che deve essere raddrizzata. Le due principali funzioni svolte dalla procedura di Cotrel-Dubousset sono:

→ Correzione della curva esistente
→ Correzione della rotazione esistente

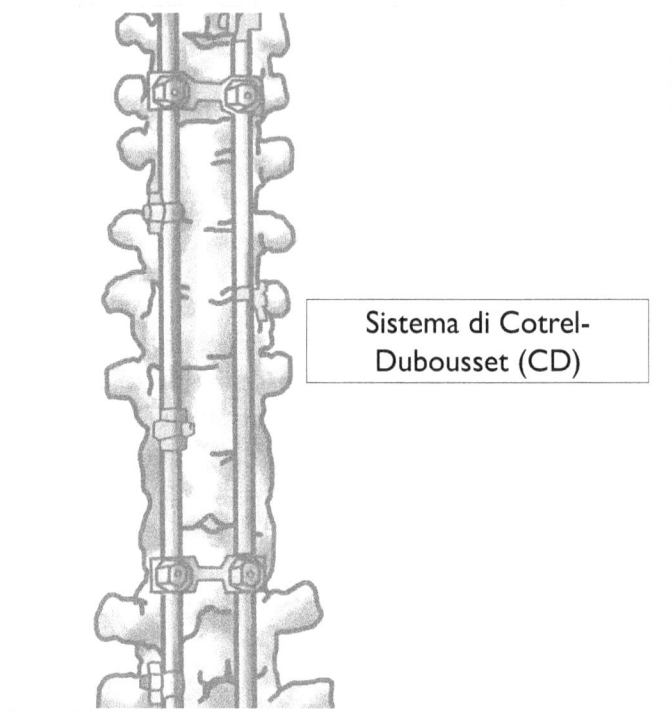

Sistema di Cotrel-
Dubousset (CD)

Uno degli studi controllati condotti per valutare l'efficacia di questo sistema ha stimato un tasso di correzione attorno al 66%. È interessante notare che, mentre solo l'86% dei pazienti sottoposti alla procedura di Harrington si erano dichiarati soddisfatti, questa percentuale toccava il 95% nei casi in cui era stato impiegato il sistema CD. Tuttavia, la durata dell'operazione nonché la perdita di sangue risultano maggiori con l'uso del sistema CD, rispetto alla procedura di Harrington. D'altra parte, questo sistema non provoca la sindrome della schiena dritta, spesso conseguenza della tecnica di Harrington.

c) Lo strumentario Texas Scottish-Rite (TSRH)

Il sistema TSRH è un altro tipo di sistema di strumentazione segmentale, abbastanza simile alla procedura di Cotrel-Dubousset, soprattutto perché utilizza barre parallele per controllare la curva, nonché per invertire la rotazione presente. Tuttavia, questa procedura va oltre, utilizzando barre e ganci più lisci. Il vantaggio principale di questa caratteristica è che rende più semplice rimuovere o regolare gli strumenti, nel caso si verifichino complicazioni.

Altri strumentari

a) Strumentazione di Luque – A questo punto, sappiamo che il sistema della barra di Harrington comporta un rilevante rischio di sindrome della schiena dritta. Lo strumentario di Luque è stato sviluppato originariamente per conservare la normale lordosi (la curva naturale) della zona lombare in questo contesto. Anche se complicazioni aggiuntive, quali la perdita della correzione dopo l'intervento, rappresentano un rischio significativo, questo tipo di strumentazione è utilizzata principalmente per pazienti affetti da scoliosi neuromuscolare, nonché per bambini affetti da disordini quali paralisi celebrale.

b) WSSI – ovvero la strumentazione segmentale per la colonna vertebrale Wisconsin, è di norma considerata sicura, come il sistema della barra di Harrington e lo strumentario di Luque. In questo metodo, la base del processo spinoso è utilizzata per l'infissione segmentale, assieme a un impianto idoneo.

c) DDS – ovvero il sistema della spondilodesi dinamica dorsale, è una tecnica ancora in fase di test in Germania. Si tratta di un sistema semirigido che, sostanzialmente, offre una maggiore flessibilità della colonna vertebrale rispetto ai sistemi tradizionali.

2. Ganci

Tradizionalmente, i ganci sono stati gli strumenti più comunemente usati per fissare le barre alla colonna vertebrale. Una volta che le barre sono posizionate attorno alla colonna incurvata, i ganci vengono utilizzati per fissarle correttamente al loro posto. Un'altra possibilità per fissare le barre sono le viti peduncolari e ne parleremo nel prossimo paragrafo.

Di seguito, diamo uno sguardo più da vicino allo scopo di questo strumento, a come e quando viene impiegato e ad altri vari aspetti.

Uso e implementazione

Molto comunemente utilizzati come componente di strumentari come quello di Cotrel-Dubousset (CD), i costrutti di ganci segmentali sono stati considerati una parte standard del trattamento chirurgico della scoliosi sin dagli anni Ottanta. Il motivo principale dell'enorme diffusione dei ganci è stato dovuto al fatto che essi forniscono al chirurgo la possibilità di posizionarne un certo numero lungo la stessa barra, sia in modalità di compressione che di distrazione.

Principali tipi di ganci

Una serie di ganci di varie forme sono utilizzati dai chirurghi in base all'età del paziente e al tipo, nonché all'ampiezza, della curva. In questo paragrafo, analizziamo alcuni di questi tipi di ganci, con le informazioni relative ai loro specifici usi e applicazioni.

1. Ganci peduncolari

Come il loro nome suggerisce, questo tipo viene attaccato ai peduncoli delle vertebre. Più specificamente, i ganci peduncolari possono essere applicati alle vertebre toraciche (nel tratto intermedio della colonna vertebrale), da T1 a T10 (consulta il capitolo 1 per maggiori informazioni sulle vertebre toraciche). Con la lama del gancio sempre posizionata verso l'alto, le viti peduncolari vengono inserite per mezzo di un supporto per il gancio, uno spingigancio prigioniero o un martelletto. In alternativa, può anche essere usata una combinazione di qualunque di questi strumenti.

2. Ganci sovralaminari

Sempre posizionati rivolti verso il basso, i ganci sovralaminari sono utilizzati nella porzione superiore della lamina. Come spiegato nel capitolo 1, la lamina ricopre il canale vertebrale, partendo direttamente dal corpo della vertebra e formando un ulteriore anello per racchiudere il midollo spinale, allo scopo di proteggerlo. Per posizionare il gancio, è probabile che un bordo della lamina debba essere rimosso. Una volta fatto, il gancio verrà inserito per mezzo di un supporto di impianto idoneo.

3. Ganci infralaminari

Generalmente usati al livello della TII o sotto, questi ganci sono sempre posizionati rivolti verso l'alto. Per inserire questo tipo di gancio, il chirurgo separerà il legamento giallo dalla superficie inferiore della lamina, mantenendo inoltre il tuo osso intatto.

4. Ganci del processo trasverso

Caratterizzato da una lama ampia, questo tipo di gancio è solitamente impiegato in un tipico costrutto a pinza impiegato nei sistemi CD. Usati sia rivolti verso l'alto che verso il basso, questi ganci vengono infissi dopo che il processo trasverso è stato ripulito da tutti i tessuti molli.

5. Ganci di riduzione

Un gancio di riduzione, disponibile in tutti i quattro tipi elencati sopra, viene di norma posizionato sulla punta della curva toracica, sul lato dal quale la curva deve essere corretta. Lo scopo principale dei ganci di riduzione è quello di facilitare il posizionamento delle barre, soprattutto per curve ampie o nei casi in cui le curve sono accompagnate anche da una notevole lordosi (curvatura della zona lombare).

3. Viti peduncolari

Le viti peduncolari sono uno degli strumenti più recenti che aggiungono valore ai vari approcci degli interventi spinali, quali quello anteriore e posteriore. Composti da speciali viti per la zona del peduncolo delle vertebre, questo tipo di strumenti sono attualmente associati con fattori quale un maggiore tasso di successo degli interventi e una minore incidenza di complicazioni.

Prima di procedere oltre, di seguito diamo una rapida scorsa ad alcuni termini che è importante conoscere.

Termini da conoscere

(a) Peduncoli

Un peduncolo o peduncolo vertebrale è una struttura piccola e densa, a stelo, che si proietta all'esterno dalla porzione posteriore o retro della vertebra. Ogni vertebra ha due diversi peduncoli attaccati, come mostrato nell'immagine sottostante.

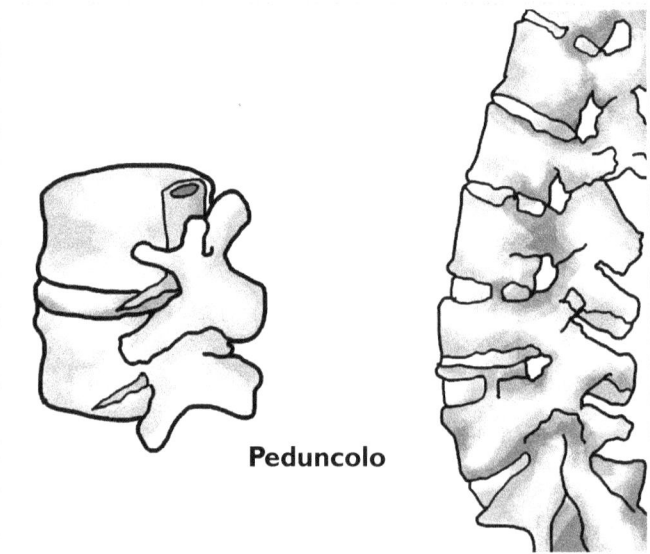

Peduncolo

(b) Viti peduncolari poliassiali

Le viti peduncolari poliassiali sono il tipo più recente, e il più comunemente utilizzato, di viti peduncolari. Prodotte in titanio, le viti poliassiali sono filettate e con la testa mobile. Resistenti a livelli ugualmente elevati di sforzo e corrosione, le viti peduncolari poliassiali sono compatibili con MRI e disponibili in molte dimensioni. Grazie alla testa mobile, la vita può ruotare, contribuendo a sostenere qualsiasi sforzo vertebrale. Il tuo chirurgo sceglierà tra varie dimensioni, da 30 mm a 60 mm, con diametro compreso tra 5,0 mm e 8,5 mm.

Metodo e scopo

Le viti peduncolari sono utilizzate per correggere la deformità spinale. Nel caso specifico della scoliosi, le viti peduncolari sono impiegate all'interno di altri strumentari, come quello della procedura di Harrington, per due scopi specifici:

→ Per fissare le barre e le piastre alla colonna vertebrale

→ Per immobilizzare una specifica parte della colonna vertebrale per facilitare la fusione spinale

Anche se la procedura esatta può variare a seconda della precisa localizzazione chirurgica nella colonna vertebrale (toracica, lombare o sacrale), le viti peduncolari vengono impiantate seguendo una modalità generale. Di seguito, puoi leggere una breve descrizione delle sue fasi:

- Usando una normale radiografia o una fluoroscopia, il chirurgo determinerà dapprima la profondità alla quale la vite deve essere inserita.
- Una volta stabilita la profondità, viene stimato e definito l'angolo con il quale la vite deve essere inserita.
- Quindi, un canale ricevente verrà praticato con il trapano nel peduncolo per mezzo di strumenti appropriati.
- Infine, la vite viene inserita in questo particolare punto.

Efficacia e diffusione

Le viti peduncolari tipicamente si attaccano ai peduncoli, che sono le parti laterali della vertebra. Esse mantengono le barre nella loro posizione, penetrando all'interno dell'osso.

Esistono molte ricerche volte a dimostrare l'efficacia delle viti peduncolari per la correzioni delle curve. Per esempio, uno studio del Centro per la chirurgia spinale e della scoliosi in Germania evidenzia che le viti peduncolari segmentali possono essere usate per la correzione chirurgica di deformità sia sul piano frontale che su quello sagittale, in scoliosi toracolombare e lombare inferiore a 60 gradi. I risultati dimostrano inoltre che l'infissione di viti peduncolari è accompagnata da minore lunghezza di fusione, rispetto alla fusione anteriore. Inoltre, le viti peduncolari offrono anche una migliore correzione della curva, una migliorata funzionalità polmonare e minimi problemi neurologici.

Un altro di questi studi riporta che, rispetto ai ganci o a costrutti ibridi, i pazienti sui quali vengono utilizzate le viti peduncolari mostrano una migliore correzione della curva principale e richiedono minori trattamenti di follow-up. Tuttavia, come illustrano le ricerche relative, il solo prerequisito affinché le viti peduncolari forniscano risultati quali stabilizzazione rigida e migliore correzione della deformità è seguire la tecnica appropriata che può essere determinata con adeguate analisi e valutazioni preoperatorie.

La ricerca ha inoltre cominciato a dimostrare che le viti peduncolari potrebbero offrire una correzione delle curve migliore, senza i relativi problemi neurologici osservati con l'uso di ganci segmentali.

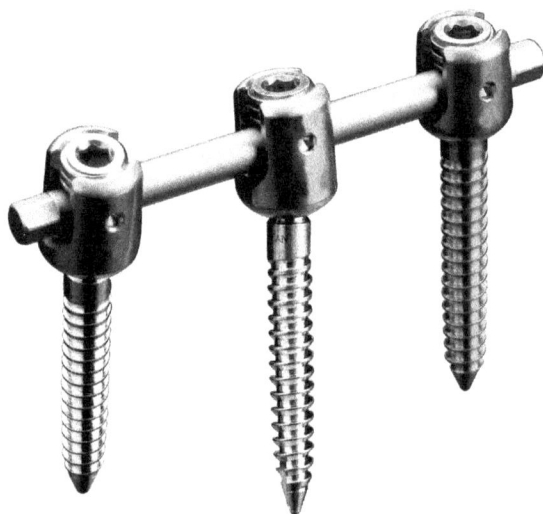

Viti peduncolari poliassiali

Ganci segmentali contro viti peduncolari

Il dibattito è tuttora in corso se, nella chirurgia spinale, siano più efficaci i ganci o le viti! In origine, le viti peduncolari sostituirono i ganci segmentali, che erano usati tradizionalmente nella procedura di Harrington, una delle prime tecniche operatorie impiegate per la cura della scoliosi.

A livello accademico, ci sono principalmente due ragioni per le quali i chirurghi considerano le viti una scelta migliore dei ganci, anche se in entrambi i casi esistono complicazioni e fattori di rischio. I due fattori che forniscono alle viti peduncolari un vantaggio sui ganci sono:

• La capacità delle viti di resistere agli sforzi di trazione sulla colonna vertebrale meglio dei ganci

• La posizione di collocazione delle viti è considerata vantaggiosa rispetto a quella dei ganci

In effetti, si ritiene anche che, usando le viti, sia necessario sottoporre a fusione una porzione meno estesa della colonna e che, inoltre, il paziente vada incontro a minori perdite di sangue. Tuttavia, una parte della comunità medica ritiene anche che i ganci comportino una minore probabilità di complicazioni neurologiche rispetto alle viti peduncolari.

Bibliografia: Liljenqvist, et al. Comparative Analysis of Pedicle Screw and Hook Instrumentation in Posterior Correction and Fusion of Idiopathic Thoracic Scoliosis. In European Spine Journal. August 2002. Vol. 11. No. 4. Pp. 336-343.

4. Fili

Le procedure chirurgiche moderne per la scoliosi utilizzano una combinazione di attrezzature e strumentazioni che possono fornire i migliori risultati possibili per le fusioni spinali.

I fili, tipicamente usati nella chirurgia della scoliosi come connettori, sono considerati parte della seconda generazione di sistemi (tra gli anni sessanta e settanta) per la correzione chirurgica della scoliosi.

Si ritiene che questi sistemi abbiano raggiunto risultati superiori alla procedura delle barre di Harrington, nel tentativo di superare le complicazioni associate con quest'ultima.

Un esempio del modo in cui i fili sono stati introdotti nella correzione delle curve scoliotiche è in associazione con lo strumentario di Luque, un diffuso esempio di sistemi di seconda generazione. In questa particolare tecnica, due barre venivano posizionate su ciascun lato della colonna vertebrale e collegate per mezzo di fili.

Cablaggio sublaminare – Il presente

Dopo tutto questo, è giunta l'era delle tecniche di cablaggio sublaminare, che sono tuttora in uso, anche se non molto comuni. Il cablaggio sublaminare è utilizzato principalmente in due categorie di pazienti:

> → Coloro le cui ossa sono troppo fragili per sostenere ganci o viti
>
> → Coloro le cui curve si sono prodotte a seguito di problemi dei nervi e dei muscoli

Infine, i caratteristici fili in acciaio sono ora stati sostituiti da cavi in titanio. Tuttavia, gli esperti esprimono preoccupazioni in relazione al fatto che, quando un paziente ha una curva rigida, questi cavi sublaminari possano staccarsi o persino rompersi facilmente.

I fili sono usati anche per correggere curve negli strumentari della tecnica Wisconsin e nel caso della stimolazione della spina dorsale, una procedura eseguita per curare il dolore alla schiena.

Cosa dice la ricerca?

Molti diversi tipi di fili vengono utilizzati in base al tipo di intervento da eseguire, ciascuno con differenti risultati. Per esempio, il filo in lega di cromo-cobalto offre maggiori vantaggi rispetto al filo di acciaio, soprattutto in termini di carico di rottura e compatibilità con il titanio. In effetti, i fili massicci in lega di cromo-cobalto sono usati anche in impianti sublaminari con strumentazione spinale in titanio, spesso con risultati notevoli. Tuttavia i risultati ottenuti con l'uso di fili con lo strumentario di Luque mostrano tassi di correzione piuttosto bassi. Anche la percentuale di danni del canale vertebrale attraverso cui i fili vengono fatti passare è significativamente elevata. In generale, i fili sono considerati pericolosi, perché persino il processo di rimozione di fili danneggiati o rotti può essere rischioso e provocare complicazioni quali lesioni neurologiche.

All'opposto, ci sono anche altri studi che sostengono che il posizionamento di fili sublaminari sia un'aggiunta utile e sicura per la cura della scoliosi idiopatica.

5. Pinze

Nel mondo della chirurgia vertebrale, una pinza chirurgica è un piccolo strumento metallico che fa da interfaccia tra le parti della tua colonna vertebrale e le barre in metallo, tenendo assieme l'intero sistema di strumentazione. Il sistema di fissaggio della pinza collega la barra alla struttura vertebrale utilizzando la tecnica di passaggio di una fascia per risparmiare i peduncoli.

Quando un impianto viene posizionato nella tua struttura vertebrale per ridurre la curva della scoliosi, di norma provoca una grande quantità di frizione, chiamata anche, in termini medici, stress da contatto. Le pinze riducono la quantità di stress da contatto, permettendo la compressione, la distrazione, la de-rotazione e la traslazione della colonna vertebrale. La maggior parte delle pinze più conosciute, come le Universal Clamp, possono funzionare bene assieme ad altri strumenti, quali ganci, viti e fili, per offrire al chirurgo una maggiore flessibilità nelle procedure spinali. La pinza di solito viene posizionata con l'aiuto di una fascia in tessuto di poliestere e fissata con una vite.

Un importante studio di ricerca analizza l'utilità della Universal Clamp, un impianto di osteosintesi relativamente recente, come dispositivo di strumentazione per il trattamento dell'AIS. La pinza, principalmente composta da una fascia sublaminare e una pinza in titanio, è stata considerata un dispositivo efficace, in grado di ridurre il rischio di fratture laminari e la progressione della curva. La ricerca dimostra anche che la Universal Clamp distribuisce lo sforzo su un'aria più ampia della corteccia laminare rispetto ai fili sublaminari, diminuendo quindi il rischio di gravi fratture laminari.

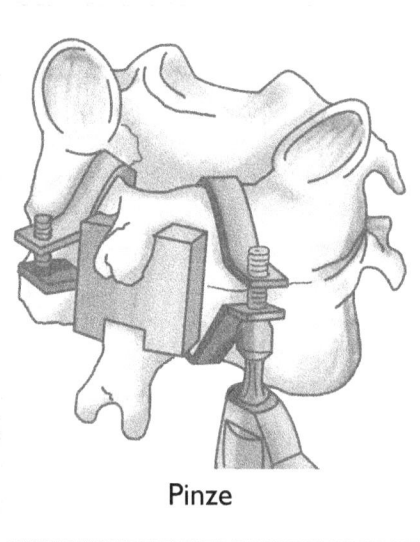

Pinze

La combinazione

Il tipo di curva da cui sei affetto determina la categoria di strumenti che il tuo chirurgo utilizzerà, soprattutto per quanto riguarda ganci e viti. In pratica, in diversi casi, un'idonea combinazione di ganci, fili e viti verrà impiegata per mantenere sotto controllo la curvatura.

Casi reali di scoliosi: Un'esperienza con la strumentazione!

Jane ha subito il suo primo intervento all'età di 16 anni e ha avuto un'esperienza piuttosto traumatica con l'uso di attrezzature e strumentazioni. Era affetta da scoliosi a causa della sua struttura genetica, dato che a sua madre era stata diagnosticata la stessa patologia 20 anni prima. Dopo aver indossato un corsetto per quasi 24 ore al giorno per un certo periodo, la curva non si riusciva a fermare. Subì la prima operazione nel 1987. Purtroppo, dovette essere operata una seconda volta per rimuovere la barra nel 1995.

Nonostante i due interventi, Jane si sentiva a disagio e soffriva di dolori dopo essere stata operata. Soffrì anche di gravi infezioni e di perdite di fluido spinale dopo gli interventi chirurgici.

Anche dopo anni dall'operazione, Jane ha difficoltà a stare sdraiata sulla schiena, nonché a stare seduta diritta appoggiandosi allo schienale della sedia. Jane in generale ritiene che l'attrezzatura usata negli interventi continui a causarle dolore e sofferenza.

CAPITOLO 17
In sala operatoria

Gli atteggiamenti psicologici hanno sempre giocato un ruolo fondamentale nel mondo della medicina. Mettere il paziente e anche lo staff medico nel corretto stato mentale è sempre stato essenziale per il successo di qualsiasi procedura medica, soprattutto per le più sofisticate quali la fusione spinale per la correzione delle curve scoliotiche. Per te come paziente, è importante sapere cosa ti aspetta, mentre ti stai avvicinando all'ingresso in sala operatoria. In questo capitolo, ti daremo una visione completa di ciò che avviene dal momento in cui vieni portato in sala operatoria, fino al momento in cui il tuo intervento inizia effettivamente.

La conoscenza è potere!

Giusto, ben detto! Essere ben informati corrisponde veramente ad avere potere. Quando si tratta della propria salute, e soprattutto, di sicurezza personale, probabilmente non ci si può fidare di nessuno salvo che di se stessi. Sottoporsi a un grande intervento come quello correttivo della scoliosi richiede di essere consapevoli, informati e adeguatamente istruiti riguardo a quanto si sta per affrontare.

Nei capitoli precedenti, hai letto tutto sui vari rischi che il tuo intervento chirurgico comporta, i diversi metodi usati, le informazioni relative ai preparativi economici e così via. Nei paragrafi che seguono, illustreremo tutto ciò che avviene quando entri in sala operatoria, arrivando sino al punto in cui il tuo intervento ha effettivamente inizio. Di seguito, spieghiamo l'intero svolgimento in tre fasi distinte, ovvero:

1. Accertamenti preoperatori

2. Ingresso in sala operatoria – Il tuo passaggio in sala operatoria, dopo che tutte le formalità e gli accertamenti iniziati sono stati espletati.

3. Posizionamento, monitoraggio e sedazione – A seconda dell'approccio chirurgico che sarà impiegato, verrai posizionato in modo diverso sul tavolo operatorio. Vari dispositivi e strumenti di monitoraggio verranno collegati al fine di individuare qualsiasi rischio potenziale. Infine, verrai sedato per eseguire l'intervento.

Di seguito potrai leggere una spiegazione dettagliata di ciascuna di queste fasi.

1. Accertamenti preoperatori

Innanzitutto, come abbiamo detto nei capitoli precedenti, a questo punto dovresti essere già stato sottoposto ai principali esami e valutazioni preoperatori. Questi ultimi vengono eseguiti per assicurarsi che tu sia fisicamente idoneo per un intervento di questo genere. Questi controlli di norma comprenderanno quanto segue:

- Radiografie, utili per pianificare l'approccio chirurgico
- Un elettrocardiogramma (ECG), per verificare che il tuo cuore funzioni normalmente
- Test della funzionalità polmonare per verificare il normale andamento respiratorio
- Fotografia medica, a fini di documentazione, in modo che si possano conservare le foto scattate prima e dopo l'intervento
- Esami del sangue per escludere eventuali infezioni o altre complicazioni

Ciascuno di questi esami/procedure verrà di solito eseguito alcuni giorni prima del tuo intervento, nell'ambito della valutazione preoperatoria formale. Una volta terminato, verrà stabilita la data della tua operazione. Mentre alcuni ospedali prevedono il ricovero il giorno stesso, alcuni preferiscono ricoverarti la sera prima per assicurare i controlli e la preparazione adeguati.

Dopo essere stato ricoverato ed aver esaurito tutte le formalità di routine, ti verranno date una serie di istruzioni per le ore seguenti.

Poco prima di essere condotto in sala operatoria, l'équipe medica eseguirà le seguenti operazioni:

- Registrare il tuo peso e la tua statura
- Misurare la tua temperatura corporea, il battito cardiaco, la frequenza respiratoria e la pressione sanguigna
- Chiederti quali sono stati gli ultimi cibi e bevande che hai assunto
- Darti un braccialetto di identificazione da indossare
- Compilare alcuni moduli importanti, come il modulo di consenso
- Prelevare del sangue per la donazione di sangue autologa, se decisa in precedenza (consulta il capitolo 13 per maggiori informazioni)

Subito prima di entrare, ti verranno dati abiti specifici da indossare, che di norma consisteranno in camice, mutandine e un copricapo. Verrai quindi portato in sala operatoria per iniziare l'intervento.

2. Ingresso in sala operatoria

Una volta entrato in sala operatoria, ti troverai ad affrontare una situazione completamente diversa. Vedrai improvvisamente un sacco di macchinari complicati, cavi e strumenti dappertutto e uomini e donne vestiti di verde. Spesso la cosa migliore è cercare di restare calmi e concentrati, anche se ciò significa praticare alcune tecniche di rilassamento. Alcuni dei professionisti che si stanno preparando in sala operatoria per l'intervento saranno:

- Capo chirurgo
- Anestesisti
- Personale infermieristico
- Tecnici
- Altri specialisti

L'anestesista

A questo punto, avrai inoltre un'importante conversazione con il capo anestesista. Si tratta dello specialista che sarà responsabile di sedarti per l'intervento e di garantire che tu rimanga adeguatamente sedato per effettuare il monitoraggio intraoperatorio, che comprende per esempio il monitoraggio del midollo spinale. Ciò è importante per fare in modo che il midollo spinale o altre funzioni dell'organismo non subiscano danni durante l'operazione. Consulta il capitolo 10 sui rischi e le complicazioni, per saperne di più su questi controlli.

Il tuo anestesista ti porrà alcune domande importanti relative alla tua precedente storia clinica e sulle eventuali allergie di cui soffri. Ciò serve per verificare che il tuo organismo sia compatibile con gli importanti farmaci che utilizzerà per la sedazione.

Mantieni il controllo...

Ci sono parecchi chirurghi che consigliano ai propri pazienti di rivolgersi a un professionista per farsi aiutare nel caso siano troppo preoccupati per la propria operazione. Dopo tutto, il tuo stato psicologico gioca un ruolo estremamente cruciale per il successo del tuo intervento. Tutto l'armamentario di cavi e strumenti in sala operatoria può spaventare anche il paziente più tranquillo. È utile cercare consapevolmente di mantenere la propria compostezza, tentando di non agitarsi mentre si avvicina il momento dell'operazione.

---

3. Posizionamento, monitoraggio e sedazione

A questo punto, quando sei in sala operatoria, il tuo medico comincerà a predisporre il tuo appropriato posizionamento sul tavolo operatorio. La posizione e le precauzioni che saranno prese dipendono dalla tecnica o dall'approccio chirurgico prescelto, come l'approccio posteriore, anteriore, combinato o anche la videotoracoscopia (o VATS). Puoi trovare maggiori informazioni su questi metodi nel capitolo 15, relativo alle "Tipologie di intervento chirurgico".

Imbottiture e posizionamento

Di conseguenza, sarai sistemato sul tavolo operatorio e verranno predisposti imbottiture e posizionamento adeguati. Per esempio, se devi essere operato per una fusione spinale con approccio posteriore (dalla schiena), verrai quindi sistemato su un'intelaiatura imbottita, con la pancia che non appoggia al tavolo. Ciò sarà utile per minimizzare il sanguinamento e faciliterà inoltre lo svolgimento dell'intervento senza impedimenti.

Un altro aspetto importante per assicurare la tua protezione fisica complessiva è un adeguato posizionamento predisposto per salvaguardare i tuoi nervi e le articolazioni per mezzo di ulteriori imbottiture. Inoltre, tutte le parti sensibili della tua pelle e del viso, compresi gli occhi, verranno protetti con tamponi idonei.

Oltre alle imbottiture e al posizionamento, verranno collegati tutti gli importanti cateteri e linee arteriose, la cui preparazione può richiedere oltre un'ora dal momento del tuo ingresso in sala operatoria, fino all'effettivo inizio dell'intervento.

Nel paragrafo che segue, forniamo una breve panoramica delle diverse linee intravenose e arteriose, nonché dei cateteri che verranno utilizzati.

Linee intravenose e monitor

Verrai inoltre collegato a una serie di tubi, linee intravenose, monitor e dispositivi che servono per somministrare farmaci, nutrienti, trasfondere sangue e così via. Inoltre, verrai monitorato per mezzo di specifiche apparecchiature per verificare che tutte le tuo funzioni vitali siano normali

In questo paragrafo, analizziamo ciascuno di questi strumenti e dispositivi ai quali verrai collegato durante il tuo intervento correttivo della scoliosi.

(A) Linea intravenosa, tubi e cateteri

→ Il catetere di Foley, che è un piccolo tubo morbido che serve per permetterti di svuotare la vescica, per non doverti alzare per andare in bagno. Di solito viene rimosso dopo circa 4-5 giorni. Verrà inserito nel corso del tuo intervento nella stessa apertura che usi per urinare.

→ PCA (analgesia endovenosa controllata dal paziente) – Una linea intravenosa che somministra gli antibiotici e antidolorifici necessari.

→ Una linea arteriosa, inserita in un'arteria per monitorare i livelli della tua pressione sanguigna (vedi riquadro).

Lo sapevi?

Una linea arteriosa è diversa da una intravenosa. Mentre la linea intravenosa è inserita in una vena, quella arteriosa va in un'arteria. Inoltre, le linee intravenose sono usate principalmente per la somministrazione di farmaci e nutrienti, mentre quella arteriosa di solito viene utilizzata da un dispositivo di monitoraggio per controllare la pressione sanguigna. Può essere impiegata anche per prelevare campioni di sangue per esami di laboratorio ripetitivi e test che possono essere necessari in seguito.

→ Un tubo endotracheale (tubo ET), posizionato all'interno della bocca e della gola per aiutarti a respirare facilmente. Può provocare dolori alla gola e raucedine. Come il catetere di Foley, viene anch'esso inserito nel corso dell'intervento chirurgico.

(B) Monitor e dispositivi

→ Una serie di elettrodi, che saranno posizionati sul tuo torace. Si tratta di piccoli e morbidi adesivi cui sono collegati dei cavi, a loro volta attaccati a un monitor cardiaco sopra alla testata del tuo letto. Questi elettrodi e cavi servono a mostrare la tua frequenza cardiaca e respiratoria, che verranno visualizzate sotto forma di grafici e numeri sullo schermo.

→ Una maschera a ossigeno, per aiutarti a respirare facilmente, dato che i tuoi polmoni potrebbero non essersi ancora ripresi, soprattutto nel caso di un incisione anteriore (dal fianco/davanti).

→ Un pulsiossimetro, una macchina che controllerà i tuoi livelli di ossigeno, collegata al tuo dito con una fascia.

→ Un paio di calze a compressione graduata e di stivali a compressione pneumatica, che eviteranno la formazione di eventuali coaguli di sangue nelle vene a seguito delle lunghe ore di inattività.

Ai fini del monitoraggio

A questo punto, verrai preparato per i regolari controlli neurofisiologici durante l'intervento. A questo scopo, uno specialista medico chiamato appunto neurofisiologo collegherà alcuni speciali cavi alla tua testa per assicurare il monitoraggio intraoperatorio. Altri importanti monitor e linee intravenose verranno anche debitamente posizionate per assicurare il corretto monitoraggio e la somministrazione di farmaci nel corso dell'operazione.

Sedazione

È a questo punto che arriva l'anestesista. Esistono vari modi di somministrare l'anestesia, tra cui attraverso la linea intravenosa o con una maschera. Il tuo anestesista di solito ti chiederà cosa preferisci, oltre a verificare qual è l'opzione migliore nel tuo caso. Stranamente, questa fase è spesso la più sconcertante per il paziente. La ragione di ciò è che, in pratica, si tratta della prima procedura fisica eseguita sul paziente, a parte i test e le valutazioni, dopo l'ingresso in sala operatoria. Dai uno sguardo alla citazione seguente:

"Pensavo che sarebbe stato molto più spaventoso. Non sapevo che aspetto avesse la sala operatoria. Pensavo che fosse come alla televisione. Una grande stanza con un piccolo letto in mezzo e tutti

che ti osservano. Ma non era affatto così. Faceva freddissimo. Mi hanno dato il mio orsacchiotto e lo stringevo fra le braccia quando mi sono addormentato. Al mio risveglio, era ancora lì. È andato tutto bene!"

Dopo che ti sarà stata somministrata l'anestesia, scivolerai lentamente in un sonno profondo e avrà inizio l'intervento vero e proprio.

Casi reali di scoliosi: Un'esperienza spaventosa anche per i più coraggiosi

Angelina era una ragazza piuttosto allegra e sicura di sé e affrontò anche la prospettiva del suo intervento con questo stile. Era al corrente della sua patologia di scoliosi e assieme a sua madre raccolse informazioni complete su tutto ciò che era possibile fare per rendere l'intera procedura operatoria più efficace e confortevole. Tuttavia, anche per questa risoluta adolescente, l'esperienza di trovarsi in sala operatoria e tutto il programma di attività precedenti l'intervento era abbastanza intimorente.

Le fu diagnostica la scoliosi all'età di 13 anni. Dopo una serie di diagnosi e vari approcci di trattamento, le fu infine consigliato l'intervento a 16 anni, a causa di una doppia curva principale. Fu abbastanza contenta e soddisfatta del modo in cui infermieri e medici le spiegarono tutta l'operazione. Tuttavia, nel momento in cui venne portata in sala operatoria, vide un'enorme quantità di strumenti, che cominciarono a innervosirla. La sua esperienza più traumatica fu quando il dottore volle scattare alcune foto della sua colonna vertebrale, in modo da poterle confrontare con quelle dopo l'operazione. In effetti, Angelina descrisse i brevi momenti in cui le furono scattate quelle foto, con addosso la sola biancheria, come tra i più sgradevoli e "umilianti"!

CAPITOLO 18

L'intervento chirurgico – La procedura in pratica

na volta che sei in sala operatoria, è finalmente arrivato il momento della tua operazione. In questo capitolo, ti condurremo letteralmente alla scoperta dell'intero intervento, la procedura completa esattamente così come si verifica.

A proposito di fusione spinale

Arrivati qui, sappiamo ormai senza ombra di dubbio che la fusione spinale è il tipo di intervento chirurgico più comunemente eseguito per la correzione delle curve scoliotiche. Tuttavia, la fusione spinale rimane comunque un intervento ampiamente praticato, anche al di là della scoliosi e viene eseguito per conseguire un quantità di scopi. Di seguito, cominciamo con il comprendere che cos'è la fusione spinale e perché è utile per il dolore, la deformità e il controllo di alcune patologie.

Bene, come il suo nome suggerisce, la fusione spinale è un intervento chirurgico che unisce, o "fonde", una parte della colonna vertebrale allo scopo di curare eventuali deformità o ridurre il dolore.

Come hai letto nei capitoli iniziali, la tua colonna vertebrale è composta da un certo numero di vertebre interconnesse fra loro, che partono direttamente dalla base del cranio per arrivare sino al coccige. Tutte queste vertebre sono collegate e interconnesse le une con le altre, come in una catena, e sono impilate una sopra l'altra. Ora, le vertebre sono connesse in modo tale che si muovono in modo coordinato, permettendo alla colonna di essere flessibile e di muoversi a seconda delle necessità. Per evitare l'attrito, le vertebre sono inoltre ammortizzate da morbidi dischi intervertebrali inseriti tra ciascuna di loro. Tali dischi intervertebrali, assieme alle faccette articolari, conferiscono alla colonna vertebrale la sua evidente flessibilità come adeguata protezione.

È proprio il movimento doloroso delle vertebre interessate che la fusione spinale cerca di eliminare. Ciò viene eseguito fondendo assieme le vertebre in questione per mezzo di innesti ossei e strumentazione.

Vertebre spinali – illustrazione

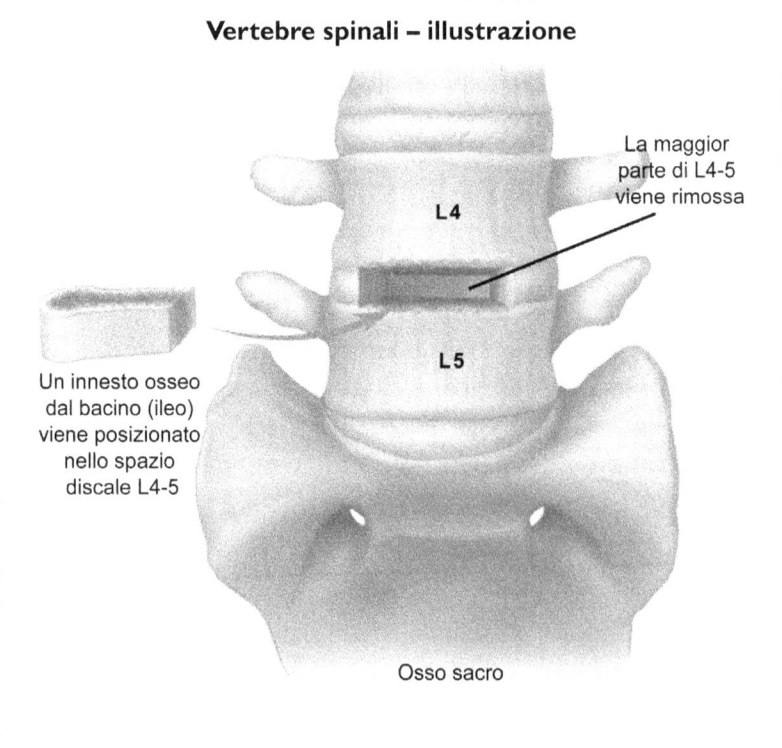

La maggior parte di L4-5 viene rimossa

L4

L5

Un innesto osseo dal bacino (ileo) viene posizionato nello spazio discale L4-5

Osso sacro

Le patologie

Per maggiore chiarezza, l'intervento chirurgico di fusione spinale viene applicato nel caso siano presenti una o più delle seguenti patologie vertebrali:

- Traumi o incidenti che provochino lesioni quali la frattura di una vertebra
- Eccessivo movimento tra specifiche vertebre che provoca instabilità della colonna e dolore
- Disturbi spinali quali spondilolisi, spondilolistesi e osteoartrite
- Deformità spinali quali scoliosi e cifosi
- Ernia discale

IN TERMINI SEMPLICI...

La procedura della fusione spinale cerca di fare immediatamente e artificialmente ciò che la natura farebbe in modo graduale, imitando il processo originale di crescita delle ossa. Attraverso questa crescita, fonde le due vertebre in modo permanente, eliminando il movimento doloroso dell'una rispetto all'altra.

Gli obiettivi

Ciò detto, la fusione spinale viene eseguita su pazienti affetti da scoliosi per ottenere i seguenti scopi specifici:

- Per correggere/raddrizzare la curva e riportare la colonna vertebrale nella sua posizione normale, per quanto possibile
- Per tentare di ridurre il dolore e l'instabilità spinale, anche se i risultati possono essere variabili rispetto alle aspettative
- Per arrestare l'eventuale ulteriore progressione della curva
- Per evitare qualsiasi eventuale danno al sistema nervoso o ad altri organi

Avendo ormai compreso le basi fondamentali della fusione spinale e conoscendo gli obiettivi che si pone, passiamo ora ad approfondire cioè che avviene esattamente durante l'intervento e come viene eseguito praticamente.

La procedura in dettaglio

A) Incisione

La prima fase dell'intervento è l'incisione attraverso la quale il chirurgo raggiungerà la colonna vertebrale. Il tipo e il luogo dell'incisione dipenderanno da un unico fattore principale, cioè dalla localizzazione della tua curva. Per mezzo di preventive radiografie, visite e altri strumenti diagnostici, il tuo medico dovrebbe aver già deciso e pianificato l'approccio da usare, che può essere sia posteriore, anteriore o combinato. Per approfondire ciascuno di tali approcci, puoi consultare il capitolo 15.

Una volta chiarito l'approccio, il chirurgo potrà quindi passare alla scelta fondamentale. A seconda dell'esatta posizione della tua curva, potrà praticare l'incisione nei modi seguenti:

→ Per il tratto lombare (inferiore) della colonna vertebrale – Mentre sei sdraiato prono, accederà alla tua colonna dalla zona posteriore, cioè dalla schiena. Il chirurgo praticherà un'incisione direttamente sopra alla colonna vertebrale.

→ Per il tratto cervicale (superiore) della colonna vertebrale – Per raggiungere una curva e le vertebre interessate nella zona cervicale della tua colonna, mentre sei sdraiato supino, il chirurgo praticherà un'incisione nella parte frontale del collo, per l'approccio anteriore, o da dietro, nel caso dell'approccio posteriore.

→ Per curve del tratto toracico (intermedio) – In questo caso, il chirurgo farà un'incisione in base alla tua specifica situazione. In effetti, in molti casi in cui il tratto interessato è quello toracico, l'approccio seguito è quello combinato posteriore e anteriore.

Incisione cervi-
cale posteriore

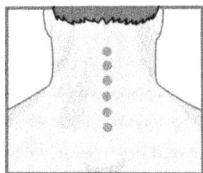

Incisione cervi-
cale anteriore

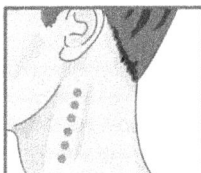

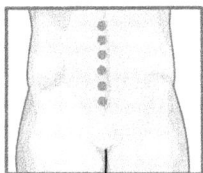

Incisione lombare
posteriore

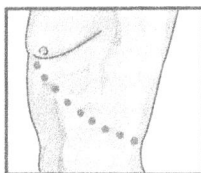

Incisione lombare
anteriore

SITI DI INCISIONE DIVERSI

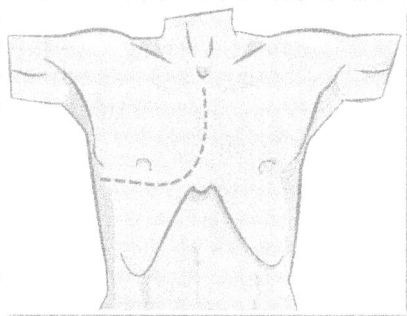

Utilizzando l'approccio prescelto, il medico raggiungerà dapprima I processi spinosi, ovvero le piccole escrescenze ossee sul retro delle vertebre. Per mezzo di sottili strumenti chirurgici, sposterà quindi i muscoli laterali che si trovano lungo la colonna vertebrale per raggiungere la lamina (l'osso che protegge la superficie posteriore del midollo spinale).

A questo punto, il medico controllerà anche se i nervi vicini sono soggetti a eventuali pressioni. Effettuando una procedura chiamata decompressione, rimuoverà con cura tutte queste pressioni o tensioni cui sono soggetti i nervi circostanti, sia eliminando parte della lamina che levigando eventuali speroni ossei nell'area.

Una volta terminata l'incisione, i segmenti spinali della tua colonna che devono essere fusi sono ormai esposti. È il momento di passare alla successiva fase di innesto osseo.

B) Estrazione delle escrescenze ossee

In questa fase dell'intervento, il chirurgo potrà vedere il punto nel quale le vertebre interessate costringono la colonna a piegarsi, deviando dalla sua posizione naturale, premendo sui nervi spinali e provocando la curva scoliotica. Attraverso una procedura chiamata decompressione o laminectomia, queste escrescenze ossee verranno estratte o rimosse, per far posto agli innesti ossei da inserire.

C) Innesti ossei

Un innesto osseo è composto essenzialmente da una serie di "fette" di materiale osseo che vengono posizionate tra le due vertebre interessate. Diversi fattori concorrono alla scelta dell'innesto osseo da utilizzare per l'intervento, tra cui il tipo di fusione spinale, il numero di livelli coinvolti, la localizzazione della fusione, i fattori di rischio di non fusione (cioè obesità, fumo, scarsa qualità delle ossa, età avanzata), l'esperienza del chirurgo e le sue preferenze.

Nel tempo e con il sostegno degli strumenti, l'innesto osseo alla fine permetterà alle vertebre di saldarsi o "fondersi" assieme. È questo processo di fusione delle vertebre per mezzo degli innesti ossei che costituisce la base effettiva dell'intera procedura chirurgica di fusione spinale.

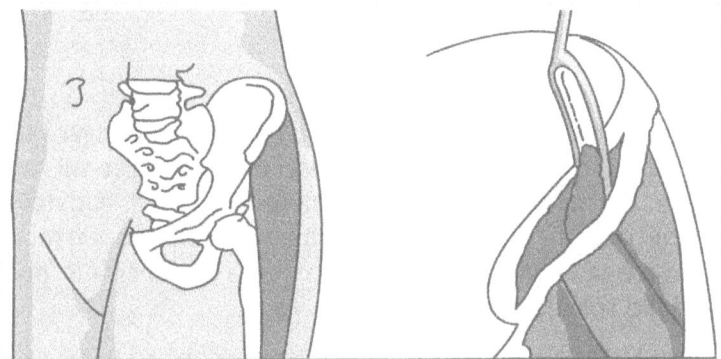

L'innesto autologo

Nel riquadro successivo, puoi approfondire i diversi tipi di innesto osseo che possono essere impiegati.

Innesti ossei

Gli innesti ossei impiegati nella fusione spinale possono provenire da tre fonti diverse, cioè:

1. Innesto osseo autologo

Come il nome suggerisce, un innesto osseo autologo proviene dal corpo del paziente stesso, di solito dalla cresta iliaca dell'anca. Se il tuo chirurgo utilizza questo tipo di innesto osseo, dovrà praticare un'ulteriore incisione nella parte superiore dell'anca durante la fase A descritta sopra. Il materiale osseo viene quindi estratto dalla tua anca in questa fase, se si è deciso di ricorrere a un innesto osseo autologo.

2. Alloinnesto osseo

Si tratta sostanzialmente di un innesto da cadavere, che il tuo chirurgo si deve essere già procurato prima dell'intervento ricorrendo a una banca dei tessuti. Un alloinnesto osseo di norma risparmia al paziente il dolore e i rischi associati con l'ulteriore incisione per l'innesto osseo autologo al momento dell'intervento. Tuttavia, spetta al tuo chirurgo la responsabilità di scegliere il tipo di innesto che sarà utilizzato.

3. Materiali sintetici per innesto osseo

Grazie ai grandi progressi e alle numerose innovazioni nel campo della chirurgia e della medicina, i pazienti possono ora optare anche per innesti ossei in materiali artificiali per la fusione spinale. Alcuni esempi di tali materiali artificiali per innesti ossei disponibili in commercio sono:

*   Matrice ossea demineralizzata (DBM) – Ottenuta per mezzo dell'eliminazione del calcio su ossa da cadavere, la matrice ossea demineralizzata ha la consistenza di un gel ed è ritenuta in grado di veicolare proteine che sostengono e velocizzano la guarigione dell'osso.

- Ceramica – Abbastanza simile come forma e consistenza all'innesto osseo autologo, è prodotta con materiali sintetici a base di calcio o fosfato ed è considerata una valida alternativa all'innesto autologo.
- Proteine morfogenetiche ossee (BMP) – Approvate dall'FDA statunitense, le BMP sono proteine sintetiche molto potenti nel promuovere la formazione delle ossa che favoriscono una solida fusione, eliminando completamente la necessità degli innesti autologhi.

Sono ottenute a partire da innesti ossei autologhi demineralizzati per estrarne le proteine che stimolano la formazione delle ossa. Sono spesso utilizzate assieme agli innesti ossei autologhi che da soli potrebbero non essere sufficienti a promuovere una fusione adeguata. L'uso delle BMP è approvato solo per la fusione intersomatica lombare anteriore ed è piuttosto costoso.

Posizionamento di innesti ossei

Con il materiale per l'innesto osseo pronto per l'uso, è venuto ora il momento di collocarlo nella zona esposta delle vertebre che compongono la curva scoliotica. Con attenzione, per mezzo di strumenti chirurgici specifici, il medico disporrà piccoli innesti ossei, delle dimensioni di un fiammifero, lungo la zona esposta in direzione verticale. Qui, vale la pena sottolineare che ciascuno degli innesti verrà posizionato in modo che tocchi ognuna delle vertebre fuse. Solo in questo modo sarà possibile che la fusione, che è lo scopo fondamentale dell'intervento, abbia luogo.

D) Immobilizzazione e strumentazione

Durante l'intervento chirurgico di fusione, vengono impiegate strumentazioni metalliche che forniscono la stabilizzazione e l'immobilizzazione per i primi mesi iniziali, mentre la fusione stabile dell'osso fornirà gradualmente la stabilità a lungo termine.

A questo punto, il tuo chirurgo in pratica ha dato inizio a un processo che imita quello naturale di crescita delle ossa. Le due vertebre cominceranno ora a unirsi agli innesti ossei su entrambi i lati e infine si fonderanno in un un'unica struttura.

Fino al momento in cui tale fusione avviene effettivamente, il chirurgo dovrà tenere assieme tutti gli elementi, cioè le tue vertebre e gli innesti ossei. È a questo punto che arriva la strumentazione. Nella maggior parte dei casi, verranno usate barre per tenere la colonna in posizione, mentre viti peduncolari, ganci segmentali e piastre metalliche avranno il compito di tenere al suo posto l'innesto osseo, dandogli il tempo necessario per fondersi in un unico osso.

Nelle immagini riportate nelle pagine seguenti potrai vedere una rappresentazione grafica dell'intera procedura chirurgica.

E) Chiusura dell'incisione

Una volta che gli strumenti sono stati inseriti e correttamente fissati per tenere gli innesti ossei in posizione, il chirurgo rimetterà a posto con cura i lembi di pelle ed eseguirà la chiusura dell'incisione. Inoltre, potrà inserire anche uno o più drenaggi sotto la pelle, che saranno quindi rimossi dopo alcuni giorni.

Alla fine, l'intervento nella sua interezza permetterà agli innesti di rigenerarsi, crescere all'interno delle ossa interessate e, infine, fondere assieme le due vertebre in questione.

Correggere le tre dimensioni della scoliosi

Tradizionalmente, la scoliosi è stata considerata una deformità bidimensionale della colonna vertebrale: per esempio una curva a "S" che il chirurgo deve tentare di raddrizzare "tirando" la curva con le barre. La maggior parte di pazienti però, come nel caso di Nicholas Sheridan, soffrono di un avvitamento della colonna vertebrale che produce una malformazione tridimensionale. Il chirurgo ortopedico di Nicholas, dott. Maric Barry, ha sviluppato una tecnica per correggere tutte le tre dimensioni.

L'uso di radiografie durante l'intervento aiuta il chirurgo a posizionare le viti nei peduncoli vertebrali con la corretta angolazione. Se le viti non sono posizionate correttamente, il midollo spinale può subire danni, provocando paralisi o peggio. Al dott. Barry è stata necessaria un'ora per fissare le 19 viti che ancorano le due barre alla colonna vertebrale di Nicholas Sheridan.

Raddrizzare la colonna

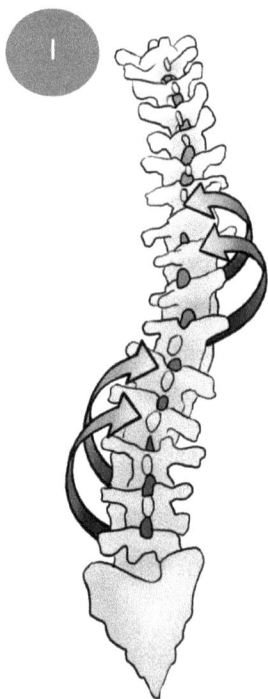

La scoliosi, che è in grado di ruotare la colonna vertebrale come un cavatappi, può provocare dolore costante, compromettere la funzionalità cardiaca e polmonare e limitare le attività. Lo schema qui sopra illustra come la scoliosi ruota la colonna in varie direzioni.

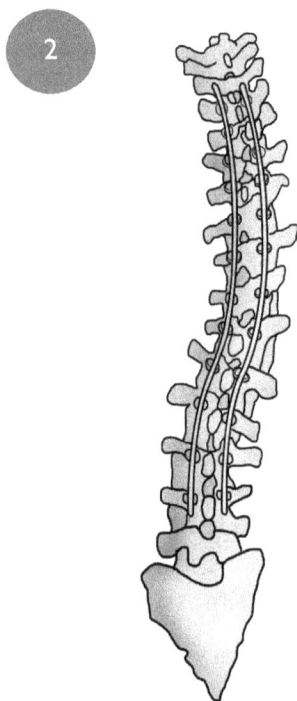

Speciali viti vengono installate nei peduncoli delle vertebre della colonna e barre in titanio di circa mezzo centimetro di diametro vengono inserite sulle teste delle viti. Un perno viene infilato all'estremità della vite per tenere la barra in sede.

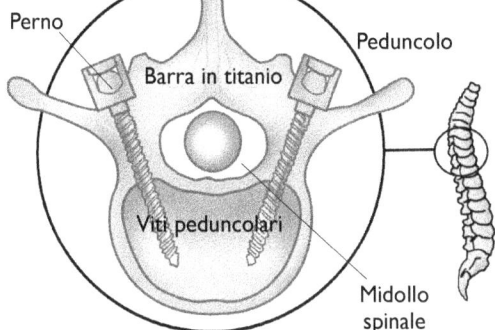

Sezione trasversale della vertebra

Perno

Peduncolo

Barra in titanio

Viti peduncolari

Midollo spinale

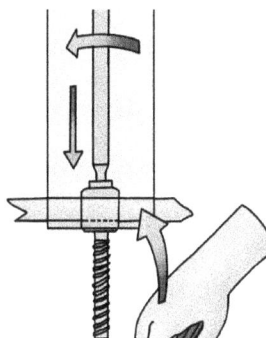

3

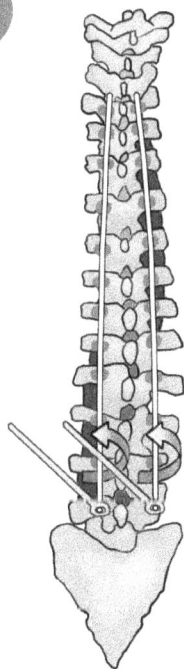

4

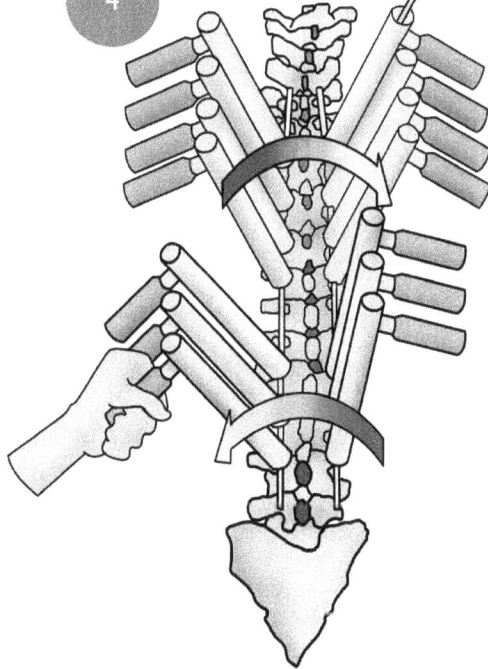

Per mezzo di due chiavi, Barry ha fatto ruotate le barre fino a quando la colonna vertebrale è risultata dritta guardandola dal lato posteriore o osservando lungo la colonna stessa. Le due dimensioni della scoliosi sono state corrette, ma le vertebre ruotate (indicate in rosso) devono ancora essere sistemate dall'équipe chirurgica di Barry.

Usando diverse specifiche maniglie progettate da Barry stesso, il chirurgo e la sua équipe fanno girare le vertebre ruotate, riportandole al corretto allineamento. La procedura richiede in pratica circa un minuto. Un attrezzo simile a un cacciavite permette di fissare le viti in sede. Innesti ossei da donatore vengono distribuiti lungo le barre.

Casi reali di scoliosi: L'esperienza del chirurgo

Anche se la procedura della fusione spinale di norma è standardizzata, tuttavia, in alcuni casi l'intero intervento è piuttosto complicato. Allora, è solo l'esperienza pratica del chirurgo che contribuisce ad alleviare il paziente dalla scoliosi.

Un caso simile si è verificato per Harry, un quattordicenne affetto da una grave scoliosi. In base al parere dei medici, la curva misurava 90 gradi ed era prossima a schiacciare i suoi organi vitali. Gli specialisti eseguirono un intervento chirurgico correttivo, che infine lo vide passare da una statura di circa 147 cm fino a ben 160 cm, oltre a ridurre la sua curva di 20 gradi.

L'intervento fu complesso. Infatti, Harry perse quasi tutto il suo sangue e il suo cervello si spense. I chirurghi temettero la morte cerebrale e il panico si diffuse in sala operatoria. Tuttavia, cominciò lentamente a rispondere e a tornare gradualmente alla normalità. Lo stato della sua curva scoliotica era così grave prima dell'operazione, che i medici avevano segnalato il rischio di un'eventuale paralisi postoperatoria. Invece, un intervento di otto ore per l'inserimento di barre di titanio su entrambi i lati della colonna vertebrale permise di raddrizzare la curva, restituendo a questo adolescente una nuova speranza di vita.

CAPITOLO 19
Possibili complicazioni – cosa può andare storto?

pesso, c'è una grande differenza tra ciò che avrebbe dovuto essere e quanto avviene realmente nella vita! Tuttavia, in situazioni come quelle tipiche della medicina e della chirurgia, tutto ciò che si allontana anche di poco da quanto previsto, crea uno scompiglio, che a volte può avere persino conseguenze fatali. Nella tua preparazione per l'intervento, ti offriamo di seguito una chiara visione del "lato oscuro" della procedura chirurgica. Questo capitolo parla di tutto ciò che può andare storto nel tuo intervento, delle complicazioni che si possono verificare immediatamente e di quelle che posso manifestarsi anche dopo lunghi periodi di tempo.

Cosa aspettarsi

Come semplice riferimento, ecco cosa puoi teoricamente aspettarti dopo il recupero dal tuo intervento chirurgico:

- Una schiena più dritta, con il gibbo scomparso o ridotto
- Drastica riduzione del dolore
- Un minore disagio nello svolgimento delle tue attività quotidiane
- Un aspetto estetico migliore

Il processo di fusione richiede circa 3 mesi per solidificarsi, ma può continuare a evolvere per un periodo di 2 anni. Quindi, saranno necessari almeno 3 mesi per risolvere il dolore e l'intorpidimento, trascorsi i quali puoi prevedere che la funzionalità dei tuoi nervi ritorni gradualmente alla normalità.

Tuttavia, le cose possono andare in modo diverso e si possono verificare alcune complicazioni impreviste, come spiegheremo nei paragrafi seguenti.

Se non va tutto per il meglio...

È abbastanza evidente che una procedura complessa come un intervento correttivo della scoliosi comporta un enorme rischio di possibili complicazioni, anche se gli esperti sottolineano che una diagnosi correttamente eseguita e la tecnica operatoria idonea possono ridurre tali complicazioni.

A partire dal danno neurologico all'eccessiva perdita di sangue, al dolore, alla recidiva della curva, sino alla paralisi: un intervento correttivo della scoliosi porta con sé una serie di complicazioni, che variano da lievi a gravi, anche se molte di esse si presentano abbastanza raramente.

Nei casi in cui si utilizzino strumentazioni esterne e il chirurgo abbia a che fare con parti del corpo sensibili, come il midollo spinale, la possibilità di tali complicazioni non può essere assolutamente ignorata. Per esempio, esistono fondate ricerche che dimostrano che il tasso di complicazioni complessivo non dipende dal tipo di curva, ma aumenta decisamente se il chirurgo utilizza un approccio combinato anteriore/posteriore o se hai subito altri interventi come un'osteotomia, una procedura chirurgica eseguita per accorciare, allungare o modificare l'allineamento di un osso.

Cos'è la FBSS?

La FBSS (letteralmente, sindrome da fallimento chirurgico spinale) è una definizione generale attribuita a una serie di problemi postoperatori che si presentano sotto forma di sintomi e complicazioni come quelle elencate sopra.

Di seguito, diamo una rapido sguardo ad alcuni dei fattori che aumentano significativamente la probabilità di tali complicazioni:

- Uso di strumenti di metallo o di altro genere, che sono sostanzialmente corpi estranei e possono quindi non essere facilmente tollerati dall'organismo
- Uno stato di indebolimento fisico preesistente a causa di ulteriori complicazioni provocate dalla scoliosi, come il mal di schiena
- Individuazione di caratteristiche inattese della deformità dopo l'esecuzione dell'incisione
- Complessità della curva, soprattutto nel caso di curve rigide e gravi
- Disturbi preesistenti come la sindrome di Prader-Willi (PWS) che aumenta la probabilità di complicazioni

A causa dei fattori illustrati sopra e di molti altri di cui parleremo in questo capitolo, si potrebbero verificare molte situazioni in cui le cose non vanno come previsto e l'intervento può andare male in relazione a diversi aspetti. Ora, per quanto ciò possa sembrare preoccupante, è sempre consigliabile che il paziente, e anche i chirurghi, siano ben informati e preparati per tali eventuali complicazioni, che potrebbero verificarsi durante o dopo l'intervento.

Il rimedio

Anche se i pazienti sono tutti diversi fra loro e ogni complicazione ha la propria cura e il proprio trattamento specifici, è utile conoscere alcuni dei possibili trattamenti più comunemente usati dagli specialisti per gestire tali complicazioni dell'intervento.

Di norma, il tuo chirurgo sceglierà uno o più degli approcci di cura elencati di seguito per affrontare le complicazioni, sia che esse siano immediate o a lungo termine, lievi o gravi:

- Farmaci per alleviare il dolore
- Antibiotici per combattere le infezioni
- Altri farmaci per controllare altri problemi come l'eccessivo sanguinamento
- Interventi chirurgici di revisione e ripetizione del posizionamento della strumentazione/degli innesti ossei

Tipi di complicazioni

La ricerca dimostra che quasi il 40% dei pazienti va incontro a complicazioni di lieve entità, mentre almeno il 20% dopo un intervento per la scoliosi presenta complicazioni importanti.

Per cominciare, è importante sapere che esistono due categorie di complicazioni che si possono verificare, ovvero:

→ Quelle che si verificano nel corso dell'intervento, cioè i rischi intraoperatori

→ Quelle che si manifestano come effetti postoperatori, nel corso di un periodo più lungo

In questo paragrafo, parleremo di ciascuno di questi due tipi di complicazioni associate con l'intervento chirurgico, illustrando esattamente cosa succede al tuo organismo quando esse si verificano.

Complicazioni immediate intraoperatorie

I. Perdita di sangue eccessiva

Nota anche col nome di emorragia, è probabilmente la complicazione immediata più comune di un intervento correttivo della scoliosi. In effetti, la ricerca ha spesso dimostrato che la perdita eccessiva di sangue è una delle complicazioni più gravi che si possano verificare, sia nel corso dell'intervento che nella fase postoperatoria.

Anche se il rischio di perdita eccessiva di sangue è associato con la maggior parte di tipi di intervento, è massimo nel caso della fusione spinale, che comporta incisioni molto lunghe. Patologie che possono variare da un curva difficilmente accessibile a tessuti grassi problematici, nonché l'uso scorretto della strumentazione possono provocare una perdita di sangue eccessiva. Stranamente, anche fattori quali la densità minerale ossea (BMD) influenzano la probabilità e la quantità del sanguinamento. La ricerca dimostra che pazienti con una BMD scarsa sono nove volte più esposti al rischio di perdita di sangue eccessiva durante un intervento correttivo della scoliosi.

Gli esperti ci spiegano che il problema non è solo il volume di sangue perso. Ulteriori complicazioni possono verificarsi quando il sangue perso viene sostituito, fra cui le più comuni sono AIDS e epatiti.

Per questi motivi, una donazione di sangue autologa preventiva viene spesso suggerita dagli specialisti, in modo che tu possa essere attrezzato nel caso si renda necessaria una trasfusione di sangue. Puoi approfondire l'argomento della donazione di sangue nel capitolo 13.

Il tuo medico prenderà alcune importanti misure per minimizzare la perdita di sangue intraoperatoria, quali:

→ Uso di dispositivi idonei, come la finestra di Relton-Hall per posizionare il paziente in modo che il suo addome non appoggi sul tavolo operatorio, riducendo la pressione intra-addominale e, di conseguenza, la portata del sanguinamento

→ Uso di agenti emostatici topici quali la cera da osso o l'Ostene (il nuovo materiale solubile in acqua appena approvato dall'FDA, meno soggetto a complicazioni) per controllare il sanguinamento dell'osso

→ Applicazione di gel di trombina sulle faccette articolari escisse per un breve intervallo di tempo

2. Infezione

Le infezioni sono una delle conseguenze più comuni di un intervento chirurgico, a causa dell'uso di utensili, strumenti, innesti ossei esterni, nonché di trasfusioni di sangue. Un'infezione può verificarsi a seguito di molte ragioni, come quelle seguenti:

→ Quando l'organismo non tollera correttamente la strumentazione

→ Attraverso trasfusioni di sangue che possono veicolare agenti infettivi

→ Attraverso l'impiego di strumenti chirurgici

→ Attraverso un innesto osseo proveniente da un donatore che potrebbe anche veicolare agenti patogeni

→ Come reazione ai farmaci e ai medicamenti

→ Alcune patologie preesistenti, quali la paralisi cerebrale nei bambini, possono aumentare il rischio di infezioni postoperatorie

Anche se gli antibiotici vengono continuamente somministrati prima e dopo l'intervento, tuttavia le infezioni si verificano comunemente. Tra i segnali più comuni di possibili infezioni ci possono essere:

• Indolenzimento, arrossamento o gonfiore eccessivi attorno alla ferita

• Drenaggio di fluidi dalla ferita

• Dolore acuto

• Brividi

• Temperatura elevata (superiore a 37°)

3. Problemi respiratori e cardiaci

Le complicazioni polmonari sono un problema piuttosto comunemente associato all'intervento di fusione spinale. Di per se stessa, la curva anormale della colonna vertebrale spesso preme sulla gabbia toracica, provocando sofferenza, nonché ostacolando la funzione respiratoria e cardiaca. Nel corso dell'intervento, il paziente potrebbe presentare sintomi quali mancanza di fiato, dolore toracico o altre complicazioni di natura cardiaca. Alcuni altri problemi respiratori possono inoltre manifestarsi anche dopo una settimana dall'intervento. Questi disturbi possono essere causati da una quantità di fattori, quali:

- Stress collegato all'intervento chirurgico
- Pressione fisica sulla gabbia toracica
- Improvvise alterazioni dei livelli della pressione sanguigna
- Precedente storia clinica di compromissione della funzionalità polmonare
- Effetti avversi dei farmaci

La ricerca dimostra che tali disturbi polmonari e respiratori sono più comuni nei bambini la cui scoliosi è dovuta a problemi neuromuscolari, quali spina bifida, paralisi cerebrale e distrofia muscolare.

Per prevenire tali problemi, il tuo chirurgo assicurerà un regolare monitoraggio e valutazioni intraoperatorie per evitare eventuali complicazione gravi.

Complicazioni a lungo termine

Qui, la prima cosa che devi tenere presente è che la fusione spinale, che è la procedura chirurgica più comunemente adottata per la correzione della scoliosi, fonde in modo permanente una parte della tua colonna vertebrale. Ciò implica che, dopo l'operazione, la tua schiena e il midollo spinale assumeranno una forma e una struttura del tutto nuove. Per la maggior parte di pazienti affetti da scoliosi, ciò potrebbe significare il recupero della normale postura originaria, nonché la liberazione dalla deformità. Tuttavia, in alcuni casi, l'intervento non va come previsto e i risultati non sono quelli auspicati. In tali casi, le complicazioni provocate dall'operazione sono di norma visibili dopo alcuni mesi o persino anni e possono provocare problemi più gravi e più debilitanti della stessa curva scoliotica.

Spesso, in tali casi, si verifica la necessità di successivi interventi di revisione. Uno studio multicentro condotto su 306 pazienti ha evidenziato un tasso di complicazioni complessivo fino al 39%. Mentre il 44% dei pazienti sono risultati a rischio di un intervento di revisione, il 26% dei pazienti sono stati effettivamente rioperati per complicazioni meccaniche e neurologiche collegate all'intervento correttivo della scoliosi. In effetti, possono esistere vari fattori che potrebbero influenzare il manifestarsi di tali complicazioni, quali la tecnica chirurgica, l'età, lo stato di salute, il tipo di curva e simili.

Cerchiamo di comprendere insieme in dettaglio ciascuna di queste implicazioni a lungo termine.

I. Dolore cronico alla schiena

È abbastanza naturale che il paziente provi un certo indolenzimento e dolore nel luogo dell'innesto. Tuttavia, questo aspetto diventa elemento di preoccupazione quando il sito dell'intervento continua a far male molto dopo l'operazione, cioè anche dopo 4 o 5 anni.

È possibile che tu possa continuare a sentire dolore per alcuni mesi dopo l'intervento. Tuttavia, in alcuni casi, il paziente potrebbe cominciare a presentare improvvisamente dolore in corrispondenza del sito dell'innesto osseo dopo alcuni anni.

Forse una delle più comuni complicazioni a lungo termine della fusione spinale è il dolore cronico, che è causato da una serie di fattori connessi con il tuo intervento correttivo della scoliosi. Di seguito, abbiamo elencato alcune delle ragioni che potrebbero provocare dolore cronico diversi anni dopo l'operazione:

- Raggio di movimento limitato provocato dalla fusione delle vertebre
- Modifica permanente della forma e della struttura della tua colonna vertebrale
- Disagio provocato dalle barre, dalle viti o da altri impianti metallici
- Infezione o lesione di ossa, nervi o tessuti circostanti il sito della fusione
- Infiammazione del tessuto circostante
- Degenerazione dei dischi

Oltre a quanto elencato sopra, potresti continuare a provare dolore e disagio anche molto dopo l'intervento senza alcun motivo plausibile specifico. Se ciò avviene, consulta il tuo chirurgo per cercare eventuali altre cause che devono essere affrontate adeguatamente.

Gestire il dolore cronico...

Nella maggior parte dei casi, questo dolore a lungo termine a seguito di un intervento correttivo della scoliosi viene dapprima affrontato con trattamenti conservativi, quali farmaci antidolorifici da banco, nonché terapie alternative. È solo quando il dolore supera una certa soglia che vengono utilizzati farmaci narcotici soggetti a prescrizione. Se il dolore è provocato dalle viti o da altri impianti metallici, il tuo chirurgo potrebbe decidere di rimuoverli chirurgicamente.

---

2. Rottura della strumentazione

La rottura della strumentazione impiegata o altri problemi a essa connessi spesso manifestano i loro effetti dopo alcune settimane, mesi o persino dopo anni dall'intervento. Esistono due principali categorie di problemi che possono verificarsi in relazione a problemi della strumentazione:

→ Incapacità dell'organismo nel tollerare gli impianti metallici

→ Ulteriori problemi creati dalla strumentazione, quali rottura, posizionamento scorretto, fissaggio inadeguato, ecc.

Di seguito, troverai alcune specifiche situazioni che illustrano in maggior dettaglio i problemi relativi alla strumentazione:

→ Le viti peduncolari potrebbero spostarsi o allentarsi, interrompendo il normale processo di fusione. Uno studio condotto per analizzare le complicazioni del fissaggio delle viti peduncolari mostrano che l'11% dei pazienti totali analizzati presentava viti non correttamente posizionate o collocate in seguito a un intervento correttivo della scoliosi.

→ Circa il 5% dei pazienti potrà presentare uno spostamento delle barre, con i ganci in potrà diversa rispetto a quella originale.

→ In alcuni pazienti, la barra che era stata originariamente collocata per mantenere la colonna vertebrale dritta potrebbe cominciare a sfregare su parti sensibili del corpo. Ciò può avvenire in qualsiasi momento, da 1 a 5 anni dopo l'intervento e di norma richiederà un intervento di revisione.

Dato che tali casi di rottura e spostamento della strumentazione si possono dimostrare piuttosto rischiosi, gli esperti sottolineano fortemente la necessità che i chirurghi spinali e i radiologi conoscano bene i diversi tipi di strumenti da utilizzare. Questi specialisti devono inoltre essere adeguatamente preparati per riconoscere i segni clinici e radiografici dei guasti della strumentazione per permettere la gestione precoce ed efficace delle complicazioni connesse.

3. Problemi con il processo di fusione

La fusione spinale è una procedura chirurgica molto complessa e difficoltosa. C'è una gamma di possibili complicazioni che possono verificarsi in molte fasi dell'intervento e anche dopo. Anche se tutto è andato per il meglio durante l'operazione, esiste la possibilità che la fusione non avvenga come previsto. È necessario osservare i seguenti segni che indicano comunemente che la fusione non ha avuto luogo correttamente:

→ Dolore cronico continuo alla schiena o al collo

→ Dolore sordo o acuto alla schiena o al collo

→ Intorpidimento e formicolio alla schiena o al collo che si irradia attraverso le tue estremità, cioè spalle, mani, braccia, gambe, cosce o piedi

Perché si verifica quindi un fallimento della fusione spinale?

In altre parole, quali sono i motivi che possono far sì che le tue vertebre non si fondano correttamente, nonostante l'innesto osseo e tutte le altre procedure? Vediamo alcune possibili ragioni:

- Rigetto dell'innesto osseo da parte dell'organismo
- Rottura o malfunzionamento degli impianti metallici o di altri strumenti
- Manifestazione di problemi ai dischi e alle vertebre limitrofi a causa dell'aumentato sforzo in queste zone
- Infezioni gravi postoperatorie che ostacolano il processo di fusione
- Formazione di un eccesso di tessuto cicatriziale
- Sanguinamento eccessivo o trombosi che anch'essi danneggiano il processo di fusione

4. Dolore nel punto dell'innesto

Questo è pertinente solo se hai subito una fusione con innesto osseo autologo, cioè nel caso che il materiale dell'innesto osseo sia stato prelevato chirurgicamente dalla cresta iliaca nella zona della tua anca. Dato che anche questa procedura è un piccolo intervento chirurgico, potresti provare dolore in questo punto, per i seguenti motivi:

- Infezioni dovute all'intervento
- Lesioni provocate nel processo di estrazione
- Dolore o gonfiore
- Sofferenza fisica generale
- Cicatrizzazione lenta

Complicazioni rare

Oltre a quelle elencate sopra, esistono alcune altre complicazioni a lungo termine, che sono abbastanza rare. Tuttavia, dato che esse si manifestano in una piccola percentuale di pazienti, è importante capire il significato e le implicazioni di ciascuna. Di seguito, illustriamo alcune delle più rilevanti complicazioni a lungo termine raro associate con la chirurgia correttiva della scoliosi.

5. Danno nervoso

In alcuni casi, i nervi o i vasi sanguigni possono venire lesionati nel corso di un intervento per la scoliosi. Come abbiamo letto in precedenza, un intervento correttivo della scoliosi richiede di esporre i livelli di muscoli e nervi per accedere alla colonna vertebrale da davanti, da dietro o con approccio combinato. Durante questa procedura, c'è spesso la possibilità di lesioni dei nervi e dei tessuti circostanti. Un danno nervoso può verificarsi anche a causa dello stiramento o dell'urto di un nervo, che potrebbe risolversi nel giro di un po' di tempo.

Inoltre, quando vengono inseriti strumenti e innesti ossei per la fusione delle vertebre, il chirurgo può involontariamente applicare troppa forza o pressione sulla colonna, provocando in seguito alcuni sintomi fra quelli elencati di seguito:

- Debolezza della vescica o della funzione intestinale
- Debolezza, intorpidimento, formicolio parziale o completo in una o in entrambe le gambe
- Piede cadente
- Disfunzione erettile

Per prevenire e individuare questi disturbi in fase precoce, il tuo chirurgo si servirà di una serie di test intraoperatori come il wake-up test di Stagnara per verificare che i tuoi nervi funzionino nel modo migliore.

6. Trombosi

Come effetto secondario dell'intervento chirurgico, si può verificare trombosi agli arti inferiori. In diversi casi, il coagulo sanguigno può partire dalla colonna vertebrale. In effetti, tali coaguli possono dimostrarsi molto pericolosi se si liberano e arrivano fino ai polmoni. Se hai subito un intervento per la scoliosi, puoi fare attenzione ai seguenti segnali che ti avvertono della presenza di un trombo:

- Gonfiore della caviglia, del polpaccio o del piede

- Rossore o indolenzimento eccessivo fino al ginocchio o sul retro di esso
- Forte dolore al polpaccio

Per proteggere il tuo organismo dalla trombosi, il tuo chirurgo potrebbe prescriverti degli anticoagulanti o l'impiego di particolari dispositivi come calze a compressione.

Un'informazione importante...

Se un trombo si muove e raggiunge i polmoni, avvertirai un improvviso e intenso dolore al torace, unito a tosse e mancanza di fiato. In assenza di cure immediate, ciò può essere fatale.

---

7. Pseudoartrosi

Da un punto di vista medico, la pseudoartrosi si definisce come una patologia nella quale le ossa non si fondono assieme correttamente, a causa di una quantità di ragioni. Una volta che gli innesti ossei sono stati posizionati, viene inserita la strumentazione al fine di mantenere l'allineamento della colonna vertebrale mentre avviene il processo di fusione. Tuttavia, nel caso della pseudoartrosi, il normale processo viene disturbato.

La pseudoartrosi si verifica dal 5% al 10% circa di casi ed è molto comune nei fumatori; nel tempo può provocare sofferenza e anche parziale perdita della correzione. Nella maggior parte dei casi, la pseudoartrosi richiede l'esecuzione di un ulteriore intervento per posizionare altro materiale di innesto nella zona specifica in cui la fusione non è avvenuta.

8. Inibizione della crescita

Sappiamo che la chirurgia correttiva della scoliosi fonderà assieme due o più vertebre, modificando la struttura originaria della tua colonna vertebrale. Anche se ciò può non fare molta differenza in un adulto o in un adolescente, tuttavia in parecchi casi il processo di fusione può ostacolare la naturale crescita di un bambino. La crescita si verifica in tutte le zone del corpo del bambino; una corretta crescita della colonna vertebrale è estremamente importante e ha la capacità di modificare la maggior parte della struttura scheletrica del bambino, nonché la funzione degli organi.

Quindi, il rachitismo rimane una delle principali complicazioni a lungo termine della chirurgia della scoliosi nei bambini.

9. Aumento della deformità

Anche se lo scopo della chirurgia correttiva della scoliosi è la riduzione della deformità della schiena, tuttavia in alcuni casi il risultato ottenuto potrebbe essere esattamente l'opposto. I tipi di deformità che si potrebbero manifestare sono due:

- Aumento della deformità del busto, con peggioramento del gibbo costale a causa della forza applicata per raddrizzare la colonna vertebrale per mezzo della procedura chirurgica. Dato che la normale funzione della gabbia toracica può essere influenzata in modo permanente, il tuo aspetto fisico può cambiare drasticamente.

- Schiena dritta e deformità sagittale possono peggiorare a seguito della riduzione della curva laterale nel tratto toracico, facendo perdere alla tua schiena la curvatura naturale. Questo disturbo posturale può manifestarsi a seguito dell'intervento e causare una quantità di anomalie della postura, la più evidente delle quali è la riduzione della lordosi lombare.

10. Altre

Altre rare complicazioni a lungo termine comprendono:

- Infezioni del tratto urinario
- Calcoli biliari
- Ostruzione intestinale
- Pancreatite

Casi reali di scoliosi: Scoliosi, viti e balletto classico

La scoliosi ha spesso la capacità di prendere il paziente di sorpresa e compromettere tutti i suoi piani e obiettivi nella vita.

Per una persona che ha sempre aspirato a divenire una ballerina classica e che si è duramente esercitata a questo scopo, una diagnosi di scoliosi è un colpo molto duro. Samantha (il nome è stato cambiato) era quasi un'adolescente, quando scoprì di avere una curvatura della schiena e le fu immediatamente prescritto un corsetto, che indossò continuativamente per i due anni successivi. Tuttavia, ciò non ebbe alcun effetto e la curva aveva raggiunto i 52 gradi nella parte superiore e i 45 gradi in quella inferiore durante il suo secondo anno alle superiori. A questo punto, subì la sua prima fusione spinale da T4 a L3.

Purtroppo, un controllo eseguito dopo solo pochi mesi dal suo intervento, rivelò che i ganci nella parte superiore della sua colonna erano usciti dalla loro sede. Poco dopo, le fu praticato il secondo intervento di fusione. Appena due settimane dopo l'operazione, si scoprì che i ganci superiori si erano nuovamente spostati e fu necessario intervenire una terza volta. In quest'ultimo intervento, la strumentazione della parte superiore della colonna vertebrale fu rimossa, mentre i ganci della parte inferiore furono lasciati com'erano. Tuttavia, nulla di ciò fu utile e la sua patologia continuò a peggiorare nel corso degli anni successivi.

Per fortuna, Samantha incontrò un chirurgo che eseguì un quarto intervento utilizzando l'approccio posteriore e inserendo viti peduncolari per curare efficacemente la sua scoliosi.

CAPITOLO 20
L'intervento chirurgico – Le 50 domande più importanti per il paziente

n tutto il percorso attraverso questa parte del volume, ti abbiamo illustrato tutti gli aspetti importanti di un intervento correttivo della scoliosi. A partire dalla decisione di fare l'intervento fino alla spiegazione pratica della procedura chirurgica, questa sezione del libro si occupa di tutti questi aspetti. A conclusione di questa seconda parte, è il momento di rispondere a tutte le domande che potresti porti a riguardo dell'operazione.

Per maggiore praticità, abbiamo suddiviso tutte le domande in 3 categorie di facile comprensione, in modo che tu sappia dove trovare le risposte alle tue specifiche domande. Per esempio, per sapere quali modifiche del tuo stile di vita potranno essere necessarie, basta andare alla parte 3 che risponde alle più comuni domande relative alla fase postoperatoria.

Continuando a leggere, troverai le risposte a tutte le principali preoccupazioni relative all'intervento per la scoliosi, attraverso una serie di risposte a 50 domande dettagliatamente formulate e spiegate. Anche se le possibili domande e i dubbi sono comunque infiniti, abbiamo comunque cercato di prendere in considerazione tutte le domande che chiunque possa potenzialmente subire un intervento chirurgico correttivo della scoliosi potrebbe porsi.

A) Le tue preoccupazioni prima di prendere una decisione

Se ti trovi nella fase in cui il tuo medico ha suggerito, anche solo remotamente, la possibilità di un intervento correttivo della scoliosi per te o per tuo figlio, questo paragrafo fa al tuo caso. Cerca le risposte alle tue domande fondamentali, nella scelta tra vantaggi e rischi. Il gruppo di domande seguenti ti farà da guida, aiutandoti nel processo di decisione.

D1. L'intervento chirurgico è davvero necessario?

Questa è forse la prima e più comune domanda che un paziente affetto da scoliosi si pone. La chirurgia della scoliosi, a causa della sua grande invasività e del rischio di potenziali complicazioni che comporta, di solito è una prospettiva piuttosto spaventosa. Quindi, un paziente vorrà esplorare teoricamente tutte le possibili opzioni, prima di optare per l'intervento.

Anche se ciascun paziente ha una storia clinica diversa e differenti problemi in relazione alla propria patologia, esistono alcuni fattori che indicano la necessità dell'intervento. Una correzione chirurgica della scoliosi, di norma, sarà necessaria nei casi seguenti:

→ Se la tua curva è superiore a 45 o 50 gradi, secondo il metodo di misura di Cobb (vedi il riquadro sotto) e hai già raggiunto la maturità scheletrica, ovvero se non si prevede un'ulteriore importante crescita scheletrica. Ciò è particolarmente valido per bambini e adolescenti. Se la crescita scheletrica non è ancora completa, teoricamente dovresti aspettare prima di fare l'intervento.

→ Se la curva ha un'elevata probabilità di una rilevante progressione (sulla base della tua età, della gravità e della localizzazione della curva), allora dovresti sottoporti all'intervento.

→ Se devi affrontare forti disabilità e limitazioni delle tue attività quotidiane.

→ Se hai un grave problema estetico provocato dalla scoliosi, che ti fa apparire gobbo

Che cos'è il metodo di Cobb?

Il Metodo di Cobb è una procedura standardizzata, universalmente seguita, per misurare il grado di una curva scoliotica. Viene eseguito su un'immagine radiografica della curva. Si individuano le vertebre terminali della porzione incurvata e si disegna una serie di linee dritte perpendicolari, che formano tra loro un angolo che corrisponde alla misura. Per approfondire il metodo di Cobb, puoi consultare il capitolo 6.

Inoltre, per comprendere meglio la tua situazione e se l'intervento chirurgico sia la scelta giusta per te, basta che tu ti ponga le 7 domande fondamentali di cui abbiamo parlato nel capitolo 9, cioè:

→ Lo stato della tua curva

→ La tua maturità scheletrica

→ Il rischio di progressione della curva

→ I risultati delle misure non invasive già impiegate

→ Il tuo attuale stato di salute

→ Le limitazioni che la tua curva ti provoca

→ Le tue condizioni economiche

D2. L'intervento sarà molto doloroso?

Durante l'intervento, sarai sotto l'effetto dell'anestesia, quindi in nessun modo potrai provare dolore in sala operatoria. Una volta terminato l'intervento, proverai probabilmente un dolore acuto, che si attenuerà gradualmente. In alcuni pazienti, si verifica una sofferenza generale accompagnata in qualche misura da intorpidimento e formicolio, mentre altri proveranno anche forti dolori nella zona dell'innesto osseo. Inoltre, il dolore potrebbe essere minore se sei giovane e se l'intervento non è stato complesso.

Comunque, devi essere psicologicamente preparato al dolore associato con gli esami e le iniezioni endovenose preventivi. In complesso, l'intensità dolorosa verrà tenuta sotto controllo e gestita dal tuo anestesista e dagli specialisti di terapia del dolore, sia prima che dopo l'intervento.

D3. Quanto costa un intervento correttivo della scoliosi?

Il costo totale del tuo intervento correttivo della scoliosi dipenderà da molti fattori, fra cui:

→ La gravità della tua curva e la tecnica utilizzata

→ Il tipo di strumenti usati per il tuo intervento

→ La tua area geografica, dato che le stime dei costi variano a seconda dei paesi e delle zone

→ L'entità della copertura previdenziale o assicurativa che ti è garantita

→ La quantità di complicazioni o il periodo ulteriore di ricovero ospedaliero di cui avrai bisogno dopo l'intervento

→ Il chirurgo e l'ospedale che hai scelto

Anche se il costo effettivo può essere variabile, la chirurgia correttiva della scoliosi è di norma considerata una procedura costosa, che può comportare una spesa da $75.000 a $300.000 a operazione.

D4. La mia curva scomparirà completamente?

Beh, questo dipende dall'attuale stato della tua colonna vertebrale e da quanto è flessibile prima dell'operazione. Quanto potrà essere raddrizzata la tua colonna con l'intervento dipende da parecchi fattori, quali l'età, la gravità della curva, lo stato di salute complessivo e così via. Per esempio, la ricerca dimostra che negli adolescenti, almeno la metà della curva può essere raddrizzata, un'entità di correzione che potrebbe non essere possibile nei gruppi di pazienti più anziani. In altre parole, la quantità della curva che scomparirà sarà variabile e potrà essere valutata dal tuo chirurgo.

D5. Io o mio figlio potremo soffrire di eventuali inabilità permanenti dopo?

A livello clinico, il tasso di complicazioni postoperatorie gravi non è molto elevato. Tuttavia, se stai prendendo in considerazione un intervento per tuo figlio, c'è una lieve possibilità che l'operazione possa ostacolare il corso normale della sua crescita, provocando ciò che viene chiamato anche l'inibizione della crescita. In alcuni adulti, le vertebre fuse potrebbero rendere il normale piegamento e la torsione della colonna vertebrale un po' difficoltosi o addirittura impossibili. Nessun'altra rilevante disabilità di norma viene osservata dopo l'intervento, fatta eccezione per gravi complicazioni impreviste che si verifichino nel corso della procedura, illustrate nel capitolo 19.

D6. Un intervento correttivo della scoliosi influisce sulle mie possibilità di una gravidanza sicura?

Esiste un'evidente collegamento tra scoliosi, gravidanza e allevamento dei bambini, dato che entrambe queste attività aumentano lo sforzo sulla colonna vertebrale e quindi possono influire sullo sviluppo o sulla progressione di una curva spinale.

Se sei affetta da una curva importante e stai pensando di sottoporti a un intervento chirurgico, nonché alla possibilità di partorire un bambino, è meglio evitare la sovrapposizione di questi eventi nel tempo. Anche se le donne che hanno subito un intervento per la scoliosi di solito riescono ad avere bambini senza problemi, è importante che tu ti rivolga a uno specialista per decidere il momento migliore per l'intervento, nonché per il concepimento e la gravidanza.

DA LEGGERE!

Se ti è stata diagnosticata una scoliosi e sei incinta o desideri restare incinta, ti sarà senz'altro utile leggere la "Guida essenziale per affrontare una gravidanza sana con la scoliosi" del dott. Kevin Lau. Il libro costituisce una guida mese per mese a tutto ciò che ti serve di sapere per la salute della tua colonna vertebrale e del tuo bambino!

D7. Quando devo decidere di far sottoporre mio figlio all'operazione? La curva comparirà da sola?

Tutto dipende dall'età di tuo figlio e dalla gravità della scoliosi. Se il bambino è ancora piccolo (4-11 anni) e deve ancora completare la maggior parte della propria crescita fisica, è meglio attendere per l'intervento, perché la crescita potrebbe esserne influenzata e le probabilità di recidiva della curva sarebbero maggiori. Puoi approfondire questo fenomeno nel capitolo 7 (La scala di valutazione di Risser-Ferguson).

Tuttavia, non bisogna mai aspettarsi che la curva sparisca da sola. L'individuazione e la gestione anche della più piccola curva in età giovanile fanno la differenza nell'influenza che la scoliosi avrà in seguito sulla vita del bambino.

D8. Esistono tecniche innovative mini-invasive che potrei prendere in considerazione?

Per la sua stessa natura, un intervento correttivo della scoliosi è pesantemente invasivo e comporta un elevato rischio di complicazioni. È naturale che i pazienti siano intimoriti e cerchino possibilità meno invasive. Puoi parlare con il tuo chirurgo delle tecniche seguenti, se vuoi prendere in considerazione opzioni mini-invasive:

→ Applicazione di cambre sui corpi vertebrali
→ Protesi costale in titanio espandibile verticalmente (VEPTR)
→ Videotoracoscopia (VATS)
→ L'approccio endoscopico
→ Toracoplastica

Puoi approfondire ciascuna di queste tecniche e il motivo per cui sono meno invasive al capitolo 15. In complesso, la correzione chirurgica, sia ottenuta con la fusione spinale, con la chirurgia tradizionale o con i metodi mini-invasivi elencati sopra, è ampiamente considerata l'unico modo per ottenere una correzione della curva scoliotica a lungo termine.

Comunque, prima di decidere per l'intervento, è consigliabile anche l'impiego di terapie non invasive quali le diete e l'esercizio fisico, allo scopo di correggere la scoliosi. Consulta "Il tuo piano per la prevenzione e il trattamento naturale della scoliosi" del dott. Kevin Lau, dove potrai trovare tutto ciò che desideri sapere sulle cure non invasive della scoliosi.

D9. Come posso preparare me stesso/mio figlio psicologicamente?

Il primo passo è procurarsi più informazioni possibili. Studia o spiega a tuo figlio tutti gli aspetti dell'intervento. Illustragli tutti gli esami che verranno eseguiti. Se è abbastanza grande per capire, spiegagli in breve la procedura chirurgica. Comunque, gli aspetti postoperatori sono i più importanti e devono quindi essere spiegati con cura. Chiarisci a tuo figlio le principali differenze che saranno conseguenza dell'operazione. Ciò comprende informazioni sul modo in cui l'intervento modificherà il suo aspetto, il suo stile di vita e le sue attività quotidiane, almeno per alcuni mesi.

D10. L'intervento per la scoliosi è incluso nelle coperture sanitarie?

Nella maggior parte dei casi, sì. Dato che la chirurgia correttiva della scoliosi è un intervento piuttosto comune, di solito è coperto dalle assicurazioni sanitarie negli Stati Uniti e dal sistema sanitario britannico e italiano. Nel complesso, l'esatto ammontare della copertura negli Stati Uniti dipende dalle specifiche polizze assicurative.

D11. Dovrò sottopormi a molte analisi?

I test e gli esami preoperatori servono ad aiutare il tuo chirurgo a decidere se il tuo stato fisico è compatibile con l'intervento. Questi esami sono importanti anche per individuare qualsiasi eventuale rilevante patologia o disturbo da cui il paziente potrebbe essere affetto. Consulta il capitolo 13 per saperne di più su questi test ed esami. Collaborare con il personale sanitario ed eseguire tutte le necessarie misure diagnostiche è sempre nel tuo interesse. Alcuni degli esami più importanti sono:

→ Esame obiettivo
→ Raggi X
→ Prove di funzionalità polmonare (PFT)
→ MRI e mielografia
→ Elettrocardiogramma (ECG)
→ Elettroencefalogramma (EEG)
→ Esami del sangue
→ Esami delle urine

D12. Come scegliere il chirurgo e l'ospedale giusti?

Il chirurgo e l'ospedale che scegli possono determinare il successo del tuo intervento. Ci sono molti fattori da prendere in considerazione nella scelta di entrambi, come abbiamo illustrato nel capitolo 12. Di seguito ne elenchiamo alcuni.

Scelta dell'ospedale

→ Vicinanza fisica o distanza da casa tua

→ Infrastrutture e altri servizi disponibili

→ Reputazione generale

→ Copertura da parte del servizio sanitario e della tua assicurazione

Scelta del chirurgo

→ Qualificazione accademica/professionale

→ Attestati e abilitazioni

→ Precedente esperienza, in particolare in casi del tuo stesso tipo

→ Tasso di successo/fallimento

→ Raccomandazioni da parte di precedenti pazienti

→ Copertura da parte del servizio sanitario e della tua assicurazione

Alcuni pazienti incontrano un problema dovuto al fatto che il chirurgo che preferiscono non opera in un ospedale vicino. In tali casi, puoi parlare del problema con il chirurgo stesso e con l'ospedale, per cercare di trovare una soluzione praticabile.

B) Durante l'intervento

D13. I medici parlano sempre di fusione spinale. Che cos'è?

La fusione spinale è sostanzialmente una procedura nella quale due o più vertebre lungo la curva vengono unite o "fuse" assieme per raddrizzare la tua colonna vertebrale. In questa procedura, un innesto osseo viene posizionato in loco fino a che non si fonde con l'osso.

D14. Cosa sono gli "strumenti" usati nell'intervento?

Il termine "strumenti" si riferisce in modo generale alla strumentazione inserita per mezzo del tuo intervento. Tutte le barre, viti, ganci e piastre che saranno impiegati per raddrizzare la colonna vertebrale e tenere a posto l'innesto osseo sono chiamati strumenti o strumentazione.

D15. La chirurgia endoscopica e quella a cielo aperto sono equivalenti?

No, non lo sono. Un intervento a cielo aperto comporta solo una o due incisioni di grandi dimensioni. Invece un intervento endoscopico richiede molte piccole incisioni. Con la guida di un endoscopio (cioè un dispositivo che consiste in un lungo tubo sottile contenente una luce e una videocamera e che permette al chirurgo di vedere la zona chirurgica attraverso una piccola incisione), si inseriscono piccoli attrezzi chirurgici e si esegue il processo di fusione.

D16. Quanto durerà l'intervento?

Il tempo richiesto per il tuo intervento può variare a seconda della gravità della curva e dell'approccio scelto dal tuo chirurgo. In media, un intervento correttivo della scoliosi può tipicamente richiedere da 3 a 8 ore.

D17. Illustratemi quali sono i diversi tipi di tecniche chirurgiche di correzione della scoliosi disponibili.

In generale, esistono 4 principali tipi di tecniche correttive della scoliosi tra cui un chirurgo può scegliere. Essi sono:

→ L'approccio posteriore, nel quale si accede alla tua colonna vertebrale dalla schiena

→ L'approccio anteriore, in cui l'accesso alla colonna avviene da davanti, cioè dalla gabbia toracica

→ L'approccio combinato, che utilizza entrambi gli approcci menzionati sopra. Mentre si accede alla colonna vertebrale da davanti, la fusione viene eseguita con accesso posteriore

→ Tecniche mini-invasive come l'approccio endoscopico (che comporta diverse incisioni più piccole), toracoplastica, applicazione di cambre sui corpi vertebrali e simili.

D18. Qual è la procedura chirurgica migliore?

Un chirurgo esperto e un'adeguata analisi clinica rende ognuna delle tecniche illustrate sopra ugualmente efficace. Ogni procedura chirurgica comporta propri vantaggi e rischi. Inoltre, esistono specifici tipi di curve che rispondono meglio a una particolare tecnica. Per esempio, l'approccio anteriore di norma viene preso in considerazione per curve localizzate nella regione toracolombare (T12-L1). Spetta al tuo chirurgo decidere la tecnica adeguata per l'intervento.

D19. Sarò cosciente durante l'intervento?

In sala operatoria, sarai sotto l'effetto dell'anestesia. Riprenderai conoscenza dopo la conclusione dell'intero intervento e non sarai sveglio per vedere ciò che avviene per tutto il corso dell'operazione.

D20. Quanto misurerà l'incisione?

La lunghezza dell'incisione dipende da due cose, cioè dal tipo di tecnica usata, nonché dal numero di vertebre sottoposte a fusione. Per esempio, in media, un tipico approccio posteriore comporta un'incisione tra 15 e 30 cm, che parte dal centro della schiena.

D21. Cosa sono i drenaggi e perché/quando verranno posizionati?

Un drenaggio è fondamentalmente un tubo posizionato nella ferita dopo la fine dell'operazione e la chiusura dell'incisione. Serve a drenare i fluidi dall'area chirurgica per proteggere l'incisione da eventuali danni o infezioni.

Q22. Durante l'intervento le cose possono andare molto male?

Sì, è possibile. Anche se di rado, nel corso dell'intervento chirurgico si possono verificare gravi complicazioni, quali:

→ Gravi problemi respiratori

→ Problemi cardiaci

→ Eccessiva perdita ematica

→ Danno nervoso

→ Infezione

→ Dolore cronico

→ Trombi

→ Morte

D23. Posso vedere le strumentazioni che vengono usate?

Se ti interessa, il tuo chirurgo prima dell'intervento può elencarti e illustrarti gli strumenti che verranno inseriti all'interno del tuo corpo. Se sei adeguatamente informato, puoi anche chiedere al tuo medico di farti vedere questi strumenti in uno degli incontri preoperatori.

D24. Da dove verrà preso l'innesto osseo? Quel punto farà male a lungo?

Il tuo chirurgo ha tre possibilità per ottenere il tuo innesto osseo. Esse sono:

→ Innesto autologo, nel quale un innesto osseo viene prelevato dalla cresta iliaca nella zona della tua anca nel corso dell'intervento

→ Alloinnesto, in cui il tuo chirurgo riceverà il materiale per l'innesto osseo da una banca dei tessuti prima dell'intervento

→ Innesto osseo sintetico, che prevede l'uso di materiali sintetici per l'innesto osseo disponibili in commercio

Se il tuo chirurgo ha scelto di prelevare un innesto osseo dalla cresta iliaca, di norma ciò non comporterà in seguito alcuna rilevante complicazione o dolore eccessivo.

D25. Perderò molto sangue?

Una certa perdita di sangue è naturale nel corso dell'intervento, a causa della natura pesantemente invasiva della procedura chirurgica. È abbastanza comune che il paziente abbia bisogno di una certa quantità di trasfusione di sangue a causa della perdita ematica. Tuttavia, a meno che non si verifichi un'emorragia eccessiva, è improbabile che ciò provochi complicazioni rilevanti.

C) Le tue preoccupazioni postoperatorie

D26. Come mi sentirò immediatamente dopo l'operazione?

Anche se sarai sempre sotto l'effetto dei farmaci antidolorifici, potrai comunque provare dolori intensi. Potresti anche sentire dolore nel luogo dell'innesto osseo. Inoltre, essendo ancora sotto l'effetto dell'anestesia, potrai sentirti intossicato da tutti questi farmaci. Inoltre, tutto il complesso di tubi e cateteri potrebbe stressarti. Quindi è importante che ti prepari psicologicamente prima dell'intervento.

D27. Dopo quanto tempo sarò in grado di camminare?

Se nel tuo intervento è andato tutto bene, il personale sanitario potrebbe aiutarti ad alzarti e camminare con un bastone o un altro ausilio il secondo o terzo giorno dopo l'intervento. Verrai gradualmente incoraggiato a percorrere distanze maggiori (come il corridoio dell'ospedale) senza sforzare la schiena. Inoltre, ti potrà essere prescritto di continuare a usare tali ausili ortopedici per 4-6 settimane dopo l'operazione. Un fisioterapista si occuperà di te in ospedale; ti assisterà nell'uso dei dispositivi ortopedici, quali bastoni o deambulatori, ti insegnerà a eseguire i corretti passaggi nel recupero della deambulazione per garantire la sicurezza e la protezione della tua schiena. Farà inoltre in modo che tu sia in grado di eseguire tutti i movimenti necessari prima di essere dimesso.

D28. Dopo quanto tempo dall'intervento potrò mangiare o bere?

La maggior parte dei pazienti sono in grado di assumere qualche sorso di liquido dopo 4-5 ore dall'intervento. I medici aumenteranno gradualmente il tuo apporto alimentare in base al tuo stato di salute.

D29. Dopo quanto tempo potrò fare una doccia dopo l'intervento?

Il termine di tempo minimo richiesto in questo caso è di almeno 72 ore, prima del quale non potrai fare la doccia e verrai aiutato a lavarti con una spugna da bagno. Tuttavia, questo tempo può essere più lungo se la tua ferita ci mette più tempo per guarire. In nessun caso si deve bagnare una ferita ancora infiammata.

D30. Quando mi toglieranno i punti?

Al giorno d'oggi, la maggior parte di chirurghi usano solo suture assorbibili per i tessuti sottocutanei. Comunque, sicuramente dopo circa 10 giorni dal tuo intervento, i tuoi punti dovranno essere controllati per verificare l'assenza di infezioni e per sostituire la medicazione.

D31. Quanto tempo ci vuole in media per il recupero?

Anche se il numero di giorni e settimane può variare per i diversi pazienti, il programma di recupero postoperatorio più comune è il seguente:

→ Ricovero ospedaliero – Da 3 a 5 giorni circa
→ Capacità di eseguire le attività quotidiane in autonomia – Da 7 a 10 giorni circa

→ Ritorno a scuola – Da 4 a 6 settimane circa

→ Possibilità di guidare – Da 2 a 4 settimane

→ Limitazioni nel sollevare pesi – Per circa 6 mesi

→ Recupero completo – Approssimativamente da 8 e 12 mesi

D32. Quando potrò vivere una vita normale?

Il processo di fusione completo richiede un minimo di 6 mesi. Ciò implica che il tuo organismo richieda almeno altrettanto tempo per guarire e ricuperare. Devi andare piano con le attività fisiche e modificare di conseguenza le tue abitudini. Per esempio il tuo medico porrà dei limiti ai pesi che ti è permesso di sollevare nei primi mesi e così via.

D33. Quanto sarò indipendente dopo essere tornato a casa?

Ti servirà aiuto in molte cose. A partire dallo spostarti al cucinare, dovrai farti aiutare parecchio. Anche se sei il tipo di persona che preferisce fare tutto da sola, non potrai sforzare la schiena dopo l'intervento e quindi avrai bisogno di almeno un familiare, un amico o di un infermiere professionale che ti aiuti. In teoria, gli esperti consigliano di avere a disposizione qualcuno per aiutarti per almeno 3-4 settimane dopo il tuo intervento.

Inoltre, potrai recuperare ed essere indipendente molto più rapidamente se sei giovane, sano, forte e soprattutto se prima dell'operazione hai avuto una vita attiva.

D34. Potrò sollevare oggetti e pesi facilmente in seguito?

Con alcune limitazioni e con attenzione, dovresti essere in grado di sollevare oggetti da terra con facilità. Tuttavia, dato che adesso la tua schiena è stata raddrizzata, dovrai imparare a sollevare pesi piegando le ginocchia abbassandoti sulle gambe.

D35. Aumenterò di statura?

Probabilmente sì. Dato che la tua schiena è più dritta, la tua statura potrà aumentare da 1 a 2 cm.

D36. Dovrò fare attività fisica per recuperare dopo l'operazione?

Quando riterrà il tuo stato idoneo, il tuo medico ti consiglierà un fisioterapista che ti insegnerà una serie di determinati esercizi da eseguire quotidianamente per velocizzare il tuo recupero. I più comuni tipi di esercizi consigliati nella fase postoperatoria sono:

→ Esercizi per il rafforzamento della schiena

→ Esercizi per il rafforzamento del core

→ Programma di camminate regolari

→ Esercizi respiratori per rinforzare la funzionalità polmonare

Il tuo fisioterapista ti prescriverà una specifica serie di esercizi, tenendo conto della tua età e del tuo stato di salute.

D37. L'asimmetria delle mie spalle/del mio torace scomparirà del tutto?

Principalmente, l'intervento diminuirà la sporgenza delle costole al di sotto del petto sul lato della scoliosi. Anche se è prevedibile un miglioramento estetico significativo, è comunque possibile che permanga un certo livello di asimmetria.

D38. Dovrò fare cambiamenti sostanziali nel mio stile di vita?

Sì, ovviamente. In effetti, la preparazione per questa fase dovrebbe essere cominciata molto prima della tua operazione. Per cominciare, dovrai modificare la collocazione degli oggetti di casa tua. Dovrai tenere tutto a un'altezza accessibile, in modo da non doverti mai piegare verso il basso o allungarti in alto per prendere ciò che ti serve. Potrai anche dover modificare la posizione degli interruttori elettrici e predisporne di facilmente raggiungibili nelle vicinanze del letto. Dovrai organizzarti in modo diverso per cucinare, guidare e così via. In breve, dovrai fare attenzione a ogni aspetto della tua vita quotidiana e verificare per quali è necessario prepararti in anticipo per essere comodo dopo. Per esempio, potresti realizzare di aver bisogno di una poltrona con uno schienale e braccioli adatti per offrirti un adeguato supporto postoperatorio, ecc.

D39. Dopo l'intervento dovrò cambiare materasso?

Non necessariamente. L'unica cosa che ti serve è un materasso solido che ti sostenga la schiena, soprattutto nelle prime 3-4 settimane dopo l'operazione.

D40. Dovrò fare cambiamenti sostanziali nella mia alimentazione dopo l'operazione?

Sì, sicuramente. Dovrai fare alcuni cambiamenti importanti, fra cui quelli che seguono:

→ Fare pasti piccoli e frequenti
→ Osservare un'alimentazione leggera, non troppo speziata e poco calorica
→ Astenerti totalmente dal fumo e dall'alcol
→ Mangiare alimenti specifici che facilitano il recupero (consulta il capitolo 8)

D41. La curva recidiverà?

Ebbene, nella maggior parte dei casi, la fusione è permanente e le probabilità di una recidiva della curva non sono molto elevate, a meno che tu non sia anziano e affetto da una grave degenerazione. Tuttavia, un gibbo molto ridotto o una leggera asimmetria dell'aspetto posso ancora permanere.

D42. La strumentazione inserita nella mia schiena sarà visibile?

Una tale eventualità è molto rara. Gli studi dimostrano che la strumentazione inserita nella tua schiena non è quasi mai visibile a occhio nudo, a meno che tu non sia straordinariamente magro o esile.

D43. La strumentazione che resterà dentro potrà danneggiare in seguito il mio organismo?

In generale, ciò non avviene. Queste barre e gli altri strumenti sono stati studiati scientificamente per stare all'interno del corpo umano e offrire un sostegno adeguato. Tuttavia, in alcuni casi, le barre cominciano a provocare alcuni problemi e dolori nel tempo, che di solito vengono curati con farmaci antidolorifici. Comunque, in casi gravi, può essere necessario un ulteriore intervento per la rimozione delle barre e di altra strumentazione.

D44. La cicatrice rimarrà visibile a lungo? Sarà brutta da vedere?

Di solito, il sito di incisione in un intervento correttivo della scoliosi è coperto dagli abiti. A meno che tu non ti sottoponga a un importante intervento di chirurgia estetica, ti porterai dietro la cicatrice per tutta la vita. Se ti piace sperimentare, potrai probabilmente trovare qualche soluzione per migliorare l'estetica nella zona della cicatrice. Tuttavia, verifica sempre il parere del tuo chirurgo, affinché nessuno di tali rimedi possa danneggiare la salute della cicatrice e la ferita.

D45. Cos'è il riprodursi della scoliosi (o crankshaft phenomenon)?

Il riprodursi della scoliosi è una complicazione associata all'uso della procedura di Harrington ed è più frequente nei bambini piccoli con apparati scheletrici immaturi. Dopo l'esecuzione della fusione spinale, la parte anteriore della colonna vertebrale fusa continuerà a crescere. Dato che la colonna vertebrale fusa non può più crescere, essa comincerà infine a ruotare, sviluppando un'ulteriore curvatura.

D46. Cos'è la sindrome della schiena dritta?

Anche questa sindrome è associata con l'impiego della procedura di Harrington. In questa situazione, il tratto lombare della schiena del paziente perde la sua normale curvatura verso l'interno (lordosi). Di conseguenza, dopo alcuni anni, il disco al di sotto del punto della fusione degenera, rendendo difficoltoso per il paziente stare in piedi, nonché provocando molto dolore.

D47. Cos'è un wake-up test e come viene eseguito?

Il wake-up test di Stagnara è uno dei tanti test intraoperatori (nel corso dell'operazione) eseguiti per individuare eventuali danni ai nervi che potrebbero verificarsi durante l'intervento.

D48. Quanti farmaci dovrò prendere dopo l'operazione?

Questa preoccupazione riguarda soprattutto i pazienti allergici a particolari farmaci. Immediatamente dopo l'intervento, verrai sottoposto ad analgesia endovenosa controllata dal paziente (PCA), nella quale la quantità di farmaco somministrato viene controllata in base al dolore presente. Inoltre, probabilmente assumerai farmaci antidolorifici e per combattere le infezioni per un certo periodo di tempo dopo l'intervento. Quindi è importante che tu parli in anticipo di questi aspetti con il tuo medico.

D49. Dopo essere tornato a casa, mi sentirò molto debole?

Dipende tutto da quanto sei bravo a prenderti cura di te stesso. Dopo l'operazione, ti sentirai sicuramente debole e vulnerabile per un po' di tempo. Tuttavia, se hai osservato uno stile di vita sano e attivo prima dell'intervento, probabilmente recupererai le forze molto più velocemente.

D50. Quando è necessario un intervento di revisione?

Un intervento di revisione è una necessità abbastanza rara e sarà richiesto se si verificano uno o più dei casi seguenti:

→ Importante recidiva della curva scoliotica

→ Grave sofferenza o dolore provocati dalle barre o da altri strumenti

→ Se è necessario riallineare la colonna vertebrale

→ Se il tuo chirurgo ha usato tecniche obsolete come lo strumentario di Harrington

→ Se il processo di fusione è interessato da un incidente o trauma importante

→ Se si verifica una rottura della strumentazione o in caso di pseudoartrosi

Casi reali di scoliosi: Il dolore continuò...

I risultati di un intervento correttivo della scoliosi variano da individuo a individuo e l'esperienza di uno può non essere uguale a quella di un altro.

A Claudia fu diagnosticata una scoliosi di 25 gradi all'età di undici anni. Le fu immediatamente messo un busto per cercare di fermare la progressione della curva. Dato che si trovava negli anni della crescita, Claudia sentiva tutta la sofferenza e l'imbarazzo tipici di un'adolescente che appare diversa dai suoi coetanei.

Purtroppo, a 12 anni, la sua curva aveva già raggiunto i 59 gradi, nonostante il corsetto. A questo punto, subì un intervento di fusione del terzo superiore della colonna vertebrale, con innesto osseo dall'anca. Molto dopo l'esecuzione dell'intervento, Claudia continuava a presentare dolore e sofferenza. A 19 anni, Claudia dovette sottoporsi a un altro intervento per rimuovere alcune viti e strumenti che le causavano problemi.

Tuttavia, anche dopo aver tentato una serie di metodi per tenere sotto controllo il dolore, Claudia riferisce un costante dolore alla schiena, nonché una grave perdita di capacità in tutte le sue normali attività a causa della scoliosi e dell'intervento chirurgico.

Considerazioni finali

Il mondo della medicina può spesso essere sconcertante. Le persone normali in generale trovano il gergo tecnico molto oscuro e di solito non sono in grado di comprenderne la terminologia senza un aiuto.

Tuttavia, in un mondo con milioni di organismi viventi, è praticamente impossibile restare indenni da disturbi. D'altra parte, è necessario anche sottolineare che essere affetti da un disturbo non è la stessa cosa di essere ammalati. Anche le persone più sane possono essere colpite da disturbi potenzialmente letali. Ciò che serve per contrastare gli effetti di tali patologie è uno stile di vita sano, un forte sistema immunitario e, soprattutto, un'attitudine positiva.

La salute è un modo di essere che possiamo consapevolmente mantenere per lunghi periodi di tempo. Tra le regole importanti per avere corpo e mente sani ci sono un'alimentazione equilibrata, attività fisica regolare, evitare lo stress e, soprattutto, avere un robusto sistema immunitario.

Quando ci troviamo in un tale stato di salute fisica e mentale ottimale, siamo ben attrezzati per combattere disturbi e deformità come la scoliosi. La scoliosi è sostanzialmente un disturbo dovuto a uno scorretto allineamento che crea uno squilibrio nella struttura

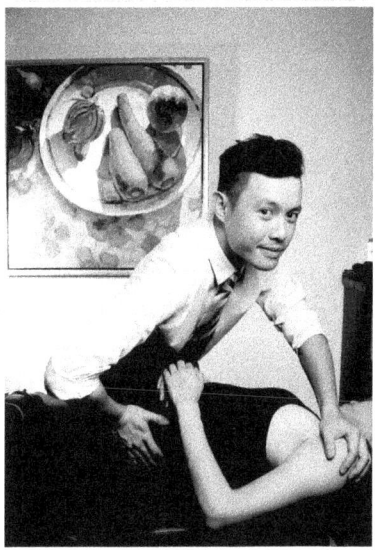

originaria della propria colonna vertebrale. È necessaria una serie di fasi, a partire dalla diagnosi e dall'analisi sino a ben documentate opzioni di cura per ripristinare l'equilibrio del corpo. È lungo questo percorso di cura che devi rieducare te stesso per comprendere interiormente l'importanza di fare le scelte giuste. "Il tuo piano per la prevenzione e il trattamento naturale della scoliosi" ti farà da seria guida per cercare di curare la tua scoliosi in modo naturale.

La medicina, la chirurgia e la terapia sono le tue compagne fondamentali, mentre ti spingi oltre nel percorso di cura della tua scoliosi. Tuttavia, mentre alcuni di voi possono riuscire a gestirla semplicemente con un approccio conservativo non invasivo, coloro che sono affetti da patologie più gravi potrebbero dover ricorrere all'intervento.

Ricordati sempre di parlare con il tuo medico di tutte le possibili complicazioni associate con l'intervento chirurgico, per essere preparato psicologicamente. Procurati tutte le informazioni fondamentali sull'intervento chirurgico, la sua procedura, le attrezzature utilizzate e così via. Per quanto ne sai, tu e il tuo medico potreste decidere che per te è meglio convivere con una curva di media entità piuttosto che affrontare i rischi associati con un'operazione. Se sei nel gruppo di età più avanzata o se soffri già di una patologia più debilitante, di norma potrebbe essere meglio così!

Ricordati che la tua salute è nelle tue mani. Fai le tue ricerche, parla con gli specialisti e assicurati di stare facendo tutto quanto possibile per curare e gestire al meglio la tua scoliosi. Mangia in modo corretto, fai attività fisica e fatti aiutare. Nel caso opti per l'intervento chirurgico, dovrai apportare tutte le possibili modifiche alla tua casa e alla tua postazione di lavoro, nonché procurarti sufficiente supporto. Individua un gruppo di familiari o amici che possano assisterti in ospedale e, cosa più importante, quando sarai di ritorno a casa. Tenendo presente che avrai bisogno di aiuto anche per alzarti da una sedia, c'è molto da fare per prepararsi sotto questo aspetto.

Dopo aver letto il libro, ti invito a inviare eventuali consigli o commenti all'indirizzo scoliosis.feedback@gmail.com.

Ti suggerisco inoltre di leggere le informazioni per la tua salute che troverai nei seguenti utili volumi:

- Il tuo piano per la prevenzione e il trattamento naturale della scoliosi
- Il tuo diario del trattamento naturale della scoliosi
- Guida essenziale per affrontare una gravidanza sana con la scoliosi

Mentre il DVD degli "Esercizi per la prevenzione e la correzione della scoliosi" può rappresentare un utile supporto audiovisivo, le seguenti app sono perfette per le generazioni tecnologiche di oggi:

- ScolioTrack per iPhone e Android
- Scoliometro per iPhone e Android
- Scoliometro Professionale per iPad

Puoi inoltre trovare altre informazioni su tutto questo e molto altro sul sito www.HIYH.info.

Sarà per me un piacere ricevere tue notizie e i tuoi consigli per rendere il mio lavoro il più utile possibile. Adesso è tempo di agire. Prendi la tua vita nelle tue mani e procedi nel tuo percorso verso una vita più sana.

Dott. Kevin Lau

Bibliografia

1. Coventry MB. Anatomy of the intervertebral disk. Clin Orthop 67:9-15, 1969.

2. Jinkins JR: MRI of enhancing nerve roots in the unoperated lumbosacral spine. AJNR 14:193-202, 1993.

3. Langenskiöld A, Michelsson JE. "Experimental progressive scoliosis in the rabbit", J Bone Joint Surg [Br] 1969;43:116–20.

4. Yamada K, Ikata I, Yamamoto H, et al. "Equilibrium function in scoliosis and active plaster jacket for the treatment", Tokushima J Exp Med 1969;16:1–7.

5. Yamada K, Yamamoto H, Nakagawa Y, et al. "Etiology of idiopathic scoliosis", Clin Orthop 1984;184:50–7.

6. Piggott, H.: "The natural history of scoliosis in myelodysplasia", J. Bone Jt Surg. 62: 54-58 (1980).

7. Kinetic Imbalance due to Suboccipital Strain Newborns. The Journal of Manual Medicine

8. Ikuyo Kou, Yohei Takahashi, Todd A Johnson, Atsushi Takahashi, Long Guo, Jin Dai, Xusheng Qiu, Swarkar Sharma, Aki Takimoto, Yoji Ogura, Hua Jiang, Huang Yan, Katsuki Kono, Noriaki Kawakami, Koki Uno, Manabu Ito, Shohei Minami, Haruhisa Yanagida, Hiroshi Taneichi, Naoya Hosono, Taichi Tsuji, Teppei Suzuki, Hideki Sudo, Toshiaki Kotani, Ikuho Yonezawa, Douglas Londono, Derek Gordon, John A. Herring, Kota Watanabe, Kazuhiro Chiba, Naoyuki Kamatani, Qing Jiang, Yuji Hiraki, Michiaki Kubo, Yoshiaki Toyama, Tatsuhiko Tsunoda, Carol A. Wise, Yong Qiu, Chisa Shukunami, Morio Matsumoto, and Shiro Ikegawa. "Genetic variants in GPR126 are associated with adolescent idiopathic scoliosis", Nature Genetics (2013).

9. Wynne–Davies R. "Familial (idiopathic) scoliosis. A family survey", J Bone Joint Surg [Br] 1968;50:24–30.

10. Cowell HR, Hall JN, MacEwen GD. "Genetic aspects of idiopathic scoliosis", Clin Orthop 1972;86:121–31.

11. Scoliosis & Epigenetics, Written by Dr. A. Joshua Woggon, Copyright 2012.

12. New York Times - http://health.nytimes.com/health/guides/disease/scoliosis/causes.html

13. Scoliosis as a Neurologic Condition: 4 Points on Two New Genes Making the Connection. Becker's Orthopedic, Spine and Pain Management Review. © Copyright ASC COMMUNICATIONS 2011.

14. Machida M, Dubousset J, Imamura Y, et al. "An experimental study in chickens for the pathogenesis of idiopathic scoliosis", Spine 1993;18:1609–15.

15. Scoliosis Associated With Typical Mayer-Rokitansky-Küster-Hauser Syndrome. Keri Fisher, PA-S, Richard H. Esham, MD, Ian Thorneycroft, PhD, MD, Departments of Physicians Assistant Studies, Medicine, and Obstetrics and Gynecology University of South Alabama, Mobile. Posted: 02/01/2000; South Med J. 2000;93(2) © 2000 Lippincott Williams & Wilkins.

16. Arai S, Ohtsuka Y, Moriya H, et al. "Scoliosis associated with syringomyelia", Spine 1993; 18: 1591-2.

17. Emery E, Redondo A, Rey A. "Syringomyelia and Arnord Chiari in scoliosis initially classified as idiopathic: Experience with 25 patients", Eur Spine J 1997; 6: 158-62.

18. Harrenstein RJ. Die Skoliose bei, Sauglingen und ihre Behandlung. Z Orthop Chir 1 930;52:1.

19. Lloyd-Roberts GC, Pilcher MF. "Structural idiopathic scoliosis in infancy", J Bone Joint Surg [Br] 1965;47-B:520-23.

20. Juvenile Idiopathic Scoliosis. Curve Patterns and Prognosis in One Hundred and Nine Patients. C. M. ROBINSON, B.MED.SCI., F.R.C.S.†; M. J. MCMASTER, M.D., F.R.C.S.†, EDINBURGH, SCOTLAND. The Journal of Bone & Joint Surgery.1996; 78:1140-8. Copyright © The Journal of Bone and Joint Surgery, Inc.

21. Cobb JR: Outline for the study of scoliosis. Instructional course lectures. American Academy of Orthopedic Surgeons 5:261–275, 1948.

22. Pritchett JW, Bortel DT: "Degenerative symptomatic lumbar scoliosis", Spine 18:700–703, 1993.

23. O'Brien MF, Newman, PO, "Nonsurgical Treatment of Idiopathic Scoliosis", Surgery of the Pediatric Spine, ed. Daniel H. Kim et al. (Thieme Medical Publishers, 2008), 580. books.google.com.

24. Good CR, "The Genetic Basis of Idiopathic Scoliosis", Journal of the Spinal Research Foundation, 2009:4:1:13-5, www.spinemd.com.

25. Pearsall, D.J., Reid, J.G., and D.M. Hedden. (1992). "Comparison of three noninvasive methods for measuring scoliosis", Physical Therapy 72(9):648-657.

26. Wong, H., Hui, J.H.P., Rajan, U., and H. Chia. (2005). "Idiopathic scoliosis in Singapore schoolchildren", SPINE 30(10):1188-1196.

27. Yawn, B.P., Yawn, R.A., Hodge, D., Kurland, M., Shaughnessy, W.J., Ilstrup, D., and S.J. Jacobsen. (1999). "A population-based study of school scoliosis screening", JAMA 282(15):1427-1432.

28. Screening for adolescent idiopathic scoliosis. Policy statement. US Preventive Services Task Force. JAMA. 1993;269:2664–6.

29. Yawn BP, Yawn RA, Hodge D, Kurland M, Shaughnessy WJ, Ilstrup D, et al. "A population based study of school scoliosis screening", JAMA. 1999;282:1427–32.

30. Karachalios T, Sofianos J, Roidis N, Sapkas G, Korres D, Nikolopoulos K. "Ten-year follow-up evaluation of a school screening program for scoliosis", Is the forward-bending test an accurate diagnostic criterion for the screening of scoliosis? Spine. 1999;24:2318–24.

31. Screening for adolescent idiopathic scoliosis. Policy statement. US Preventive Services Task Force. JAMA. 1993;269:2664–6.

32. Hagan, J.F., Shaw, J.S., and P.M. Duncan, eds. 2008. Bright Futures: Guidelines for Health.

33. Bunnell, W.P. (2005). Selective screening for scoliosis. Clinical Orthopaedics and Related Research 434:40-45.

34. Negrini S, Minozzi S, Bettany-Saltikov J, et al. "Braces for idiopathic scoliosis in adolescents", Spine (Phila Pa 1976). 2010;35(13):1285-1293. 10.1097/BRS.0b013e3181dc48f4.

35. Karachalios, T., Sofianos, J., Roidis, N., Sapkas, G., Korres, D., and K. Nikolopoulos. 38. (1999). "Ten-year follow-up evaluation of a school screening program for scoliosis", SPINE 24(22):2318-2324.

36. An evaluation of the Adams forward bend test and the scoliometer in a scoliosis school screening setting. Grossman TW, Mazur JM, Cummings RJ. Department of Orthopaedics, Naval Hospital, Great Lakes, Illinois, USA. J Pediatr Orthop. 1995 Jul-Aug;15(4):535-8.

37. Amendt, L.E., Ause-Ellias, K.L., Eybers, J.L., Tadsworth, C.T., Nielsen, D.H., and S.L. Weinstein. (1990). "Validity and reliability testing of the scoliometer", Physical Therapy 70(2):108-117.

38. Spine: Affiliated Society Meeting Abstracts: 23 26 September 2009 - Volume 10 - Issue - p 204 Electronic Poster Abstracts. What Does a Scoliometer Really Measure?: E-Poster #73. Cahill, Patrick J. MD (Shriners' Hospital for Children); Ranade, Ashish MD; Samdani, Amer MD; Asghar, Jahangir MD; Antonacci, Darryl M. MD; Clements, David H. MD; MD; Betz, Randal R. MD. © 2009 Lippincott Williams & Wilkins, Inc.

39. Bunnell, W.P. (1984). "An objective criterion for scoliosis screening", J. Bone & Joint Surgery 66(9):1381-1387.

40. Reamy BV, Slakey JB. "Adolescent idiopathic scoliosis: review and current concepts", Am Fam Physician. 2001;64(1):111-116.

41. Lenssinck ML, Frijlink AC, Berger MY, Bierman-Zeinstra SM, Verkerk K, Verhagen AP. "Effect of bracing and other conservative interventions in the treatment of idiopathic scoliosis in adolescents: a systematic review of clinical trials", Phys Ther. 2005;85(12):1329-1339.

42. June 13, 2010: Interview with Dr. Alain Moreau, creator of Scoliosis blood test (http://www.scoliosis.org/forum/showthread.php?10705-Interview-with-Dr.-Alain-Moreau-creator-of-Scoliosis-blood-test)

43. Kane WJ. "Scoliosis prevalence: a call for a statement of terms", Clin Orthop. 1997;126:43–6.

44. Scoliosis Surgery, The Definitive Pateint's Reference. David K. Wolpen.

45. Shea KG, Stevens PM, Nelson M, Smith JT, Masters KS, Yandow S. "A comparison of manual versus computer-assisted radiographic measurement: Intraobserver measurement variability for Cobb angles", Spine. 1998; 23:551-555.

46. Variability in Cobb angle measurements in children with congenital scoliosis, RT Loder; A Urquhart; H Steen; G Graziano; RN Hensinger; A Schlesinger; MA Schork; and Y Shyr. 1995 British Editorial Society of Bone and Joint Surgery.

47. Chen YL. Vertebral centroid measurement of lumbar lordosis compared with the Cobb technique. Spine, Sept. 1, 1999:24(17), pp1786-1790.

48. J Bone Joint Surg Am. 1984 Sep;66(7):1061-71.The prediction of curve progression in untreated idiopathic scoliosis during growth. Lonstein JE, Carlson JM.

49. Cobb, J.R.: Outlines for the study of scoliosis measurements from spinal roentgenograms. Physical Therapy, 59: 764–765, 1948.

50. Table Peterson, Nachemson JBJS 1995; 77A:823-7.

51. Spine (Phila Pa 1976). 2009 Apr 1;34(7):697-700. Curve progression in idiopathic scoliosis: follow-up study to skeletal maturity.

52. The pathogenesis of adolescent idiopathic scoliosis. A systematic review of the literature Kouwenhoven JWM Castelein RM.

53. Bull Acad Natl Med. 1999;183(4):757-67; discussion 767-8. [Idiopathic scoliosis: evaluation of the results]

54. Several factors may predict scoliosis progression Wu H. Eur Spine J. doi:10.1007/s00586-010-1512-9.

55. Assessment of curve progression in idiopathic scoliosis. Soucacos PN, Zacharis K, Gelalis J, Soultanis K, Kalos N, Beris A, Xenakis T, Johnson EO. Source: Department of Orthopedic Surgery, University of Ioannina, School of Medicine, Greece. Eur Spine J. 1998;7(4):270-7.

56. Roach JW. Adolescent idiopathic scoliosis. Orthop Clin North Am. 1999;30:353–65.

57. Nykoliation JW, Cassidy JD, Arthur BE, et al: An Algorithm for the Managemment of Scoliosis. J. Manipulative Physiol Ther 9:1, 1986.

58. Spine (Phila Pa 1976). 2006 Aug 1;31(17):1933-42. Progression risk of idiopathic juvenile scoliosis during pubertal growth.

59. Kesling KL, Reinker KA. Scoliosis in twins. A meta-analysis of the literature and report of six cases. Spine. 1997;22:2009–14.

60. Cho KJ, Suk SI, Park SR, Kim JH, Kim SS, Choi WK, et al. Complications in posterior fusion and instrumentation for degenerative lumbar scoliosis. Spine (Phila Pa 1976) 2007;32:2232–7.

61. Brooks HL, Azen SP, Gerberg E, Brooks R, Chan L. Scoliosis: a prospective epidemiological study. J Bone Joint Surg Am 1975;57:968–72.

62. Specific exercises in the treatment of scoliosis--differential indication. Weiss HR, Maier-Hennes A.Source: Asklepios Katharina Schroth Spinal Deformities Rehabilita.tion Centre, Korczakstr. 2, 55566 Bad Sobernheim, Germany. hr.weiss@asklepios.com.

63. The postural stability control and gait pattern of idiopathic scoliosis adolescents. Po-Quang Chen, Jaw-Lin Wang, Yang-Hwei Tsuang, Tien-Li Liao,Pei-I Huang, Yi-Shiong Hang. Section of Spinal Surgery, Department of Orthopedic, National Taiwan University Hospital, Taipei, Taiwan, ROC.

64. Relations Between Standing Stability and Body Posture Parameters in Adolescent Idiopathic Scoliosis Nault, Marie-Lyne BSc,*†; Allard, Paul PhD, PEng,*†; Hinse, Sébastien MSc,*†; Le Blanc, Richard PhD,†; Caron, Olivier PhD,‡; Labelle, Hubert MD,§; Sadeghi, Heydar PhD*†.

65. "Influence of Different Types of Progressive Idiopathic Scoliosis on Static and Dynamic Postural Control", Gauchard, Gérome C. PhD*†; Lascombes, Pierre MD‡; Kuhnast, Michel MD§; Perrin, Philippe P. MD, PhD*†. Spine: 1 May 2001 - Volume 26 - Issue 9 - pp 1052-1058.

66. Weiss HR: "The effect of an exercise programme on VC and rib mobility in patients with IS", Spine 1991, 16:88-93.

67. Worthington V, Shambaugh P: "Nutrition as an environmental factor in the etiology of idiopathic scoliosis", J Manipulative Physiol Ther 1993, 16(3):169-73.

68. Heijmans BT, Tobi EW, Lumey LH, Slagboom PE: "The epigenome: archive of the prenatal environment", Epigenetics 2009, 4(8):526-31.

69. Correction of Spinal Curvatures by Transcutaneous Electrical Muscle Stimulation AXELGAARD, JENS MS, PhD; NORDWALL, ANDERS MD; BROWN, JOHN C. MD.

70. Surface Electrical Stimulation Versus Brace in Treatment of Idiopathic Scoliosis. DURHAM, JOHN W. MD; MOSKOWITZ, ALAN MD; WHITNEY, JOHN BS.

71. http://sciencestage.com/d/573038/transcutaneous-electrical-stimulation-

72. tces-for-the-treatment-of-adolescent-idiopathic-scoliosis-prel.html

73. "Transcutaneous electrical muscle stimulation for the treatment of progressive spinal curvature deformities", 1984, Vol. 6, No. 1 , Pages 31-46. Rancho Los Amigos Rehabilitation Engineering Center, Rancho Los Amigos Hospital, University of Southern California.

74. Morningstar, Mark W. "Outcomes for adult scoliosis patients receiving chiropractic rehabilitation: a 24-month retrospective analysis", Journal of Chiropractic Medicine. January 2011; 10: 179-184.

75. Blount, W. P.; Moe, J. H.: The Milwaukee Brace. Baltimore, Williams & Wilkins, 1973.

76. Goldberg, C. J.; Moore, D. P.; Fogarty, E. E.; Dowling, F. E.: "Adolescent idiopathic scoliosis: the effect of brace treatment on the incidence of surgery", Spine, 26(1):42-47, 2001.

77. Braces for idiopathic scoliosis in adolescents Negrini S, Minozzi S, Bettany-Saltikov J, Zaina F, Chockalingam N, Grivas TB, Kotwicki T, Maruyama T, Romano M, Vasiliadis ES – Vedi altro su: http://summaries.cochrane.org/CD006850/braces-for-idiopathic-scoliosis-in-adolescents#sthash.8CQkzUrl.dpuf

78. Nachemson, A.; Peterson, L. E.; and members of the Brace Study Group of the Scoliosis Research Society: "Effectiveness of treatment with a brace in girls who have adolescent idiopathic scoliosis. A prospective, controlled study based on data from the Brace Study of the Scoliosis Research Society", J. Bone and Joint Surg., 77-A: 815-822, June 1995.

79. Effectiveness of the Charleston Night-time Bending Brace in the Treatment of Adolescent Idiopathic Scoliosis. Lee CS, Hwang CJ, Kim DJ, Kim JH, Kim YT, Lee MY, Yoon SJ, Lee DH. Scoliosis Center, Asan Medical Center, College of Medicine, University of Ulsan, Seoul, Korea.J Pediatr Orthop. 2012 Jun;32(4):368-72.

80. Rowe, D. E.; Bernstein, S.M.; Riddick, M. F.; Adler, F.; Emans, J. B.; Gardner-Bonneau, D.: "A meta-analysis of the efficacy of non-operative treatments for idiopathic scoliosis", JBJS, 79A-5:664-674, 1997.

81. The estimated cost of school scoliosis screening Spine 2000 Sep 15;25(18):2387-91 Yawn & Yawn. Department of Research, Olmsted Medical Center, Rochester, Minnesota 55904, USA. Spine (Phila Pa 1976). 2000 Sep 15;25(18):2387-91.

82. Patil CG, Santarelli J, Lad SP, et al. Inpatient complications, mortality, and discharge disposition after surgical correction of idiopathic scoliosis: a national perspective. Spine J. 2008 Mar 19 [Pubblicazione elettronica in attesa di stampa]

83. Risks for Complications After Scoliosis Surgery Identified. Complications after scoliosis surgery more likely in nonambulatory patients, large pre-op curve. Spine. Publish date: Apr 1, 2011.

84. The estimated cost of school scoliosis screening Spine 2000 Sep 15;25(18):2387-91 Yawn & Yawn. Department of Research, Olmsted Medical Center, Rochester, Minnesota 55904, USA. Spine (Phila Pa 1976). 2000 Sep 15;25(18):2387-91.

85. http://www.europeanmedicaltourist.com/spine-surgery/scoliosis.html

86. Sharrock NE. Anesthesia. In: Callaghan JJ, Rosenberg AG, Rubash HE, eds. The Adult Hip Philadelphia: Lippincott - Raven Publishers, 1998.

87. [Anesthesia for scoliosis surgery: preoperative assessment and risk screening of patients undergoing surgery to correct spinal deformity]. Rev Esp Anestesiol Reanim. 2005 Jan;52(1):24-42; quiz 42-3, 47.

88. Engelhardt T, Webster NR. Pulmonary aspiration of gastric contents in anaesthesia. Br J Anaesth 1999; 83: 453–60.

89. Genever EE. Suxamethonium-induced cardiac arrest in unsuspected pseudohypertrophic muscular dystrophy. Br J Anaesth 1971; 43: 984–6.

90. Kafer ER.Review article: Respiratory and cardio vascular functions in scoliosis and the principles of anesthetic management. Anesthesiology 1980; 52:339-351.

91. Peterson DO, Drummond DC, Todd MM. Effects of halothane, enflurane, isoflurane and nitrous oxide on somatosensory evoked potentials in humans. Anesthesiology 1986; 65: 35–40.

92. Pelosi L, Stevenson M, Hobbs GJ, et al. Intraoperative motor evoked potentials to transcranial electrical stimulation during two anesthetic regimens. Clin Neurophysiol 2001, 112: 1076 87.

93. Anterior approach to the thoracolumbar spine: technical considerations. Burrington JD, Brown C, Wayne ER, Odom J., Arch Surg. 1976 Apr;111(4):456-63.

94. Posterior vertebrectomy in kyphosis, scoliosis and kyphoscoliosis due to hemivertebra. Aydogan M, Ozturk C, Tezer M, Mirzanli C, Karatoprak

O, Hamzaoglu A. Istanbul Spine Center, Florence Nightingale Hospital, Istanbul, Turkey. J Pediatr Orthop B. 2008 Jan;17(1):33-7.

95. Combined anterior and posterior instrumentation in severe and rigid idiopathic scoliosis, Viola Bullmann, Henry F. H. Halm, Tobias Schulte, Thomas Lerner, Thomas P. Weber, Ulf R. Liljenqvist. European Spine Journal April 2006, Volume 15, Issue 4, pp 440-448.

96. Posterior only versus combined anterior and posterior approaches to lumbar scoliosis in adults: a radiographic analysis. Pateder DB, Kebaish KM, Cascio BM, Neubaeur P, Matusz DM, Kostuik JP. Department of Orthopaedic Surgery, Johns Hopkins Hospital, Johns Hopkins University School of Medicine, Baltimore, MD, USA.Spine[2007, 32(14):1551-1554].

97. Vendoscopic Anterior Surgery for Idiopathic Thoracic Scoliosis; Preliminary Report on Pre-operative CT Examination and Small Thoracotomy for Safe and Accurate Screw Insertion.Authors: KAMIMURA M (Shinshu Univ. School Of Medicine) KINOSHITA T (Shinshu Univ. School Of Medicine) ITOH H (Shinshu Univ. School Of Medicine) YUZAWA Y (Shinshu Univ. School Of Medicine) TAKAHASHI J (Shinshu Univ. School Of Medicine).

98. Journal Title: Spinal Deformity. Journal Code: L0113A.

99. MECHANICAL COMPLICATIONS DURING ENDOSCOPIC SCOLIOSIS SURGERY. J.R. Crawford, M.T. Izatt, C.J. Adam,R.D. Labrom and G.N. Askin.

100. Thoracoplasty in thoracic adolescent idiopathic scoliosis. Se-Il Suk, Jin-Hyok Kim, Sung-Soo Kim, Jeong-Joon Lee, Yong-Tak Han. Seoul Spine Institute, Inje University Sanggye Paik Hospital, Seoul, Korea.

101. U.S. Army Medical Department Center and School, Fort Sam Houston, Texas. Spine[1994, 19(14):1636-1642]. Geissele AE, Ogilvie JW, Cohen M, Bradford DS.

102. Surgical technique: modern Luqué trolley, a self-growing rod technique. Ouellet J. Division of Orthopaedic Surgery, McGill University Health Centre, Montreal Children Hospital, 2300 Tupper Street, Montreal, QC H3H 1P3, Canada. jean.ouellet@muhc.mcgill.ca. Clin Orthop Relat Res. 2011 May;469(5):1356-67.

103. Hardware complications in scoliosis surgery. Bagchi K, Mohaideen A, Thomson JD, Foley LC. Present address: 5302 Bishop's View Circle, Cherry Hill, NJ 08002, USA. Pediatr Radiol. 2002 Jul;32(7):465-75. E-pub 2002 Apr 4.

104. Scoliosis surgery : correction not correlated with instrumentation, quality of life not correlated with correction or instrumentation. Rolf SOBOTTKE, Jan SIEWE, Jan HOKEMA, Ulf SCHLEGEL, Thomas ZWEIG, Peer

EYSEL. The University of Cologne, Germany, and the University of Bern, Switzerland.

105. Segmental pedicle screw instrumentation in idiopathic thoracolumbar and lumbar scoliosis. Halm H, Niemeyer T, Link T, Liljenqvist U. Center for Spine Surgery and Scoliosis Center, Klinikum Neustadt, Germany. Eur Spine J. 2000 Jun;9(3):191-7.

106. Comparative analysis of pedicle screw versus hook instrumentation in posterior spinal fusion of adolescent idiopathic scoliosis. Kim YJ, Lenke LG, Cho SK, Bridwell KH, Sides B, Blanke K. Washington University School of Medicine, Department of Orthopaedic Surgery and Shriners Hospitals for Children, St. Louis Unit, St. Louis, MO, USA. Spine (Phila Pa 1976). 2004 Sep 15;29(18):2040-8.

107. Pedicle screw instrumentation for adult idiopathic scoliosis: an improvement over hook/hybrid fixation. Rose PS, Lenke LG, Bridwell KH, Mulconrey DS, Cronen GA, Buchowski JM, Schwend RM, Sides BA. Spine (Phila Pa 1976). 2009 Apr 15;34(8):852-7; discussion 858. doi: 10.1097/BRS.0b013e31818e5962.

108. Pedicle screw instrumentation in adolescent idiopathic scoliosis (AIS), Se-Il Suk, Jin-Hyok Kim, Sung-Soo Kim, Dong-Ju Lim. European Spine Journal. January 2012, Volume 21, Issue 1, pp 13-22

109. Comparative analysis of pedicle screw versus hook instrumentation in posterior spinal fusion of adolescent idiopathic scoliosis. Kim YJ, Lenke LG, Cho SK, Bridwell KH, Sides B, Blanke K. Washington University School of Medicine, Department of Orthopaedic Surgery and Shriners Hospitals for Children, St. Louis Unit, St. Louis, MO, USA. Spine (Phila Pa 1976). 2004 Sep 15;29(18):2040-8.

110. Square-lashing technique in segmental spinal instrumentation: a biomechanical study. Eur Spine J. 2006 July; 15(7): 1153–1158. Published online 2006 February 10. doi: 10.1007/s00586-005-0010-y

111. Cobalt chromium sublaminar wires for spinal deformity surgery. Spine (Phila Pa 1976). 2006 Sep 1;31(19):2209-12. Cluck MW, Skaggs DL. University Hospitals of Cleveland Spine Institute, Cleveland, OH, USA.

112. Safety of sublaminar wires with Isola instrumentation for the treatment of idiopathic scoliosis. Girardi FP, Boachie-Adjei O, Rawlins BA. Scoliosis Service, Hospital for Special Surgery, New York, New York, USA

113. Use of the Universal Clamp for deformity correction and as an adjunct to fusion: preliminary results in scoliosis. J Child Orthop. 2010 February; 4(1): 73–80. Published online 2009 November 28. doi: 10.1007/s11832-009-0221-6.

114. Use of the Universal Clamp for deformity correction and as an adjunct to fusion: preliminary results in scoliosis. Jean-Luc Jouve, Jérôme Sales de Gauzy, Benjamin Blondel, Franck Launay, Franck Accadbled, Gérard Bollini. Journal of Children's Orthopaedics. February 2010, Volume 4, Issue 1, pp 73-80.

115. Analysis of complications in scoliosis surgery. Xu RM, Sun SH, Ma WH, Liu GY, Gu YJ, Huang L, Ying JW, Jiang WY. Department of Orthopedics, the Sixth Hospital of Ningbog, Ningbo 315040, Zhejiang, China.

116. Scoliosis Research Society Morbidity and Mortality of Adult Scoliosis Surgery. Sansur, Charles A.; Smith, Justin S.; Coe, Jeff D.; Glassman, Steven D.; Berven, Sigurd H.; Polly, David W. Jr.; Perra, Joseph H.; Boachie-Adjei, Oheneba; Shaffrey, Christo.

117. Complications of scoliosis surgery in Prader-Willi syndrome. Accadbled F, Odent T, Moine A, Chau E, Glorion C, Diene G, de Gauzy JS. Spine (Phila Pa 1976). 2008 Feb 15;33(4):394-401. doi: 10.1097/BRS.0b013e318163fa24.

118. Results of surgical treatment of adults with idiopathic scoliosis. J Bone Joint Surg Am 1987 Jun;69(5):667-75. Sponseller PD, Cohen MS, Nachemson AL, Hall JE, Wohl ME.

119. Intraoperative blood loss during different stages of scoliosis surgery: A prospective study. Hitesh N Modi, Seung-Woo Suh*, Jae-Young Hong, Sang-Heon Song and Jae-Hyuk Yang.

120. Complications and risk factors of primary adult scoliosis surgery: a multicenter study of 306 patients. Charosky S, Guigui P, Blamoutier A, Roussouly P, Chopin D; Study Group on Scoliosis. Spine (Phila Pa 1976). 2012 Apr 15;37(8):693-700. doi: 10.1097/BRS.0b013e31822ff5c1.

121. Complications of pedicle screw fixation in scoliosis surgery: a systematic review. Hicks JM, Singla A, Shen FH, Arlet V. Spine (Phila Pa 1976). 2010 May 15;35(11):E465-70. doi: 10.1097/BRS.0b013e3181d1021a.

122. Hardware complications in scoliosis surgery. Bagchi K, Mohaideen A, Thomson JD, Foley LC. Pediatr Radiol. 2002 Jul;32(7):465-75. Epub 2002 Apr 4.

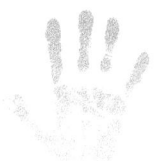

LA SALUTE NELLE TUE MANI

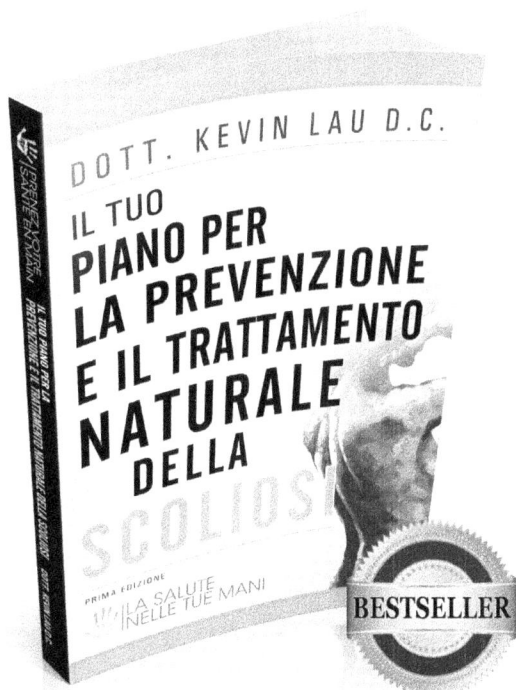

DOTT. KEVIN LAU D.C.

IL TUO PIANO PER LA PREVENZIONE E IL TRATTAMENTO NATURALE DELLA SCOLIOSI

PRIMA EDIZIONE

LA SALUTE NELLE TUE MANI

BESTSELLER

Un programma dietetico e di esercizi fisici completamente naturale, sicuro e testato per curare e prevenire la scoliosi!

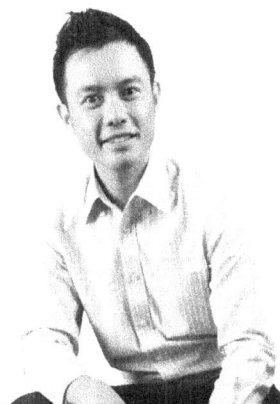

Nel "Il tuo piano per la prevenzione e il trattamento naturale della scoliosi" potrai:

- Scoprire le ricerche più recenti sulle vere cause della scoliosi
- Comprendere che i corsetti e la chirurgia curano solo i sintomi e non le cause alla base della scoliosi
- Sapere quali sono le nuove cure che funzionano, quali non funzionano e perché
- Conoscere i più comuni sintomi di scoliosi che presenta chi è affetto da questa patologia
- Scoprire come una rapida valutazione della scoliosi negli adolescenti può contribuire alla qualità della vita successiva
- Leggere l'unico libro al mondo che cura la scoliosi controllando l'espressione genica dei geni della scoliosi
- Ottenere una comprensione approfondita del funzionamento tipico di muscoli e legamenti nei più diffusi tipi di scoliosi
- Praticare esercizi personalizzati per la tua scoliosi adatti anche per chi ha un'agenda molto fitta
- Sapere quali sono gli esercizi più efficaci per la scoliosi e ciò che deve essere assolutamente evitato
- Conoscere i trucchi per modificare la tua postura e la meccanica del corpo per ridurre il dolore alla schiena della scoliosi
- Scoprire la migliore postura per stare seduti, in piedi e sdraiati con la scoliosi
- Imparare da altre persone affette da scoliosi attraverso il racconto delle loro esperienze e gli studi clinici

¡¡¡ LA SALUTE
NELLE TUE MANI
www.HIYH.info

Il DVD degli Esercizi per la prevenzione e la correzione della scoliosi

è un'attenta selezione di esercizi che puoi eseguire per far regredire la scoliosi nella comodità di casa tua.

DOTT. KEVIN LAU

ESERCIZI PER
LA PREVENZIONE E
LA CORREZIONE DELLA
SCOLIOSI

INTERNAZIONALE

LA SALUTE NELLE TUE MANI

Il DVD è suddiviso in tre sezioni facilmente comprensibili, che ti guideranno attraverso varie fasi in modo da ricostruire e riequilibrare la tua colonna vertebrale. Potrai trovarvi di tutto, dallo Stretching per l'Equilibrio Corporeo a Rinforza il Nucleo, fino a una quantità di diversi Esercizi per l'Allineamento del Corpo, tutti creati e selezionati in maniera attenta dal Dott. Kevin Lau.

Per chiunque soffra di scoliosi, i vantaggi principali del DVD sono:

- Offre una breve espansione di 60 minuti dell'omonimo libro del dottor Lau, Il tuo piano per la prevenzione e il trattamento naturale della scoliosi.
- La sezione riguardante il Bilanciamento del Corpo nel DVD spiega dettagliatamente le tecniche di stretching per alleviare le rigidità muscolari di chi è affetto da scoliosi.
- La sezione Rinforzamento del Nucleo si concentra sul rafforzamento dei muscoli che stabilizzano la tua colonna vertebrale.
- Gli Esercizi di Allineamento del Corpo miglioreranno le condizioni generali della tua colonna vertebrale.
- Tutti gli esercizi presenti nel DVD sono adatti come riabilitazione pre e postoperatoria delle patologie scoliotiche.
- Sicuro anche per chi soffre di forte dolore o ha subito un intervento per la scoliosi.
- Tutti gli esercizi contenuti nel DVD de La Salute Nelle Tue Mani possono essere svolti a casa, e non richiedono un'attrezzatura particolare.

Per maggiori informazioni sul DVD, su ScolioTrack o sui libri, visita: www.HIYH.info

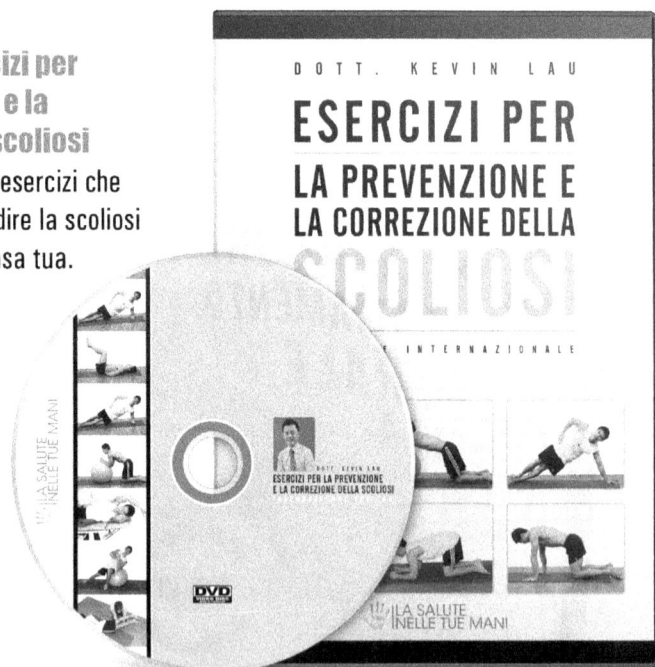

Libro di cucina

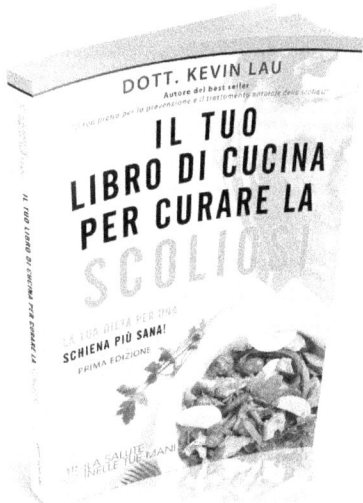

Rinforza la tua schiena, pasto dopo pasto!

La cura della scoliosi richiede un approccio complessivo, che ripristini l'allineamento naturale del corpo e al tempo stesso prevenga l'inevitabile degenerazione vertebrale che l'età comporta.

"Il tuo libro di cucina per curare la scoliosi" – una guida unica ed esclusiva per personalizzare la tua dieta con più di 100 squisite ricette, che rafforzano la colonna vertebrale per curare la tua scoliosi! Il libro ti svela tutti gli straordinari e ben collaudati segreti dell'alimentazione ottimale per la salute vertebrale, sotto forma di una semplice guida. Basta seguire le istruzioni passo per passo per scoprire quali sono i cibi adatti al tuo metabolismo e ai tuoi geni. Fatto questo, scegli la ricetta che ti piace di più e preparala con gli ingredienti adatti al tuo Tipo Metabolico.

Ciò che puoi aspettarti mangiando le squisite ricette di questo libro:

- Riduzione del dolore legato alla scoliosi
- Migliore crescita e sviluppo vertebrale
- Rafforzamento dei muscoli
- Rilassamento della rigidità muscolare
- Miglioramento del sonno

- Riequilibrio ormonale
- Aumento dei livelli energetici
- Prevenzione della degenerazione vertebrale
- Un aiuto per raggiungere la tua taglia ideale
- Rafforzamento del sistema immunitario

Diario

Il tuo compagno quotidiano per le 12 settimane per avere una colonna vertebrale più dritta e più forte!

In questa risorsa che accompagna il bestseller "Il tuo piano per la prevenzione e il trattamento naturale della scoliosi", il dott. Kevin Lau ti fornisce le conoscenze pratiche necessarie per completare con successo il tuo percorso salutare in 12 settimane. Basta seguirlo fase per fase, mentre ti guida verso una migliore salute vertebrale.

Fase Uno: Identifica le caratteristiche della tua scoliosi

Fase Due: Identifica le tue esigenze nutrizionali personali e il tuo tipo metabolico

Fase Tre: Rimani motivato seguendo il testato programma di esercizi del dott. Lau, corredato da illustrazioni degli esercizi e risorse di fitness complete

Fase Quattro: Sentiti concentrato e stimolato, registrando i tuoi progressi giorno dopo giorno

Fase Cinque: Guarda e aspetta mentre la tua scoliosi migliora, il dolore diminuisce e la tua schiena diventa più forte

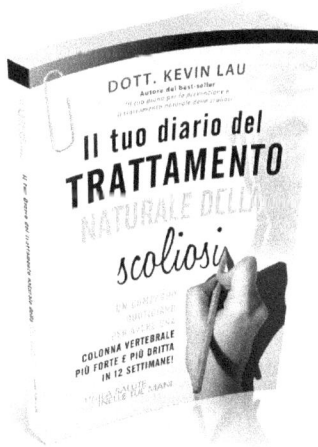

Chirurgia

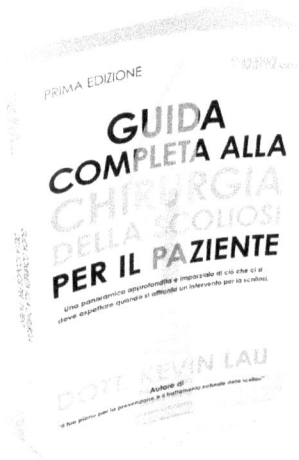

Una panoramica approfondita e imparziale di ciò che ci si deve aspettare quando si affronta un intervento per la scoliosi.

PRIMA EDIZIONE

GUIDA COMPLETA ALLA CHIRURGIA DELLA SCOLIOSI PER IL PAZIENTE

Una panoramica approfondita e imparziale di ciò che deve aspettare quando si affronta un intervento per la scoliosi.

DOTT. KEVIN LAU

Autore di

Un intervento chirurgico per la scoliosi non deve essere un'esperienza spaventosa, traumatica e segnata dalla preoccupazione. In effetti, avendo a disposizione adeguate informazioni e conoscenze, puoi prendere decisioni serene e basate sui fatti sulle possibilità di trattamento migliori e maggiormente consigliabili.

L'ultimo libro del dott. Kevin Lau ti aiuterà a scoprire le informazioni fondamentali più aggiornate per fare scelte consapevoli per la salute della tua colonna vertebrale.

Ti permetterà di:

* **Imparare come funziona la chirurgia spinale** – Compresa la descrizione delle varie componenti dell'intervento, come le barre permanenti inserite nel tuo corpo durante la fusione.
* **Scoprire i dati che fanno riflettere** – Per esempio, scoprirai che dopo l'intervento esiste la possibilità di non poter ritornare alla piena normalità, sotto il profilo dell'aspetto o del livello di attività.
* **Conoscere** i fattori che determinano la tua prognosi a lungo termine, illustrati anche per mezzo di casi dettagliati.
* **Capire** come valutare correttamente i rischi associati con i diversi tipi di chirurgia della scoliosi.
* **Ricevere buoni consigli** sul modo di affrontare il tuo intervento e su come scegliere il momento, il luogo e il chirurgo migliore in base alle tue necessità.

Gravidanza

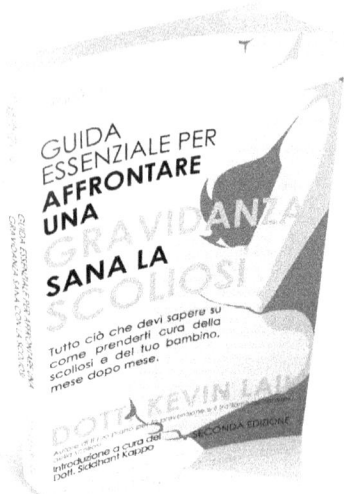

Una guida completa e facile da seguire per gestire la propria scoliosi in gravidanza!

GUIDA ESSENZIALE PER AFFRONTARE UNA GRAVIDANZA SANA LA SCOLIOSI

Tutto ciò che devi sapere su come prenderti cura della scoliosi e del tuo bambino, mese dopo mese.

DOTT. KEVIN LAU

Introduzione a cura del Dott. Siddhant Kappa

SECONDA EDIZIONE

La "Guida essenziale per affrontare una gravidanza sana con la scoliosi" è una guida che ti accompagna di mese in mese spiegandoti tutto ciò che hai bisogno di sapere per prenderti cura della tua colonna vertebrale e del tuo bambino. Il libro ti sostiene emotivamente, accompagnandoti in tutto lo straordinario viaggio per dare alla luce un bambino sano.

Questo libro fornisce risposte e consigli professionali alle donne in gravidanza che soffrono di scoliosi. È ricco di informazioni utili per affrontare gli sconvolgimenti fisici ed emotivi di una gravidanza, quando si è affette da scoliosi. Dal concepimento alla nascita e oltre, questa guida ti prenderà per mano e ti accompagnerà fino a diventare la madre felice e orgogliosa di un neonato in salute.

ScolioTrack

LA SALUTE NELLE TUE MANI

ScolioTrack è un modo sicuro e innovativo per monitorare la propria scoliosi mese per mese. Il dispositivo permette all'utente di registrare l'evoluzione delle curve vertebrali anomale che caratterizzano la scoliosi. Con un semplice tocco dell'iPhone, l'utente può monitorare facilmente la propria situazione mese dopo mese. Questo programma di semplice utilizzo è adatto per le persone affette da scoliosi di ogni età. Grazie al suo elevato livello di precisione, questa applicazione è adatta per i professionisti, quali medici, chiropratici o fisioterapisti; al tempo stesso, però, è sufficientemente semplice per essere utilizzata a casa per uso personale.

Scarica su **App Store** DISPONIBILE SU **Google play**

Caratteristiche dell'applicazione

- Registra e salva l'angolo di rotazione del tronco (ATR) del paziente, una misura essenziale per lo screening e la pianificazione del trattamento della scoliosi.
- Registra il peso e la statura del paziente: perfetta per adolescenti in crescita affetti da scoliosi o per adulti attenti alla propria salute.
- I dati della scoliosi vengono visualizzati graficamente, evidenziando mese per mese le variazioni della patologia.
- La funzione della fotocamera scatta una foto della schiena del paziente per individuare eventuali cambiamenti visibili, quali gibbi costali, protrusione delle anche, allineamento del corpo o deviazione spinale, nonché per confrontarla facilmente con immagini archiviate in precedenza.

LA SALUTE NELLE TUE MANI

Scoliometro

UN PRATICO STRUMENTO PER LO SCREENING DELLA SCOLIOSI: L'APP SCOLIOMETRO

L'app Scoliometro è un utile e innovativo strumento rivolto a medici, specialisti e a coloro che desiderano eseguire controlli della scoliosi a casa. Possiamo offrirti un'alternativa sempre disponibile ed estremamente accurata, a un prezzo molto più accessibile, I medici e i terapisti che desiderano un modo semplice, veloce ed elegante di misurare la curvatura della colonna vertebrale possono usare questo strumento accurato. Gli specialisti utilizzano da molti anni lo scoliometro come efficace mezzo di screening della scoliosi e, adesso, puoi averne uno anche tu, sempre a portata di mano sul tuo smartphone.

Facile da usare, pulito e veloce per fornire misure accurate della scoliosi.

Scarica su **App Store** DISPONIBILE SU **Google play**

Per maggiori informazioni sul DVD, su ScolioTrack o sui libri, visita: www.HIYH.info

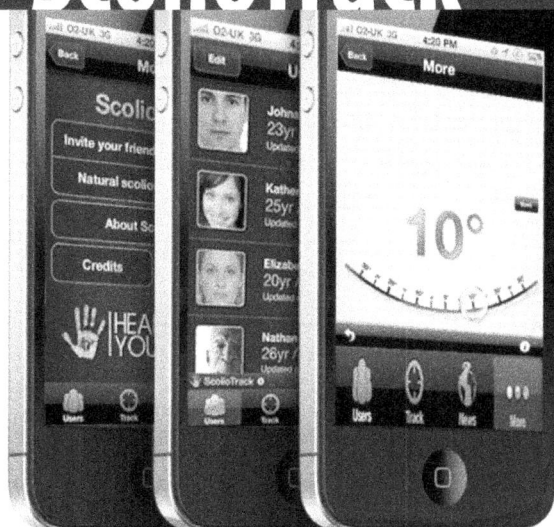

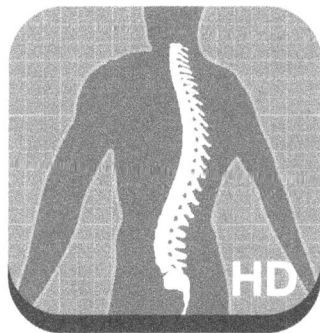

Seguici

Rimani connesso con le ultime notizie, aggiornamenti e consigli per la salute del dott. Kevin Lau grazie ai Social Network. Iscriviti alla pagina di Facebook di Health In Your Hands, per avere l'opportunità di chiedere al dott. Kevin Lau informazioni sul libro, domande generali sulla tua scoliosi, sull'applicazione per iPhone chiamata ScolioTrack o sul DVD degli esercizi:

facebook.   www.facebook.com/Scoliosi.it

You Tube   www.youtube.com/DrKevinLau

Blogger   www.DrKevinLau.blogspot.com

twitter   www.twitter.com/DrKevinLau

Linked in   www.linkedin.com/in/drkevinlau/it

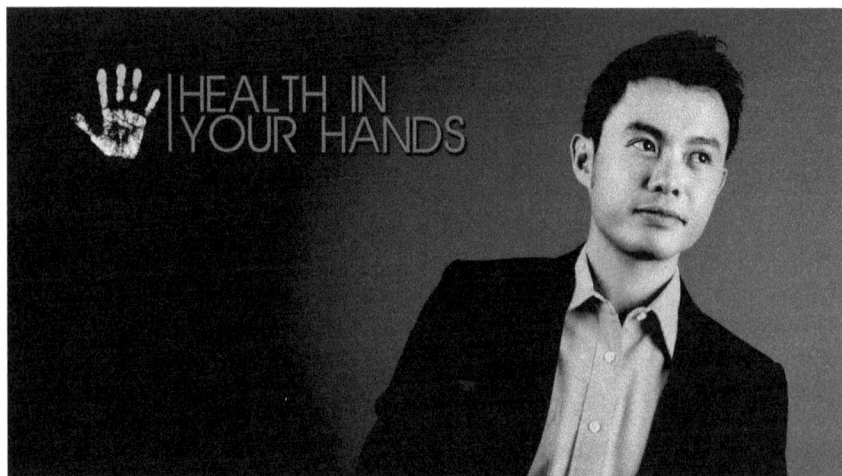

www.ingramcontent.com/pod-product-compliance
Lightning Source LLC
Chambersburg PA
CBHW060319200326
41519CB00011BA/1775

9 7 8 9 8 1 0 9 0 1 0 5 9